U0305647

AME 科研时间系列医学图书 1B069

抗HER2 ADC新进展

主　编　江泽飞

副主编　殷咏梅　　王晓稼　　王树森

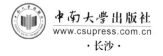

中南大学出版社
www.csupress.com.cn
·长沙·

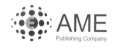

图书在版编目（CIP）数据

抗HER2 ADC新进展/江泽飞主编. —长沙：中南大学出版社，2023.6

ISBN 978 - 7 - 5487 - 5352 - 0

Ⅰ.①抗⋯　Ⅱ.①江⋯　Ⅲ.①乳腺癌—药物疗法　Ⅳ.①R737.905

中国版本图书馆CIP数据核字(2023)第076943号

AME 科研时间系列医学图书 1B069

抗HER2 ADC新进展
KANG HER2 ADC XINJINZHAN

主　编　江泽飞

□出 版 人　吴湘华

□丛书策划　汪道远　陈海波

□项目编辑　陈海波　廖莉莉

□责任编辑　代　琴　董　杰　李沛宇

□责任印制　唐　曦　潘飘飘

□版式设计　朱三萍　林子钰

□出版发行　中南大学出版社

　　　　　　社址：长沙市麓山南路　　　　　　邮编：410083

　　　　　　发行科电话：0731-88876770　　　　传真：0731-88710482

□策 划 方　AME Publishing Company

　　　　　　地址：香港沙田石门京瑞广场一期，16 楼 C

　　　　　　网址：www.amegroups.com

□印　　装　天意有福科技股份有限公司

□开　　本　710×1000　1/16　□印张 13　□字数 261 千字　□插页

□版　　次　2023 年 6 月第 1 版　□2023 年 6 月第 1 次印刷

□书　　号　ISBN 978 - 7 - 5487 - 5352 - 0

□定　　价　168.00 元

编者风采

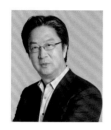

主编：江泽飞

中国人民解放军总医院第五医学中心

教授，主任医师，博士生导师，中国人民解放军总医院肿瘤医学部副主任。北京医学会乳腺疾病分会主任委员，中国临床肿瘤学会（CSCO）副理事长兼秘书长，CSCO乳腺癌专家委员会前任主任委员，中国抗癌协会（CACA）乳腺癌专业委员会候任主任委员。

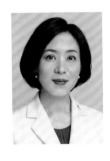

副主编：殷咏梅

江苏省人民医院

教授，主任医师，博士生导师，江苏省人民医院妇幼分院副院长。中国临床肿瘤学会（CSCO）副理事长，北京市希思科临床肿瘤学研究基金会副理事长，CSCO乳腺癌专家委员会秘书长，中国医师协会临床精准医疗专业委员会乳腺癌专业委员会副主任委员，中国抗癌协会乳腺癌专业委员会常务委员，CSCO患者教育专家委员会候任主任委员。

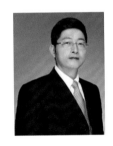

副主编：王晓稼

中国科学院大学附属肿瘤医院（浙江省肿瘤医院）

教授，主任医师，博士生导师，中国科学院大学附属肿瘤医院（浙江省肿瘤医院）院长助理、乳腺内科主任。国家卫生健康委员会合理用药专家委员会成员兼乳腺癌实践基地主任，国家肿瘤规范化诊治质控中心乳腺癌专家委员会委员，浙江省肿瘤诊治质控中心副主任，中国临床肿瘤学会乳腺癌专家委员会副主任委员，中国抗癌协会乳腺癌专业委员会常务委员。

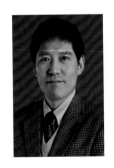

副主编：王树森

中山大学肿瘤防治中心

教授，主任医师，博士生导师，中山大学肿瘤防治中心乳腺癌内科首席专家，内科乳腺病区主任。国家肿瘤规范化诊治质控中心乳腺癌专家委员会委员，中国乳腺癌筛查与早诊早治指南专家委员会委员，国家卫生健康委员会乳腺癌合理用药指南专家委员会委员，中国研究型医院协会乳腺癌专业委员会副主任委员，中国抗癌协会乳腺癌专业委员会常务委员，中国临床肿瘤学会乳腺癌专家委员会副主任委员。

编委会

徐莹莹
中国医科大学附属第一医院乳腺外科

闫敏
河南省肿瘤医院乳腺科

严颖
北京大学肿瘤医院乳腺肿瘤内科

杨谨
西安交通大学第一附属医院肿瘤内科

袁洋
中国人民解放军总医院第五医学中心肿瘤内科

张清媛
哈尔滨医科大学附属肿瘤医院乳腺内科

张少华
中国人民解放军总医院第五医学中心肿瘤内科

丛书介绍

很高兴，由AME出版社、中南大学出版社联合出品的"AME科研时间系列医学图书"，如期与大家见面！

虽然学了4年零3个月医科，但是，仅仅做了3个月实习医生，就选择弃医了，不务正业，直到现在在做医学学术出版和传播这份工作。2015年，毕业10周年。想当医生的那份情结依旧有那么一点，有时候不经意间会触动到心底深处……

2011年4月，我和丁香园的创始人李天天一起去美国费城出差，参观了一家医学博物馆——马特博物馆（The Mütter Museum）。该博物馆隶属于费城医学院，创建于1858年，如今这里已经成为一个展出各种疾病、伤势、畸形案例，以及古代医疗器械和生物学发展的大展厅，展品逾20 000件，其中包括战争中伤者的照片、连体人的遗体、侏儒的骸骨以及人体病变结肠等。此外还有世界上独一无二的收藏，比如一个酷似肥皂的女性尸体、一个长有两个脑袋的儿童的颅骨等。该博物馆号称"Birthplace of American Medicine"。走进一个礼堂，博物馆的解说员介绍宾夕法尼亚大学医学院开学典礼都会在这个礼堂举行。当时，我忍不住问了李天天一个问题：如果当初你学医的时候，开学典礼在这样的礼堂召开的话，你会放弃做医生吗？他的回答是：不会。

2013年5月，参加《英国医学杂志》（BMJ）的一个会议，会议之后，有一个晚宴，BMJ为英国一些优秀的医疗团队颁奖，BMJ的主编和BBC电台的著名节目主持人共同主持这个年度颁奖晚宴。令我惊讶的是，BMJ给每个获奖团队的颁奖词，从未提及该团队过去几年在什么"大牛"杂志上发表过什么"大牛"论文，而是关注这些团队在某个领域提高医疗服务质量，减轻病患痛苦，降低医疗费用等方面作出的贡献。

很多朋友好奇地问我，AME是什么意思？

AME的意思就是，Academic Made Easy, Excellent and Enthusiastic。2014年9月3日，我在朋友圈贴出3张图片，请大家帮忙一起从3个版本的AME宣传彩页中选出一个喜欢的。最后，上海中山医院胸外科的沈亚星医生竟然给出一个AME的"神翻译"：欲穷千里目，快乐搞学术。

AME是一个年轻的公司，拥有自己的梦想。我们的核心价值观第一条是：Patients Come First！以"科研（Research）"为主线。于是，2014年4月24

日，我们的微信公众号上线，取名为"科研时间"。"爱临床，爱科研，也爱听故事。我是科研时间，这里提供最新科研资讯，一线报道学术活动，分享科研背后的故事。用国际化视野，共同关注临床科研，相约科研时间。"希望我们的AME平台，能够推动医学学术向前进步，哪怕是一小步！

如果说酒品如人品，那么，书品更似人品。希望我们"AME科研时间系列医学图书"丛书能将临床、科研、人文三者有机结合到一起，像西餐一样，烹调出丰富的味道，搭配出一道精美的佳肴，一一呈现给各位。

汪道远
AME出版社社长

序

20年前，我在国外工作时读到一本讲述乳腺癌靶向治疗从无到有的专著 HER2，随后的临床经历也确实让我真正感受到新药的诞生改变了恶性肿瘤患者的命运。

20世纪末，HER2/neu的发现定义了乳腺癌新的分子分型，开启了抗HER2治疗的新时代。此后20年，靶向HER2治疗经过了4个时代，为乳腺癌治疗增添了精彩华章。第一个时代为"曲妥珠单抗时代"，作为第一个单克隆抗HER2药物，曲妥珠单抗显著改善了HER2阳性早期和晚期乳腺癌患者的预后。随后以拉帕替尼、吡咯替尼为代表的小分子药物上市，开启了抗HER2治疗的"TKI时代"，为HER2阳性乳腺癌的治疗提供了新的选择。随后，帕妥珠单抗联合曲妥珠单抗临床研究的成功，使HER2阳性乳腺癌进入"双靶向时代"，让更多的患者获得治愈机会。如今，多个抗HER2 ADC药物的突破性研究成果，带我们走进全新的"抗HER2 ADC时代"。

T-DM1作为首个上市的抗HER2 ADC药物，EMILIA研究证明其在HER2阳性晚期乳腺癌二线治疗的价值。2019年KATHERINE研究提示，T-DM1用于新辅助治疗后未达到pCR的早期乳腺癌患者可显著改善预后，从而ADC药物进入了HER2阳性早期乳腺癌的临床应用。

随着新的偶联技术和细胞毒性药物（有效载荷）的开发，新一代抗HER2 ADC药物诞生，真正引发了临床研究革命性的进步。以T-DXd为主导的DESTINY-Breast01、DESTINY-Breast02和DESTINY-Breast03研究颠覆性的数据标志着抗HER2 ADC新时代的来临。在HER2阳性晚期乳腺癌中，T-DXd以前所未有的数据优势赢得了与T-DM1头对头研究的比较。与此同时，DESTINY-Breast04研究的成功首次开启了靶向HER2低表达的时代，使经过标准治疗失败的HER2低表达晚期乳腺癌患者有了新的治疗选择和延续生命的希望。

同时，新一代抗HER2 ADC药物的成功，也引发了新药研发的热潮。国内多个抗HER2 ADC药物也快速进入临床研究阶段，包括RC48、ARX788、A166、MRG002、SHR-A1811等新型抗HER2 ADC药物，也先后在HER2阳性或HER2低表达晚期乳腺癌中获得良好的数据，我们非常期待能成功完成这些新药的关键性临床研究，争取早日上市，造福更多患者。

回顾20年乳腺癌抗HER2历程，伴随着中国乳腺癌临床诊疗队伍的成长和发展。2007年，为了更好地规范HER2阳性乳腺癌的治疗，在孙燕院士、张嘉庆教授、沈镇宙教授的指导下，我们开始制定第一版《HER2阳性乳腺癌临床诊疗专家共识》，并于2010年正式发表，随后不断更新。2017年，中国临床肿瘤学会乳腺癌专家委员会成立，第一版《中国临床肿瘤学会（CSCO）乳腺癌诊疗指南》（2017.V1版）同期发布，作为一部符合中国国情的指南，在进一步推动我国乳腺癌治疗的规范化上迈出了重要一步。每年指南的更新也成为中国临床肿瘤学会乳腺癌专家委员会的重要工作内容。即使疫情期间，各地同道仍努力工作，一手抗疫一手抗癌，保留着极大的学术交流和行业合作热情。为了服务中国临床医生，将可能影响临床实践和指南的研究结果发表，助力中国科研成果走向国际，2020年我们正式创办 Translational Breast Cancer Research（《转化乳腺癌研究》，简称 TBCR）英文杂志。近3年来，同道学者将众多研究、指南、专家共识和述评发表于TBCR杂志，其中抗HER2 ADC的文章成为高度关注的热点内容。基于新一代抗HER2 ADC在HER2阳性和低表达乳腺癌的最新证据，《HER2阳性乳腺癌临床诊疗专家共识》更名为《靶向HER2乳腺癌临床诊疗专家共识2023版》，成为第一个包含HER2阳性和HER2低表达乳腺癌治疗原则的专家共识。

20年抗HER2历程，走过4个时代，如今已来到"抗HER2 ADC时代"。我们汇聚中国高水平的乳腺癌临床专家之力，完成了这部《抗HER2 ADC新进展》专著，包括专家共识、述评和个案报道，方便广大临床医生了解新型抗HER2 ADC药物最新数据、临床诊疗指南共识，期待未来新的药物能够更好地改善乳腺癌患者的预后。

感谢积极参与专著文章撰写的各位编辑和作者！感谢AME编辑部对这本专著发表的大力支持！

江泽飞

2023年2月于北京

目　录

第三部分　个案报道

第一部分

专家共识

第一章　靶向HER2乳腺癌临床诊疗专家共识2023版

李健斌[1]，王晓稼[2]，王树森[3]，王殊[4]，王涛[1]，刘月平[5]，耿翠芝[6]，金锋[7]，殷咏梅[8]，张清媛[9]，宋尔卫[10]，吴炅[11]，江泽飞[1]，中国临床肿瘤学会乳腺癌专家委员会，中国抗癌协会乳腺癌专业委员会

[1]中国人民解放军总医院第五医学中心肿瘤内科，[2]中国科学院大学附属肿瘤医院（浙江省肿瘤医院）乳腺内科，[3]中山大学肿瘤防治中心肿瘤内科，[4]北京大学人民医院乳腺外科，[5]河北医科大学第四医院病理科，[6]河北医科大学第四医院乳腺中心，[7]中国医科大学附属第一医院乳腺外科，[8]江苏省人民医院肿瘤科，[9]哈尔滨医科大学附属肿瘤医院乳腺内科，[10]中山大学孙逸仙纪念医院乳腺肿瘤中心，[11]复旦大学附属肿瘤医院乳腺外科

人表皮生长因子受体2（human epidermal receptor 2，HER2）是乳腺癌重要的驱动基因和预后指标，也是抗HER2药物治疗的主要预测指标。抗HER2靶向药物曲妥珠单抗的临床应用，改变了乳腺癌的诊治模式，大大改善了HER2阳性乳腺癌患者的预后，是乳腺癌靶向治疗的重要突破。近年来，酪氨酸激酶抑制剂（tyrosine kinase inhibitors，TKI）、抗体药物偶联物（antibody-drug conjugate，ADC）等新的抗HER2药物不断研发成功上市，并在HER2阳性乳腺癌的治疗中取得良好效果，改变了临床实践。为了更好地规范HER2阳性乳腺癌临床诊疗，做到"合适人群、合理时机、合适方案"，中国临床肿瘤学会乳腺癌专家委员会和中国抗癌协会乳腺癌专业委员会根据《人表皮生长因子受体2阳性乳腺癌临床诊疗专家共识》（2021版）[1]及《中国临床肿瘤学会（CSCO）乳腺癌诊疗指南2022》[2]，结合近几年国内外的研究进展，专家讨论后更新共识如下。

一、HER2标准化检测和结果判定[3]

（1）正确检测和判定乳腺癌的HER2蛋白表达和基因扩增状态，对乳腺癌的临床治疗和预后判断至关重要。

（2）HER2阳性乳腺癌患者治疗的各阶段都需要使用抗HER2靶向药物，标准检测很重要。

（3）要求对所有新诊断的浸润性乳腺癌进行HER2检测。只要有可能获取肿瘤组织，建议对复发灶或转移病灶进行HER2检测。

（4）HER2的检测，须经有质量保证的病理实验室标准免疫组化（immunohistochemistry，IHC）检测或原位杂交（in situ hybridization，ISH）检测。特别强调组织标本的标准采样、及时在4%中性甲醛溶液中充分固定，以及其他标准检查操作程序。

（5）HER2阳性包括IHC 3+和/或FISH阳性。IHC 2+，应进一步通过ISH等方法进行HER2基因扩增检查。目前的原位杂交方法包括荧光原位杂交（fluorescence in situ hybridization，FISH），显色原位杂交（chromogenic in situ hybridization，CISH），银增强原位杂交（silver-enhanced in situ hybridization，SISH）等方法。IHC 1+或IHC 0，则可判断为HER2阴性。

（6）HER2阳性也可以通过ISH检测判断，双探针ISH的结果判读标准如下。

①当HER2/CEP17比值≥2.0，且平均HER2拷贝数/细胞≥4.0时为HER2阳性。

②HER2/CEP17比值<2.0，且平均HER2拷贝数/细胞<4.0时为HER2阴性。

③HER2/CEP17比值<2.0，且平均HER2拷贝数/细胞≥6.0，建议对此种情况增加计数细胞，如果结果维持不变，则判为FISH阳性。

④HER2/CEP17比值<2.0，且4.0≤平均HER2拷贝数/细胞<6.0，此种情况建议重新计数至少20个细胞核中的信号，如果结果改变，则对2次结果进行综合判断分析。如仍为上述情况，需要在FISH报告中备注：此类患者HER2状态的判断须结合IHC结果，若IHC结果为3+，HER2状态判为阳性。若IHC结果为0、1+或2+，HER2状态应判为阴性。

⑤HER2/CEP17比值≥2.0，但平均HER2拷贝数/细胞<4.0，建议对此种情况增加计数细胞，如果结果维持不变，则判为FISH阴性。建议在报告中备注：在现有的临床试验数据中，缺乏充分依据显示此部分患者能从抗HER2靶向治疗中获益，对此组特殊人群尚需积累更多循证医学依据。

（7）复发转移性乳腺癌患者应尽量再检测HER2，以明确复发转移病灶的HER2状态。特别是患者病情发展不符合HER2状态特点时，应重新检测[4]。

（8）在原有HER2阴性定义的基础上，将HER2 IHC 1+或IHC 2+且ISH阴性的患者定义为HER2低表达。鉴于HER2低表达及阳性表达对于患者治疗及预后有重要意义，建议在每次染色过程中都加入阳性对照和阴性对照。

二、HER2阳性乳腺癌新辅助治疗

以抗HER2为基础的药物治疗已经成为治疗HER2阳性早期乳腺癌的基础方案。有效的新辅助治疗可以获得更高的病理学完全缓解（pathological complete response，pCR）率，而pCR患者较非pCR者有更长的无病生存期（disease free survival，DFS）和总生存期（overall survival，OS）。HER2阳性患者新辅助治疗中曲妥珠单抗联合化疗比单用化疗有更高的病理学完全缓解率，奠定了曲妥珠单抗在新辅助治疗中的基础地位。进一步研究提示，帕妥珠单抗联合曲妥珠单抗的双靶向联合化疗，可以进一步提高HER2阳性乳腺癌的病理学完全缓解率。

NOAH研究结果证实了曲妥珠单抗新辅助治疗的获益。NeoSphere研究[4]证实，在曲妥珠单抗联合化疗基础上，再联合帕妥珠单抗能够进一步提高HER2阳性患者的病理学完全缓解率。PEONY研究[5]进一步在亚洲人群验证了NeoSphere研究结果。KRISTINE研究[6]证明了紫杉醇+卡铂联合曲妥珠单抗+帕妥珠单抗（TCbHP）方案在新辅助治疗中的有效性和安全性。PHEDRA研究结果显示，吡咯替尼联合曲妥珠单抗、多西他赛的总体病理学完全缓解率为41%，对照组仅为22%，在优效性检验中达到了统计学意义上的差距。

随着越来越多HER2阳性乳腺癌患者接受术前新辅助治疗，这些患者已经不能根据术后辅助治疗的研究结果来决定后续治疗。KRISTINE研究显示，接受TCbHP新辅助治疗后达到pCR的患者，术后继续完成1年双靶向治疗，3年无浸润性疾病生存率可达97.5%，而未达到pCR的患者3年无浸润性疾病生存率为84.2%。KATHERINE研究[7]结果显示，无论新辅助采用双靶向治疗还是单靶向治疗，对于非pCR的患者，恩美曲妥珠单抗（trastuzumab emtansine，T-DM1）辅助治疗的效果均优于曲妥珠单抗，中国人群亚组结果与总体人群一致。需要注意，该研究中术前接受双靶向治疗联合化疗的比例并不高。同时，目前缺乏直接对比T-DM1与HP双靶向辅助治疗疗效的研究数据。ExteNET研究显示，如果在曲妥珠单抗辅助治疗结束后2年内口服奈拉替尼1年，那么辅助治疗可以进一步提高DFS。

专家建议

（1）HER2阳性乳腺癌术前新辅助治疗优先考虑含曲妥珠单抗的方案。专家普遍认为，在新辅助治疗阶段，凡是适合单靶向治疗的患者，均可以考虑曲妥珠单抗联合帕妥珠单抗的双靶向治疗。

（2）优先选择紫杉类化疗联合双靶向治疗，如接受TCbHP方案治疗6个周期；但对于部分患者，如年龄>60岁，肿瘤负荷较小，一般情况无法耐受含铂联合方案的患者，可考虑6个周期的THP治疗。源于临床研究的THP新辅助治疗，治疗4个周期后手术，随后序贯3个周期的FEC方案，专家对此方案的临床可行性存有争议。专家对蒽环序贯紫杉类联合双靶向治疗方案（AC-THP）的接受程度较低。

（3）目前尚缺乏直接数据对比H+TKI和HP的疗效。专家组建议针对接受新辅助治疗的患者应首选HP，基于临床获批的适应证，专家组也接受H+吡咯替尼作为新辅助治疗的可选方案。

（4）鼓励研究者设计符合科学性和伦理学要求的临床研究，如抗HER2 ADC药物相关研究。

（5）HER2阳性新辅助治疗应完成预先计划的治疗周期，只有完成标准疗程，才能根据病理学检查结果判断是否达到pCR，并结合新辅助治疗靶向药物使用情况，决定后续辅助治疗。

（6）术前接受抗HER2新辅助治疗的患者，术后辅助治疗策略要根据新辅助治疗方案和术后病理检查结果决定，建议如下。

①新辅助治疗达到pCR的患者，如术前使用双靶向治疗，中国专家普遍认为术后应继续使用双靶向治疗。如术前仅使用曲妥珠单抗，术后则可以继续用曲妥珠单抗；基于术后辅助治疗的临床研究结果，也可考虑采用双靶向治疗。

②未达到pCR的患者，如术前抗HER2治疗仅使用曲妥珠单抗，术后可考虑双靶向治疗或T-DM1；如术前已经使用抗HER2双靶向治疗，优先推荐T-DM1的辅助治疗，也可考虑双靶向治疗。

③未达pCR的患者，辅助靶向治疗应首选HP或T-DM1。在完成HP辅助靶向治疗后，可考虑序贯奈拉替尼，但对于选择T-DM1的患者是否可以继续序贯奈拉替尼，目前仍缺乏直接数据。

三、HER2阳性乳腺癌辅助治疗

HER2阳性早期乳腺癌术后辅助治疗，加用曲妥珠单抗可显著降低复发和死亡风险，已成为HER2阳性早期乳腺癌辅助治疗的标准靶向治疗。后续研究显示，在曲妥珠单抗方案的基础上，同期联合帕妥珠单抗，或完成1年曲妥珠单抗治疗后序贯奈拉替尼，可进一步提高部分患者的疗效。

HERA研究[8]证明，化疗后加曲妥珠单抗显著改善HER2阳性早期乳腺癌患者的预后。B-31/NSABP-9831研究[9]确立了AC-TH优于常规AC-T化疗。BCIRG 006研究[10]确立了TCbH方案也优于AC-T方案。APT研究[11]显示，小肿瘤患者使用wTH方案的3年无浸润性疾病生存率可达98.7%。对于双靶向辅助治疗，APHINITY研究[12]首次证实了在高复发风险HER2阳性乳腺癌患者中，帕妥珠单抗联合曲妥珠单抗能够进一步提高无浸润性疾病生存率,淋巴结阳性亚组获益更加显著。ExteNET研究[13]提示在完成1年曲妥珠单抗治疗后序贯1年奈拉替尼,能够提高Ⅱ、Ⅲ期HER2阳性乳腺癌患者的无浸润性疾病生存率,但是伴随着较高的腹泻发生率,同时缺少帕妥珠单抗联合曲妥珠单抗辅助治疗1年后序贯应用奈拉替尼的数据。

专家建议

(1)曲妥珠单抗和帕妥珠单抗联合化疗增加心脏毒性,所以不建议与蒽环类化疗药同时使用,但可与紫杉类化疗药合用,也可以与辅助放疗、辅助内分泌治疗同时使用。

(2)淋巴结阳性的患者,推荐首选帕妥珠单抗联合曲妥珠单抗的双靶向治疗方案,用药时间为1年。辅助治疗方案可选择AC-THP或TCbHP。

(3)淋巴结阴性的患者,原则上选择以单靶向治疗为主的方案,如AC-TH、TCbH。但伴有其他高危因素(如肿瘤>5 cm、HR阴性、高Ki-67指数)的患者,也可以考虑双靶向辅助治疗。

(4)对于复发风险较低的患者(淋巴结阴性且肿瘤≤2 cm)建议采用TC+H或wTH方案。

(5)对于激素受体阳性且无需化疗或不能耐受化疗者,曲妥珠单抗联合内分泌治疗也是可选方案。

(6)专家组一致认可,对于需要强化靶向治疗的患者,应首选双靶向治疗。在完成标准的曲妥珠单抗治疗后,高危患者应序贯奈拉替尼治疗。若辅助治疗已经接受了双靶向治疗,也可考虑将奈拉替尼用于后续强化治疗。

四、HER2阳性复发转移性乳腺癌治疗

对于复发转移性或首诊Ⅳ期HER2阳性乳腺癌,研究显示抗HER2治疗可以带来明显获益,提示要接受以抗HER2为主的治疗方案。需要根据患者既往用药情况、激素受体情况、一般体质状态来选择合适的靶向联合治疗方案。

以曲妥珠单抗为主的H0648g和M77001研究[14-15]证实,在紫杉类基础上联合曲妥珠单抗进行治疗,能够显著提高无进展生存期(progression-free survival,PFS)和OS,确立了曲妥珠单抗联合紫杉类在一线标准治疗中的地位。CHAT研究[16]证实,对于能够耐受双药化疗的患者,曲妥珠单抗联合多西他赛和卡培他滨比曲妥珠单抗联合多西他赛效果更好,尤其适用于考虑维持治疗的患者。CLEOPATRA研究[17]证实,多西他赛联合曲妥珠单抗、帕妥珠单抗双靶向治疗较多西他赛联合曲妥珠单抗单靶向治疗,可明显延长PFS和OS。吡咯替尼Ⅱ期研究[18]纳入了部分既往未使用过曲妥珠单抗的患者,结果显示吡咯替尼联合卡培他滨相比拉帕替尼联合卡培他滨可显著延长PFS。HOPES研究[19]

结果表明，伊尼妥单抗联合长春瑞滨，治疗既往未接受曲妥珠单抗治疗的HER2阳性晚期乳腺癌，比单用长春瑞滨可显著延长PFS。临床研究结果显示，在我国获批上市的曲妥珠单抗生物类似药，与曲妥珠单抗具有同样的临床效应，因此在临床实践中同样可以作为抗HER2单抗药物的选择。

有多个曲妥珠单抗失败后的抗HER2治疗研究已被报道。EGF100151研究[20]显示，拉帕替尼联合卡培他滨较单药卡培他滨可延长疾病进展时间。EMILIA研究[21]证实，相对于拉帕替尼联合卡培他滨，单药T-DM1治疗有更显著的PFS和OS获益。PHENIX研究[22]结果显示，对于紫杉类和曲妥珠单抗治疗失败的患者，吡咯替尼联合卡培他滨，较单用卡培他滨可提高客观缓解率（objective response rate，ORR）和PFS，对照组患者在疾病进展后序贯接受吡咯替尼单药治疗，仍然可以有较好的获益。PHOEBE研究[23]结果显示，吡咯替尼联合卡培他滨组的PFS明显优于拉帕替尼联合卡培他滨组。PERMEATE研究结果显示，未经局部放疗的脑转移患者，吡咯替尼联合卡培他滨患者中枢神经系统（central nervous system，CNS）的ORR达74.6%，局部放疗后再次进展的脑转移患者，口服吡咯替尼与卡培他滨，ORR可达42.1%。NALA研究[24]显示，既往接受≥2种靶向治疗的转移性HER2阳性乳腺癌患者，奈拉替尼联合卡培他滨与拉帕替尼联合卡培他滨相比可显著延长PFS。DESTINY-Breast01研究[25]显示，抗HER2 ADC药物DS-8201在晚期乳腺癌患者，特别是在后线治疗中显示出明显的临床获益。DESTINY-Breast03研究显示，在曲妥珠单抗治疗失败后，曲妥珠单抗-德鲁替康（trastuzumab deruxtecan，T-DXd）较T-DM1显著改善患者的PFS，疾病进展或死亡风险比降低了72%，奠定了T-DXd在曲妥珠单抗治疗失败后的地位。SOPHIA临床研究结果显示，与接受曲妥珠单抗和化疗的患者相比，接受马吉妥昔单抗和化疗患者的中位OS增加了1.8个月。HER2CLIMB研究[26]显示，图卡替尼联合曲妥珠单抗加卡培他滨在后线治疗时可显著延长PFS和OS，特别是对于脑转移患者，显著降低了疾病进展或死亡风险。

SYSUCC-002研究显示，对于HR阳性HER2阳性晚期乳腺癌患者，曲妥珠单抗联合内分泌治疗的疗效非劣效于曲妥珠单抗联合化疗，而且毒性反应更少。此外，有研究显示，抗HER2靶向治疗联合内分泌、CDK4/6抑制剂有一定的疗效。

专家建议

（1）应充分告知所有HER2阳性复发转移性乳腺癌患者及时接受HER2靶向治疗的有效性及必要性。

（2）对曲妥珠单抗敏感的人群，首选治疗应该是曲妥珠单抗为基础的治疗，根据患者激素受体情况、既往（新）辅助治疗用药情况，选择合理的联合治疗方案。专家组优先推荐紫杉类联合曲妥珠单抗、帕妥珠单抗双靶向治疗（THP）；此外，曲妥珠单抗+化疗及吡咯替尼+卡培他滨方案也是可选方案。

（3）对于既往使用过曲妥珠单抗的患者，需根据既往曲妥珠单抗疗效判定，若既往新辅助治疗有效、辅助治疗结束1年以后复发或解救治疗有效后停药，则考虑采用曲妥珠单抗或其生物类似药。

（4）对于曲妥珠单抗治疗失败的患者，优先推荐吡咯替尼联合卡培他滨，或可采用T-DM1、T-DXd等ADC药物，也可考虑其他TKI联合化疗等方案。对于未曾使用过帕妥珠单抗的患者，部分专家也同意可换用曲妥珠单抗联合帕妥珠单抗的双靶向治疗。

（5）曲妥珠单抗及TKI治疗失败患者的后线抗HER2治疗，目前临床中并无标准，专家建议结合患者既往靶向药物使用和获益情况合理决策。可选择的方案：①T-DXd；②T-DM1；③更换另一类TKI药物；④HP双靶向治疗联合其他化疗；⑤其他未曾使用过的抗HER2靶向药物。

（6）HR阳性/HER2阳性的复发转移性乳腺癌，可考虑抗HER2药物联合化疗，部分不适合化疗或进展缓慢的患者，也可考虑联合内分泌治疗，还可考虑联合CDK4/6抑制剂。抗HER2药物联合化疗达到疾病控制的患者，可考虑停止化疗，采用抗HER2药物联合内分泌治疗维持治疗。

（7）抗HER2治疗联合化疗有效者应持续6~8个周期，根据肿瘤疗效和患者对化疗的耐受程度，可考虑停止化疗，采用抗HER2药物（抗体或TKI）维持治疗，基于目前国内药物的可及性，专家组建议尽量不要随意停用抗HER2治疗。

（8）HER2阳性晚期乳腺癌治疗过程中出现脑转移，如果颅外病灶未进展，经有效的局部治疗后，可考虑继续使用原靶向治疗方案，必要时更换为TKI药物。

五、HER2低表达

HER2低表达患者作为一类特殊的人群，具有特定的生物学特性，并且在对治疗和预后的反应方面表现出差异，尤其与耐药性、激素受体阴性相关。随着ADC药物问世，HER2低表达患者有了更多治疗选择。

Ⅰ期临床研究数据显示，在先前已接受过多种抗肿瘤治疗（中位数：7.5种）的HER2低表达晚期乳腺癌患者（IHC 2+/ISH−或IHC 1+）中，T-DXd治疗的ORR为44.2%、DCR为79.1%、缓解持续时间（duration of response，DOR）为9.4个月、中位PFS为7.6个月。

DESTINY-Breast04研究显示无论激素受体是何种状态，T-DXd治疗相比医生选择的化疗方案，能显著改善HER2低表达转移性乳腺癌患者的PFS和OS。

T-DXd组和医生选择的治疗方案（treatment of physician's choice，TPC）组的PFS分别为10.1个月和5.4个月；T-DXd将HR阳性、HER2低表达转移性乳腺癌患者的疾病进展或死亡风险降低了49%，在HR阳性患者中，T-DXd治疗与化疗相比死亡风险降低了36%。

专家建议

HER2低表达患者应先根据激素受体状态，接受相应的标准治疗。激素受体阳性患者，应首选内分泌治疗；激素受体阴性患者，可根据患者的BRCA进行合理的分层治疗。标准治疗后可考虑ADC药物。

HER2低表达患者选用T-DXd的时机仍有争议。但专家普遍接受可以参考DESTINY-Breast04的入组人群，合理选择T-DXd的使用时机。

六、临床研究与真实世界研究

临床研究的发展改变了HER2阳性乳腺癌的临床实践，提高了患者的预后生存，因此专家组鼓励各个阶段的患者积极参与科学设计的临床研究。同时，专家组支持临床工作者积极开展HER2阳性乳腺癌真实世界研究，以帮助解决目前临床中无须随机或难以随机的科学问题。例如，T-DM1对比吡咯替尼用于晚期乳腺癌，新辅助治疗非pCR患者后续双靶向治疗与T-DM1的选择等问题。

七、生物类似药

生物类似药是指在质量、安全性和有效性方面与已获准注册的参照药（主要为原研药）具有相似性的治疗用生物制品。其在上市时受到严格的法规监管，需要提供完整的证实相似性的药学、非临床试验和临床试验数据。因此，生物类似药与参照药在质量、安全性及有效性方面不存在有临床意义的差别，它的应用在一定程度上可提高药品的可及性，节约医疗成本。

八、突发公共卫生事件下HER2阳性乳腺癌诊疗

突发公共卫生事件时，HER2阳性乳腺癌患者更需进行全程管理。低风险地区应坚持标准治疗，高风险地区应根据地区的管控措施，合理调整治疗方案。在突发公共卫生事件时，专家组认为应遵循"优选低毒方案、首选口服制剂"的原则。我们也应充分利用便捷的现代通信技术，结合网络服务平台，包括中国临床肿瘤学会乳腺癌人工智能决策系统、网络医院、药物运输云平台、患者个案管理系统等，保证患者居家期间也能接受标准治疗。

九、结语

随着精准医学时代的到来，HER2阳性乳腺癌诊疗取得了长足的发展，HER2检测技术的不断完善和结果读取的标准化为抗HER2治疗提供了坚实的基础。抗HER2新药的研发及临床研究的进展则提供了更多的治疗选择并改善了患者的生存[27]。我们以现有的循证医学依据更新了诊疗共识，希望病理科、影像科等临床学科继续紧密合作，以组织学及分子病理学为基础，科学合理地制定综合治疗方案，遵循治疗指南，结合临床经验，尊重患者意愿，合理安排各阶段治疗，改善患者生活质量，提高患者生存率。

专家组组长：
江泽飞、吴炅、宋尔卫

专家组成员（以姓氏拼音首字母为序）：
陈占红、程晶、崔树德、范志民、冯继锋、傅佩芬、耿翠芝、黄建、蒋宏传、姜军、江泽飞、金锋、厉红元、李曼、李兴睿、廖宁、刘健、刘强、刘荫华、刘月平、刘运江、刘真真、聂建云、欧阳取长、潘跃银、庞达、任国胜、邵志敏、宋尔卫、孙刚、孙涛、唐金海、滕月娥、佟仲生、王海波、王建东、王坤、王殊、王树森、王涛、王翔、王晓稼、王昕、王永胜、吴炅、徐兵河、闫敏、严颖、杨谨、殷咏梅、余之刚、袁芃、张斌、张建国、张瑾、张频、张清媛

参考文献

[1] 中国临床肿瘤学会乳腺癌专家委员会,中国抗癌协会乳腺癌专业委员会. 人表皮生长因子受体2阳性乳腺癌临床诊疗专家共识（2021版）[J]. 中华医学杂志,2021,101(17)：1226-1231.

[2] Jiang Z, Li J, Chen J, et al. Chinese Society of Clinical Oncology (CSCO) Breast Cancer Guidelines 2022[J]. Transl Breast Cancer Res,2022,3：13.

[3] 《乳腺癌HER2检测指南(2019版)》编写组. 乳腺癌HER2检测指南 (2019 版)[J]. 中华病理学杂志,2019,48(3)：169-175.

[4] Gianni L, Pienkowski T, Im Y H, et al. 5-year analysis of neoadjuvant pertuzumab and trastuzumab in patients with locally advanced, inflammatory, or early-stage HER2-positive breast cancer (NeoSphere): a multicentre, open-label, phase 2 randomised trial[J]. Lancet Oncol,2016,17(6)：791-800.

[5] Shao Z, Pang D, Yang H, et al. Efficacy, Safety, and Tolerability of Pertuzumab, Trastuzumab, and Docetaxel for Patients With Early or Locally Advanced ERBB2-Positive Breast Cancer in Asia: The PEONY Phase 3 Randomized Clinical Trial[J]. JAMA Oncol, 2020,6(3)：e193692.

[6] Hurvitz S A，Martin M，Symmans W F，et al. Neoadjuvant trastuzumab，pertuzumab，and chemotherapy versus trastuzumab emtansine plus pertuzumab in patients with HER2-positive breast cancer (KRISTINE)：a randomised，open-label，multicentre，phase 3 trial[J]. Lancet Oncol，2018，19(1)：115-126.

[7] von Minckwitz G，Huang C S，Mano M S，et al. Trastuzumab Emtansine for Residual Invasive HER2-Positive Breast Cancer[J]. N Engl J Med，2019，380(7)：617-628.

[8] Piccart-Gebhart M J，Procter M，Leyland-Jones B，et al. Trastuzumab after adjuvant chemotherapy in HER2-positive breast cancer[J]. N Engl J Med，2005，353(16)：1659-1672.

[9] Perez E A，Romond E H，Suman V J，et al. Trastuzumab plus adjuvant chemotherapy for human epidermal growth factor receptor 2-positive breast cancer：planned joint analysis of overall survival from NSABP B-31 and NCCTG N9831[J]. J Clin Oncol，2014，32(33)：3744-3752.

[10] Jones S E，Collea R，Paul D，et al. Adjuvant docetaxel and cyclophosphamide plus trastuzumab in patients with HER2-amplified early stage breast cancer：a single-group，open-label，phase 2 study[J]. Lancet Oncol，2013，14(11)：1121-1128.

[11] Tolaney S M，Guo H，Pernas S，et al. Seven-Year Follow-Up Analysis of Adjuvant Paclitaxel and Trastuzumab Trial for Node-Negative，Human Epidermal Growth Factor Receptor 2-Positive Breast Cancer[J]. J Clin Oncol，2019，37(22)：1868-1875.

[12] von Minckwitz G，Procter M，de Azambuja E，et al. Adjuvant Pertuzumab and Trastuzumab in Early HER2-Positive Breast Cancer[J]. N Engl J Med，2017，377(2)：122-131.

[13] Chan A，Delaloge S，Holmes F A，et al. Neratinib after trastuzumab-based adjuvant therapy in patients with HER2-positive breast cancer (ExteNET)：a multicentre，randomised，double-blind，placebo-controlled，phase 3 trial[J]. Lancet Oncol，2016，17(3)：367-377.

[14] Slamon D J，Leyland-Jones B，Shak S，et al. Use of chemotherapy plus a monoclonal antibody against HER2 for metastatic breast cancer that overexpresses HER2[J]. N Engl J Med，2001，344(11)：783-792.

[15] Marty M，Cognetti F，Maraninchi D，et al. Randomized phase II trial of the efficacy and safety of trastuzumab combined with docetaxel in patients with human epidermal growth factor receptor 2-positive metastatic breast cancer administered as first-line treatment：the M77001 study group[J]. J Clin Oncol，2005，23(19)：4265-4274.

[16] Wardley A M，Pivot X，Morales-Vasquez F，et al. Randomized phase II trial of first-line trastuzumab plus docetaxel and capecitabine compared with trastuzumab plus docetaxel in HER2-positive metastatic breast cancer[J]. J Clin Oncol，2010，28(6)：976-983.

[17] Swain S M，Baselga J，Kim S B，et al. Pertuzumab，trastuzumab，and docetaxel in HER2-positive metastatic breast cancer[J]. N Engl J Med，2015，372(8)：724-734.

[18] Ma F，Ouyang Q，Li W，et al. Pyrotinib or Lapatinib Combined With Capecitabine in HER2-Positive Metastatic Breast Cancer With Prior Taxanes，Anthracyclines，and/or Trastuzumab：A Randomized，Phase II Study[J]. J Clin Oncol，2019，37(29)：2610-2619.

[19] 边莉，徐兵河，邸立军，等. 重组抗HER2人源化单克隆抗体联合长春瑞滨治疗HER2阳性转移性乳腺癌随机对照Ⅲ期临床研究[J]. 中华医学杂志，2020，100(30)：2351-2357.

[20] Cameron D，Casey M，Press M，et al. A phase III randomized comparison of lapatinib

plus capecitabine versus capecitabine alone in women with advanced breast cancer that has progressed on trastuzumab : updated efficacy and biomarker analyses[J]. Breast Cancer Res Treat, 2008, 112(3): 533-543.

[21] Verma S, Miles D, Gianni L, et al. Trastuzumab emtansine for HER2-positive advanced breast cancer[J]. N Engl J Med, 2012, 367(19): 1783-1791.

[22] Yan M, Bian L, Hu X, et al. Pyrotinib plus capecitabine for human epidermal growth factor receptor 2-positive metastatic breast cancer after trastuzumab and taxanes (PHENIX): a randomized, double-blind, placebo-controlled phase 3 study[J]. Transl Breast Cancer Res, 2020, 1: 13.

[23] Xu B, Yan M, Ma F, et al. Pyrotinib plus capecitabine versus lapatinib plus capecitabine for the treatment of HER2-positive metastatic breast cancer (PHOEBE): a multicentre, open-label, randomised, controlled, phase 3 trial[J]. Lancet Oncol, 2021, 22(3): 351-360.

[24] Saura C, Oliveira M, Feng Y H, et al. Neratinib Plus Capecitabine Versus Lapatinib Plus Capecitabine in HER2-Positive Metastatic Breast Cancer Previously Treated With ≥2 HER2-Directed Regimens: Phase III NALA Trial[J]. J Clin Oncol, 2020, 38(27): 3138-3149.

[25] Modi S, Saura C, Yamashita T, et al. Trastuzumab Deruxtecan in Previously Treated HER2-Positive Breast Cancer[J]. N Engl J Med, 2020, 382(7): 610-621.

[26] Murthy R K, Loi S, Okines A, et al. Tucatinib, Trastuzumab, and Capecitabine for HER2-Positive Metastatic Breast Cancer[J]. N Engl J Med, 2020, 382(7): 597-609.

[27] Ge R, Li J, Jiang Z. Key points of breast cancer management under public health emergencies[J]. Transl Breast Cancer Res, 2022, 3: 2.

英文摘要

Expert consensus on the clinical diagnosis and targeted therapy of HER2 breast cancer (2023 edition)

Abstract: Human epidermal growth factor receptor 2 (HER2) is an important driver gene and prognostic indicator of breast cancer and also a key predictor of HER2-targeted therapies. The emerging anti-HER2 drugs have greatly changed the diagnosis and treatment modalities of breast cancer and dramatically improved the prognosis of HER2-positive breast cancer patients. To optimize the treatment of HER2 breast cancer an update of expert consensus on HER2 positive breast cancer was made to adjust the different recommendation levels from early stage to metastatic stage. Meanwhile, antibody-drug conjugate (ADC) like trastuzumab deruxtecan (T-Dxd) has been shown to have great efficacy in HER2-positive and HER2 low expression breast cancer patients. Clinically, on the basis of the original definition for HER2-negative breast cancer, patients with HER2 immunohistochemistry (IHC) 1+ or IHC 2+ and in-situ hybridization (ISH)-negative are defined as low HER2 expression (HER2-low). As both the low expression and the positive expression of the HER2 protein is clinically significant for disease treatment and prognosis, we added a new chapter of HER2 low to recommend a proper regimen for this kind of patients. In this consensus, we also talk about the importance of clinical research, real world evidence, biosimilars and so on. In addition, the whole-course management of HER2 breast cancer is even more critical during pandemic of coronavirus disease 2019 (COVID-19). An approach that gives preference to "low-toxicity regimens and oral preparations" are also recommended.

Keywords: Human epidermal growth factor receptor 2 (HER2); breast cancer; consensus; low expression

扫码或通过下方链接阅读全文
https://dx.doi.org/10.21037/tbcr-22-48

第二章 CSCO乳腺癌脑转移临床诊疗专家共识

王涛[1]，陈佳艺[2]，杨谨[3]，傅敏杰[4]，花玮[4]，贾旺[5]，刘月平[6]，王碧芸[7]，闫敏[8]，周娟[1]，郝春芳[9]，陈佳欣[1]，欧丹[2]，江涛[5]，毛颖[4]，江泽飞[1]，中国临床肿瘤学会乳腺癌专家委员会

[1]中国人民解放军总医院第五医学中心肿瘤内科，[2]上海交通大学医学院附属瑞金医院放射治疗科，[3]西安交通大学第一附属医院肿瘤内科，[4]复旦大学附属华山医院神经外科，[5]首都医科大学附属北京天坛医院神经外科，[6]河北医科大学第四医院病理科，[7]复旦大学附属肿瘤医院乳腺及泌尿肿瘤内科，[8]河南省肿瘤医院乳腺科，[9]天津医科大学肿瘤医院乳腺肿瘤内科

乳腺癌是全球女性最常见的恶性肿瘤，全球癌症统计报告显示，2020年中国女性最常见的新发癌症类型是乳腺癌，新发病例约41.6万例，死亡病例约11.7万[1]。脑是乳腺癌的常见转移部位之一，尽管乳腺癌脑转移的发生率低于肺癌、黑色素瘤，但基于乳腺癌的高发病率，乳腺癌仍是继肺癌之后第二大常见的脑转移实体肿瘤。为了改善乳腺癌脑转移整体预后，全方位提升乳腺癌脑转移规范化诊治水平，中国临床肿瘤学会（Chinese Society of Clinical Oncology，CSCO）乳腺癌专家委员会出台了《CSCO乳腺癌脑转移临床诊疗专家共识》。

一、流行病学特点

乳腺癌脑转移（breast cancer brain metastasis，BCBM）发生率为10%~20%，包括脑实质转移（brain metastasis，BM）和脑膜转移（leptomeningeal metastasis，LM）。其中80%的脑转移发生在大脑半球，15%在小脑，5%在脑干；47.6%表

现为多发病灶，26.4%表现为孤立病灶；主要位于大脑皮髓质交界处，这与此处分支血管较窄有关；脑膜转移较少见，约为6.9%，其中3.6%表现为脑实质和脑膜共同转移，预后更差[2]。

不同分子分型的乳腺癌脑转移发生率存在差异，研究显示约15%的激素受体（hormone receptor，HR）阳性晚期乳腺癌，50%的人表皮生长因子受体2（human epidermal growth factor receptor-2，HER2）阳性晚期乳腺癌和三分之一的三阴性乳腺癌患者将会发生脑转移。乳腺癌脑转移的发生也与乳腺癌易感基因1或2（BRCA1/2）突变相关，研究发现携带突变的BRCA1/2乳腺癌患者具有更高的脑转移风险[3]。

二、临床表现

乳腺癌脑转移患者的临床表现有一定共性，又各具特点，通常因多种因素而异，影响因素包括转移病灶的组织生物学特性、部位、大小、数目等。脑转移患者最常见的症状包括头痛（35%）、呕吐（26%）、恶心（23%）、偏瘫（22%）、视力改变（13%）和癫痫（12%）。其常见的临床表现包括头痛、颅内压增高相关症状、局灶性神经功能障碍、癫痫发作、精神症状等。

脑膜转移患者的临床表现缺乏特异性，可表现为各种体征和症状，主要包括脑实质受累和脑膜刺激征（头痛、呕吐、颈项强直、认知障碍、意识模糊、癫痫发作等）、颅神经受累、颅内压增高和进行性脑功能障碍等。脑膜转移有时难以与脑实质转移或治疗的不良反应相鉴别。部分脑膜转移患者可能仅表现为颈肩部疼痛进行性加重。如同时伴有脊膜播散则还可出现脊髓和脊神经根刺激表现，如神经根性疼痛、节段性感觉缺损、肢体麻木、感觉性共济失调、腱反射减弱或消失等[4-7]。

三、影像学检查

（一）头颅磁共振成像

头颅磁共振成像（magnetic resonance imaging，MRI）在转移瘤的诊断、疗效评价和治疗后监测随访中具有重要作用[8]，是脑及脑膜转移的首选影像学检查，其优点是无辐射、软组织分辨率高、多参数成像、灵敏度高；缺点是体内有磁敏感金属的患者、幽闭综合征患者不适宜进行MRI检查。乳腺癌脑膜转移一般分为硬脑膜转移、软脑膜转移及混合脑膜转移。硬脑膜转移MRI表现为大脑凸面或小脑幕连续不均匀线样脑膜增厚，一般不深入脑沟、脑裂内生长，范围大多比较广泛，严重者可局部形成结节或不规则肿块，增强扫描明显强化；软脑膜转移多沿着脑回表面、脑沟、脑裂、脑池及室管膜下等部位弧线状强化，且形态不规则，也可形成结节；如侵犯邻近脑组织，可引起局部脑实质水肿；少数脑膜转移仅表现为脑积水，而无脑膜强化，影像难以诊断，可结合脑脊液检查。

（二）头颅计算机断层扫描

计算机断层扫描（computed tomography，CT）上转移瘤多表现为等密度影或低密度影，合并出血可表现为稍高密度影。增强扫描脑转移瘤CT典型表现为小肿瘤大水肿，实性成分明显强化，表现为结节、环形或形态不规则强化。对于MRI禁忌证患者可选择CT检查。需要注意的是：等密度的小转移瘤检出困难，后颅窝的转移瘤因受周围骨质高密度的影响，易漏诊。乳腺癌脑转移钙化少见。

（三）正电子发射计算机断层扫描

正电子发射计算机断层扫描（positron emission tomography and computed tomography，PET-CT）可以同时提供解剖信息和代谢状态，有助于评估肿瘤的全身负荷。由于脑灰质以葡萄糖代谢为主，正常脑组织放射性本底偏高，脑肿瘤与周围正常脑组织对比不明显，肉眼难以分辨，须结合局部的结构图像综合分析。如果出现相关脑转移瘤的临床症状，应及时补充头颅MRI或CT检查，以明确全身肿瘤负荷。

四、病理诊断

对于临床高度怀疑乳腺癌脑转移的患者，如果临床可行，推荐进行转移病灶组织病理学活检以明确诊断，应结合原发病灶及转移病灶组织学形态、免疫组化染色确定是否为乳腺癌转移，建议使用一组免疫组化标志物进行检测，如细胞角蛋白7（cytokeratin7，CK7）、GATA结合蛋白3（GATA binding protein3，GATA3）、巨大囊肿病液体蛋白-15（gross cystic disease fluid protein 15，GCDFP-15）、乳腺球蛋白（mammaglobin）、毛发-鼻-趾综合征1（trichorhinophalangeal syndrome 1，TRPS1）及SRY相关HMG-box基因10（SRY-related HMG-box，SOX10）。对无法获取活检组织的患者，可进行脑脊液（cerebrospinal fluid，CSF）细胞学检测，结合细胞学形态及免疫组化染色确定是否为乳腺癌转移。

晚期乳腺癌具有高度的时空异质性，可能会出现转移病灶和原发病灶的分子分型不一致，推荐对转移病灶的分子分型进行再评估（ER、PR、HER2、Ki-67）。尤其应尽量明确转移病灶HER2状态。推荐采用免疫组化（immunohistochemistry，IHC）结合原位杂交（in situ hybridization，ISH）检测HER2状态[9]：①HER2阳性：IHC 3+或IHC 2+且ISH阳性；②HER2低表达：IHC 1+或IHC 2+且ISH阴性；③HER2阴性：IHC 0。

五、治疗

乳腺癌脑转移治疗应兼顾全身治疗和脑转移治疗，强调多学科综合治疗。目前脑转移的主要治疗手段仍以局部治疗为主，包括外科手术、全脑放疗和立体定向放疗。某些类型乳腺癌，如HER2阳性，药物治疗也显示了良好疗效。治疗目的仍然贯彻晚期乳腺癌治疗目的，即保证生活质量的同时，尽量延长患者的生存期。

（一）手术治疗

手术切除脑转移病灶可以降低颅内压，缓解症状，改善局灶性神经功能障碍及降低癫痫的发生率，并且可减少类固醇激素的使用。手术标本可以用于明确病理诊断，还可以行分子病理检测、指导靶向治疗等。手术对于单发脑转移病灶患者是一种有效的治疗手段，特别是病灶巨大并伴有压迫症状的患者，其获益要高于多发脑转移病灶或已出现全身系统性症状的患者。Patchell等将48例脑转移瘤的患者（其中3例为乳腺癌）随机分至手术组、全脑放疗（whole brain radiation therapy，WBRT）组、活检+WBRT组，结果发现手术组的复发率明显低于WBRT组（20% vs 52%），且中位生存期更长（40周 vs 15周）[10]。对于颅内存在2~3个脑转移瘤病灶的患者，如果全身状况良好，手术同样可以给患者带来获益，与单发脑转移患者的结果相当（Ⅲb级）[11]。手术切除率是影响患者预后的重要因素，术后肿瘤残留与复发进展显著相关（Ⅲb级）[12]；一项Meta分析发现后颅窝转移瘤患者中，全切可降低复发率，软脑膜播散的发生率为5%~6%，明显低于部分切除者（Ⅲb级）[13]。一项研究显示，高达20%的患者术后早期的MRI检测到了肿瘤细胞残余，且与局部复发事件的风险增加相关（Ⅲb级）。多模态影像和导航技术，如术前功能MRI、术中神经导航和锥体束重建等，可以在全切脑转移瘤的同时尽可能保护脑功能，降低并发症（Ⅳ级）。

磁共振引导下激光消融（laser interstitial thermal therapy，LITT）是一项新兴治疗技术。对于脑深部病变、高龄或体弱无法耐受长时间手术治疗、放射性坏死患者提供了一个新的治疗机会。一项病例对照研究报道了LITT局部控制脑转移瘤的效果不亚于手术切除。复发脑转移瘤和放射性坏死的6个月局部控制率分别为54.0%~81.9%和56.5%~100%[14-15]。一项荟萃分析和一项回顾性临床试验显示，LITT对于脑转移瘤放射性坏死的控制效果等同于甚至优于贝伐珠单抗[16-17]，而且LITT治疗不降低患者的卡氏（Karnofsky，KPS）评分和生活质量[14]，并在一定程度上减少了类固醇激素使用量[14,18]。另一项多中心前瞻性临床试验显示，LITT可有效控制深部手术难以达到区域的脑转移瘤[19]。LITT治疗也可有效控制放射性坏死带来的脑水肿。我国自主研发的LITT治疗系统也初步显示，其能有效控制新发脑转移瘤、复发脑转移瘤和放射性坏死。欧洲神经肿瘤学会（European Association for Neuro-Oncology，EANO）和欧洲肿瘤内科学会（European Society for Medical Oncology，ESMO）联合发布的2021《EANO/ESMO临床实践指南：实体瘤脑转移患者的诊断，治疗和随访》也指出，LITT是一项治疗复发脑转移瘤或放射性坏死的新技术，但仍需更多研究支持。

（二）放射治疗

1. 乳腺癌脑转移放射治疗的治疗目标

乳腺癌脑转移的总体治疗目标包括颅内病灶控制、改善神经系统相关症状、保护认知功能以提高生活质量，以及最大限度延长生存时间。临床中往往依据患者预期生存时间的不同，确立以不同治疗目标为主的治疗策略。一些非前瞻性研究提出诊断特异性分级预后评分（diagnosis-specific graded prognostic assessment，DS-GPA）可以通过预后分层，指导脑转移治疗决策[20-21]，同时，一项针对多发性脑转移局部治疗选择的调查显示，1/3的临床医生会选择递归分区分析（recursive partitioning analysis，RPA）或GPA评分作为选择立体定向放射外科（stereotactic radiosurgery，SRS）治疗的依据[22]。因此，我们推荐以乳腺癌脑转移预后评分系统（Breast-GPA）为导向制订治疗目标，分层、合理、有序地指导脑转移治疗策略，该评分体系将随着药物治疗及局部治疗手段的更新而不断优化。

目前，乳腺癌脑转移的放射治疗方式包括立体定向放疗（stereotactic radiotherapy，SRT）、联合或不联合海马保护性全脑放疗（hippocampal avoidance whole brain radiotherapy，HA-WBRT）。

2. 立体定向放射治疗

由于SRT具有定位更精准、剂量相对集中、更短疗程和更低毒性的优势，能够很好地保护认知功能，同时控制颅内病灶进展和缓解神经系统症状，目前已逐步取代WBRT成为脑转移瘤重要的局部治疗手段。依据分割方式的不同，SRT包含了SRS治疗和分次立体定向放射治疗（fractionated stereotactic radiotherapy，FSRT）。

（1）术后立体定向放疗

既往研究显示，接受单纯手术切除的脑转移瘤患者在术后6个月，颅内局部复发的风险高达50%[23]，术后WBRT可使颅内病灶局部复发风险和颅内其他部位的远处复发风险减少50%以上，并延长患者的生存期[24-26]。其后，多项观察性研究探讨了术后SRT治疗的疗效[27-30]，术后接受单次或多次分割的SRT，1年颅内瘤床局部控制率高达90%，这与术后WBRT的病灶控制率相当。Mahajan等[31]分析了132例有1~3个脑转移病灶术后患者随机进入术后SRS治疗组或观察组，证实术后SRS治疗可显著提高对术腔的局部控制。NCCTG N107C/CEC·3研究[32]纳入194例脑转移术后患者，含1个已切除脑转移病灶，不超过3个未切除脑转移病灶，随机接受SRS治疗或WBRT治疗，最终两组总生存期相当，但SRS组中位无认知功能下降患者，生存期及治疗后6个月的认知功能下降发生率均优于WBRT组。SRT组的手术部位控制率比WBRT组低（治疗后6个月手术部位控制率分别为80%和87%，治疗后12个月为61%和81%），其原因可能是40%的患者术腔宽度>3 cm。

基于以上研究，我们推荐对于数目有限的脑转移瘤患者，建议接受术后放疗以改善颅内局部控制，术后瘤床SRT组与术后WBRT组的术腔局部控制相当，在不影响生存的情况下具备更低认知功能障碍的优势。因此在技术尚可及的前提下，应首选术后SRT治疗，次选WBRT治疗；但仍应意识到颅内复发的风险，尤其是术腔>3 cm者，须进行密切随访。

（2）单纯立体定向放疗

RTOG 9508研究[33]证实了WBRT联合SRS在有1~3个脑转移瘤人群中的有效性和安全性；随后的多项临床研究在同一人群中比较了SRS联合WBRT与单纯SRS的疗效与毒性差异[23,34-36]，虽然与单纯SRS相比，联合WBRT降低了约50%的颅内病变进展风险，但并未延长总体生存期，而且增加了认知功能减退等不良反应的风险。多项随机试验的结果均支持脑转移瘤数量少并适合SRS治疗的患者在初始治疗时采用SRS治疗（表2-1）。同时，基于WBRT所引起的不良反应，一般倾向于对大多数可进行SRS初始治疗的脑转移瘤数量有限的患者推迟WBRT治疗，这些临床随机试验大多纳入病灶直径≤3 cm、数目≤4个脑转移瘤的患者（表2-1）。

目前支持SRS应用于超过4个脑转移瘤的最有力证据，来自日本的一项前瞻性单臂多中心研究JLGK0901[37]，该研究纳入了1 194例有1~10个脑转移瘤的患者，有5~10个与2~4个脑转移瘤的患者相比，总生存期、不良反应及后续的中枢神经系统失败率均相当。另一项随机对照研究（NCT02353000）[38]对比了WBRT与SRS在有4~10个脑转移瘤患者中的不良反应和疗效，尽管该研究因为入组较慢提前终止，但通过对所纳入的29例患者的分析显示，SRS组1年无颅内挽救性治疗的生存率为50%，1年总生存率为57%，并且维持了较好的生存质量。

因此，我们认为对于4个以下脑转移瘤人群接受SRT可在保证生存的情况

表2-1 脑转移瘤放射治疗相关的前瞻性随机对照临床研究

研究	病例数/例（n）	入组标准	治疗分组	放疗剂量	颅内局部控制（复发率或PFS）	OS
Patchell等[10]	48	>18岁；单发；KPS≥70	手术+WBRT（n=25）/ WBRT（n=23）	36 Gy/12F	5/25 vs 12/23 P<0.02	40 w vs 15 w P<0.01
Vecht等[25]	63	>18岁；单发；PS≤1	手术+WBRT（n=32）/ WBRT（n=31）	40 Gy/20F	NA	10 m vs 6 m P=0.04
Mintz等[26]	84	<80岁；单发；KPS≥50	手术+WBRT（n=41）/ WBRT（n=43）	30 Gy/10F	NA	5.6 m vs 6.3 m P=0.24
Patchell等[24]	95	>18岁；单发；KPS≥70	手术+WBRT（n=49）/ 手术（n=46）	50.4 Gy/28F	18% vs 70% P<0.001	48 w vs 43 w P=0.39
Brown等[32]	194	≥18岁；PS≤2；含1个已切除脑转移病灶，术腔<5 cm；0~3个不可切除脑转移病灶且最大径均<3 cm（77%为单发）；	手术+SRS（n=98）/ 手术+WBRT（n=96）	WBRT：30 Gy/10F，37.5 Gy/15F SRS：12~24 Gy*	6.4 m vs 27.5 m P<0.0001	12.2 m vs 11.6 m P=0.70
Kayama等[111]	271	PS≤2或PS=3仅因为神经系统症状；1~4个脑转移病灶可手术切除，仅1个病灶可>3 cm	手术+残留病灶SRS（n=134）/ 手术+WBRT（n=137）	WBRT：37.5 Gy/15F	4.0 m vs 10.4 m	15.6 m vs 15.6 m
Kocher等[23]	359	PS≤2；1-3个脑转移病灶接受手术切除（n=199）或者SRS（n=160）	WBRT（n=180）/ 观察（n=179）	30 Gy/10F	4.6 m vs 3.6 m P=0.02	10.9 m vs 10.7 m P=0.89
Mahajan等[31]	132	KPS≥70；1~3个脑转移病灶接受手术切除	SRS（n=64）/ 观察（n=68）	SRS：12~18 Gy	72% vs 43% P=0.015	17 m vs 18 m P=0.24
Andrews等[33]	333	≥18岁；KPS≥70；1~3个≤4 cm脑转移病灶	WBRT+SRS（n=167）/ WBRT（n=164）	WBRT：37.5 Gy/15F SRS：15~24 Gy	1年：82% vs 71% P=0.01	6.5 m vs 5.7 m P=0.14

续表2-1

研究	病例数/例（n）	入组标准	治疗分组	放疗剂量	颅内局部控制（复发率或PFS）	OS
Aoyama等[35]	132	≥18岁；KPS≥70；1~4个≤3 cm脑转移病灶	SRS+WBRT（n=65） SRS（n=67）	WBRT：30 Gy/10F SRS：18~25 Gy	1年瘤床复发：46.8% vs76.4% P<0.001	7.5 m vs 8.0 m P=0.42
	58	≥18岁；KPS≥70；RPA 1、2级；1~3个脑转移病灶	SRS+WBRT（n=28） SRS（n=30）	WBRT：30 Gy/12F SRS：15~20 Gy	1年：73% vs 27%	NA
Brown等[34]	213	≥18岁；PS≤2；1~3个≤3 cm脑转移病灶	SRS+WBRT（n=102） SRS（n=111）	WBRT：30 Gy/12F SRS：18~24 Gy	1年：84.6% vs 50.5%；P<0.001	7.4 m vs 10.4 m P=0.92
Hartgerink等[38]	29	≥18岁；KPS≥70；4~10个总体积≤30 cm³脑转移病灶	SRS（n=15） WBRT（n=14）	SRS：15~24 Gy/1F和24 Gy/3F WBRT：20 Gy/5F	1年：50% vs 78%（P=0.22）	1年：57% vs 31%（P=0.52）
Brown等[51]	518	≥18岁；KPS≥70	HA-WBRT+美金刚（n=261） WBRT+美金刚（n=257）	30 Gy/10F	5.0 m vs 5.3 m P=0.21	6.3 m vs 7.6 m P=0.31

注：术腔SRS（体积/剂量），<4.2 mL/20~24 Gy；4.2~7.9 mL/18 Gy；8.0~14.3 mL/17 Gy；14.4~19.9 mL/15 Gy；20~29.9 mL/14 Gy；≥30 mL且不超过5 cm/12 Gy。NA，无。

下安全推迟WBRT，进而规避由WBRT带来的神经毒性。对于4个以上的多发性脑转移瘤患者，SRT也显示了较好的疗效，在技术可行的前提下，也是可推荐的治疗方案。

（3）分割方式与剂量

目前尚无前瞻性随机对照研究数据，可用于分析不同分割方式与剂量SRT治疗的临床获益。术后单次分割SRS的剂量规定可参考NCCTG N107C/CEC·3研究[32]（表2-1），术后多次分割SRT的相关数据目前仅限于非随机研究中[30,39-41]，评估术后SRT的剂量分割方案的相关研究有NCT04114981。

对于单纯SRT治疗，在RTOG 9005的剂量递增研究中，单次分割SRS治疗最大径≤2 cm、2.1~3 cm和3.1~4 cm脑转移病灶的最大耐受剂量分别为2 400 cGy、1 800 cGy和1 500 cGy[42]。同时，上述多项前瞻性研究中对于最大径≤2 cm或体积<4 mL的脑转移病灶，设定的单次分割剂量为2 000~2 400 cGy[23,34-35,37]。大型回顾性研究也证实了对于最大径≤2 cm病灶，采用2 400 cGy单次分割SRS治疗，病灶控制满意；但对于最大径>2 cm病灶，1 500~1 800 cGy单次分割SRS局部控制较差[43]，分次SRT治疗在这部分人群中显示出更高的局部控制和更低的脑坏死风险优势，尤其是对于单一病灶最大径>3 cm的脑转移病灶[44]。可接受的分次SRT包括2 700 cGy/3Fx或3 000 cGy/5Fx及3 500 cGy/5Fx[45]，除了转移病灶最大径，病灶所在的颅内亚结构及其耐受剂量都影响SRS/SRT的推荐剂量。此外，在对比分次SRT的不同分割方案时，生物学有效剂量（biological effective dose，BED）≥5 000 cGy与局部肿瘤控制相关[46]。

因此，我们推荐对于最大径≤2 cm的脑转移病灶，接受2 000~2 400 cGy单次分割SRS治疗；对于最大径为2.9 cm的病灶，可选择单次SRS 1 800 cGy或分次SRT；对于最大径为4.0 cm的病灶，推荐分次SRT。由于既往使用单次分割SRS治疗脑转移的前瞻性研究均未纳入超过4 cm的病灶，对于这部分病灶在技术可行的前提下，我们推荐分次SRT。同时由于证据有限，目前暂不鼓励对超过6 cm的肿瘤进行SRT[47]。

3. 全脑放疗联合或不联合海马回保护

尽管WBRT的适应证不断被SRS取代[48]，但WBRT仍是弥漫性脑转移瘤伴软脑膜累及的患者的一种恰当的、可选的治疗方法。有研究显示，超过20个脑转移病灶的弥漫性脑转移瘤患者在接受WBRT后仍有机会获得较长的生存期[49]。同时，由于WBRT所带来的认知功能减退受到广泛的关注，同时研究证实环海马区（5 mm内）发生脑转移的概率不超过10%。RTOG 0933研究[50]通过有意识地减少海马的辐射剂量，可改善患者认知功能。NRG Oncology CC001研究[51]则进一步证实了海马保护性全脑放疗（HA-WBRT）联合美金刚药物治疗可在不影响局部控制率和总生存率的情况下改善患者的认知功能水平。

总体而言，对预后良好且病灶距离海马回最近距离不小于1 cm的弥漫性脑转移患者，我们推荐海马回保护的全脑放疗，酌情联用美金刚，可以起到高效低毒的作用。同时，海马保护下可考虑WBRT结合部分转移病灶给予SRT以获得更好的局部控制率。WBRT剂量规定可参考NCCTG N107C/CEC-3研究[32]，推荐剂量为3 000 cGy/10Fx。

QUARTZ研究[52]证实，对于预后不良的患者，WBRT相较于支持治疗并未显示出优势。对于这部分患者，合理的选择包括姑息治疗或临终关怀，或对有症状的脑转移患者进行短程WBRT（剂量2 000 cGy/5Fx）。

在脑转移放射治疗方面，最受到关注的是有限数量脑转移患者，即解剖空间上可以相互独立，并不局限于有1~4个转移病灶的患者。这些患者有着更丰富的选择，需要综合考虑患者的一般情况、脑转移的预后及患者意愿，再进行分层分类治疗。有限数量脑转移患者的局部治疗推荐总结见图2-1。无论采用SRS、FSRT，联合或不联合海马回保护的WBRT，转移病灶所接受的总BED影响了局部疗效。

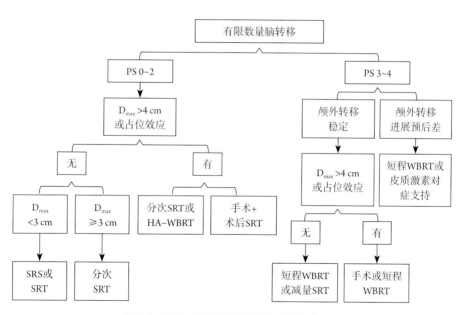

图2-1　有限数量脑转移局部治疗推荐流程图

4. 放射治疗和全身治疗的时序

由于血脑屏障的存在，阻挡了药物在脑组织中的渗透性，因而既往认为药物治疗对乳腺癌颅内病灶的作用十分有限，但临床前研究显示辐射暴露可破坏血脑屏障并增加药物的渗透性[53-54]，为药物联合脑部放疗策略在脑转移中的应用提供了一定的理论基础[55-56]。多项临床研究证实，包括拉帕替尼、图卡替尼、艾培替尼及吡咯替尼等在内的小分子酪氨酸激酶抑制剂（tyrosine kinase inhibitors，TKI）及大分子单克隆抗体，对HER2阳性乳腺癌颅内病灶有一定治疗效果[57-63]。

总体而言，包含TKI、大分子单克隆抗体及抗体药物偶联物（antibody-drug conjugate，ADC）类药物在内的靶向治疗药物，对HER2阳性BCBM颅内病灶治疗有效，这也是对HER2阳性人群首选全身治疗推迟颅内放疗决策的依据。因此我们推荐对于新诊断的HER2阳性乳腺癌脑转移患者，如局部症状可控，可以首先考虑抗HER2药物治疗；其他分子分型乳腺癌脑转移患者，由于缺乏有效的全身治疗手段，不宜推迟颅内放疗。

（三）药物治疗

1. 化疗

化疗药物分子量较大，携带电荷并且容易与白蛋白结合，血脑屏障渗透性不佳，故单一化疗方案在脑转移中疗效一般。尚无证据表明蒽环和紫杉类药物能透过血脑屏障[64]，并且，蒽环类药物和紫杉类药物在辅助或解救治疗中的广泛应用，使其在脑转移方面的探索有限。其他化疗药物如卡培他滨、铂类、托泊替康、甲氨蝶呤、替莫唑胺等，单药或联合治疗乳腺癌脑转移的颅内客观缓解率在4%~55%，报道的无进展生存期在4个月以内[65-71]。这些研究均为小样本量临床探索研究，且多是和放疗联合的单组研究。因此，单一传统化疗药物作为脑转移的主要治疗手段证据不充分。

2. 靶向抗HER2治疗

针对HER2阳性乳腺癌脑转移患者，抗HER2的靶向药物治疗显示出明确疗效。目前主要的HER2靶向药物包括TKI、单克隆抗体、ADC 3大类。

（1）表皮生长因子受体酪氨酸激酶抑制剂

目前获批的4种表皮生长因子受体酪氨酸激酶抑制剂（epiderma growth factor receptor-tyrosine kinase inhibitors，EGFR–TKI）均在乳腺癌脑转移患者中取得了良好的疗效。

早期的拉帕替尼是靶向HER1、HER2的可逆TKI药物。一项涵盖799例患者的汇总分析显示拉帕替尼对不同线数不同治疗情况的脑转移患者均有一定疗效[72]。在一项单臂前瞻性 II 期LANDSCAPE研究中，拉帕替尼联合卡培他滨治疗未经放疗的HER2阳性乳腺癌脑转移患者中枢神经系统（central nervous system，CNS）的客观缓解率（objective response rate，ORR）达57.1%，推迟放疗时间8.3个月[73]。第一次明确显示小分子TKI药物对脑转移的效果。

吡咯替尼是靶向HER1/HER2/HER4的不可逆强效TKI药物。前瞻性、随机对照、Ⅲ期PHOEBE研究证实[74]，吡咯替尼疗效明显优于拉帕替尼。Ⅲ期PHENIX研究显示，吡咯替尼能够推迟无症状HER2阳性乳腺癌脑转移患者脑部病灶的进展时间[75]。PERMEATE研究是一项单臂前瞻性Ⅱ期研究，吡咯替尼联合卡培他滨治疗放疗后进展的HER2阳性乳腺癌脑转移患者的CNS ORR为42.1%，无进展生存期（progression free survival，PFS）为5.6个月；治疗未经放疗的HER2阳性乳腺癌脑转移患者CNS ORR为74.6%，PFS为11.3个月，与颅外病灶效果相当[76]，可作为既往未经TKI药物治疗的、局部症状可控的HER2阳性乳腺癌活动性脑转移患者系统治疗的优选方案。

奈拉替尼也是靶向HER1/HER2/HER4的不可逆TKI药物，Ⅲ期NALA研究显示奈拉替尼组CNS累计干预率更低[77]。一项单臂研究中，奈拉替尼治疗经放疗后进展的HER2阳性乳腺癌脑转移患者的CNS ORR为33%~49%，中位PFS为3.1~5.5个月[78]。

图卡替尼是HER2高度选择性TKI药物，在晚期二线及以上治疗人群中展现了对脑转移的良好控制[79]。Ⅲ期HER2CLIMB研究中47%的入组患者存在脑转移（291例），在曲妥珠单抗联合卡培他滨治疗的基础上，加用图卡替尼可显著延长HER2阳性乳腺癌脑转移患者的颅内进展时间，CNS PFS从4.2个月延长到9.9个月，总生存期从12.0个月延长到18.1个月[80]。基于这项研究，图卡替尼被美国食品药品监督管理局批准用于乳腺癌脑转移的治疗。

（2）单克隆抗体

相较于小分子TKI药物，大分子单克隆抗体药物在透过血脑屏障方面不具备优势。尚无研究表明大分子单克隆抗体药物可使脑部病灶得到显著缓解。曲妥珠单抗和帕妥珠单抗是分别靶向HER2受体胞外二聚化结构域Ⅳ区和Ⅱ区的单克隆抗体。Ⅲ期CLEOPATRA的回顾性探索分析显示，联用帕妥珠单抗后可延迟CNS作为疾病进展首发部位的中位时间[81]。PHEREXA研究中脑转移亚组使用曲妥珠单抗+帕妥珠单抗双靶向治疗联合卡培他滨显示PFS有延长的趋势[82]。但在一项单臂前瞻性Ⅱ期研究中，高剂量曲妥珠单抗（每周6 mg/kg）联合帕妥珠单抗联合化疗治疗HER2阳性乳腺癌脑转移患者，包括放疗后再次进展的HER2阳性乳腺癌脑转移患者，CNS ORR仅为11%[83]，疗效并不显著。

（3）抗体药物偶联物

由曲妥珠单抗偶联细胞毒性药物载荷的抗体药物偶联物（ADC）在稳定的HER2阳性乳腺癌脑转移患者中展现出良好的治疗效果。恩美曲妥珠单抗

（trastuzumab emtansine，T–DM1）是由曲妥珠单抗和微管抑制剂DM1偶联组成的ADC药物。在两项Ⅲ期研究中，总计入组了443例无症状HER2阳性乳腺癌脑转移患者接受T–DM1的治疗，中位PFS达到5.5~5.9个月；在有可测量病灶的患者中，21.4%达到最佳缓解[84-85]。曲妥珠单抗–德鲁替康（trastuzumab deruxtecan，T–DXd）是由曲妥珠单抗和拓扑异构酶Ⅰ抑制剂德鲁替康组成的ADC药物，在治疗后稳定的HER2阳性乳腺癌脑转移患者中取得了非常好的疗效。DESTINY–Breast01和DESTINY–Breast03两项研究一共入组了67例局部治疗后稳定、无症状的HER2阳性乳腺癌脑转移患者，总的PFS达到15.0~18.1个月，有颅内可测量病灶的患者的CNS ORR达到46.7%~67.4%，且T–DXd较T–DM1有显著优势[86-87]。T–DXd在现有研究中显示了对脑转移的较好疗效，在新发和局部治疗后进展的HER2阳性乳腺癌脑转移患者中的疗效研究正在进行中。

3. 其他靶向治疗

目前在HER2阴性乳腺癌中获批的靶向药物，尚无研究明确证实其在脑转移患者中有显著疗效。激素受体阳性乳腺癌患者脑转移的发生率相对较低，且在复发转移的进程中出现相对较晚。CDK4/6抑制剂在激素受体阳性晚期乳腺癌中已经成为标准治疗，一项研究表明CDK4/6抑制剂阿贝西利可透过血脑屏障，在ER阳性/HER2阴性患者中CNS ORR为5.2%[88]，有效率并不令人满意。

IMpassion130的亚组分析显示PD–L1抑制剂阿替利珠单抗在乳腺癌脑转移亚组没有获益趋势[89]。两项聚腺苷二磷酸核糖聚合酶（poly ADP–ribose polymerase，PARP）抑制剂的Ⅲ期研究中入组了部分gBRCA突变的乳腺癌脑转移患者[90-91]，相较研究者选择的化疗方案，奥拉帕利和他拉唑帕尼可以延长乳腺癌脑转移患者的PFS[92]。抗血管生成药物贝伐珠单抗可以缓解放疗引起的脑部水肿[93]，其联合化疗治疗经放疗后进展的乳腺癌脑转移患者的CNS ORR为47%~77%，PFS为5.6~6.1个月[94-95]。对于HER2阴性脑转移患者，由于药物治疗的疗效有限、证据不够充分，推荐优先进行脑部局部治疗，根据全身疾病情况综合考虑药物治疗方案。

4. 鞘内注射药物

鞘内注射是将药物分子直接注入蛛网膜下腔，从而提高脑脊液内药物浓度，以杀伤肿瘤细胞，更多用于软脑膜转移的治疗。HER2阳性乳腺癌软脑膜转移患者可考虑鞘内注射曲妥珠单抗。在一项Meta分析中，58例HER2阳性乳腺癌患者接受曲妥珠单抗鞘内注射，55%的患者显现出临床缓解，表明鞘内注射曲妥珠单抗安全有效[96]。HER2阴性患者可考虑鞘内注射化疗药物，如甲氨蝶呤、阿糖胞苷[97-98]。鞘内注射可能会引起神经毒性等不良反应，可以注射化疗药物同时给予糖皮质激素。

（四）对症支持治疗

　　乳腺癌脑转移患者在诊断及治疗过程中会伴随诸多不适症状，从而影响患者生活质量，甚至会威胁患者生命。对症支持治疗也是乳腺癌脑转移全程管理的重要内容。

　　脑转移脑水肿可引起颅内压升高，会引起头痛、恶心、呕吐等等，出现癫痫发作的风险。对于脑转移脑水肿，首先要积极给予脱水和利尿治疗，以降低颅内压，可选择的药物包括甘露醇、甘油果糖和呋塞米。20%甘露醇，125~250 mL静脉注射，依据症状每6~8小时一次，同时严密监测血浆电解质和尿量。糖皮质激素，尤其是地塞米松可减轻脑水肿、改善脑转移患者的生活质量，也可以减轻脑膜刺激征，但不改善预后[99-100]。地塞米松应用最为广泛，常与甘露醇联合使用。临床需要时，应尽可能短时间使用最低剂量的糖皮质激素。对于没有占位效应的无症状脑转移患者，目前没有足够的证据支持应用激素治疗。手术切除脑转移癌前应用糖皮质激素可减轻术前和术后的脑水肿，放疗时应用糖皮质激素可减轻早期放疗反应。鞘内化疗是脑膜转移的重要治疗手段，鞘内注射化疗药物的同时给予糖皮质激素可减轻化疗药物的神经毒性、缓解症状。须警惕糖皮质激素的不良反应，防止消化性溃疡、血糖升高等。糖尿病患者必须慎用糖皮质激素。利尿剂呋塞米20~40 mg静脉推注，依据颅内压增高程度、临床症状和24小时尿量调整剂量和使用频率，但须严密监测血浆电解质的变化，尤其是低钠血症和低钾血症。贝伐珠单抗也显示具有减轻脑水肿及治疗放射性脑坏死的疗效[101]。脑室腹腔分流术可持久缓解症状性脑积水。经上述治疗无法快速缓解的头痛、恶心、呕吐等可予止痛或止吐等对症治疗。

　　脑转移癌患者须关注癫痫管理。由于抗癫痫药物不能降低无癫痫症状的脑转移癌患者的癫痫发作风险，因此一般仅用于有癫痫发作症状的患者，不推荐一级预防应用[99-102]。癫痫发作应使用与系统性治疗无相互作用的抗惊厥药物，如左乙拉西坦、拉莫三嗪和拉克酰胺，这些药物优于苯妥英、卡马西平和丙戊酸。癫痫发作的患者可考虑二次抗惊厥预防治疗。警惕抗癫痫治疗潜在的不良反应，如肝功能异常、认知障碍和共济失调等。

　　此外，抗肿瘤治疗也会引起不适症状。例如，放疗所导致的头晕、头痛、恶心、食欲不振、乏力，甚至卧床带来的感染风险。对于上述症状，可对症予以营养支持治疗、适度运动、监测电解质平衡、预防感染。在接受糖皮质激素治疗超过几周的患者中，肺孢子菌肺炎的风险增加，在这种情况下，如果全身给予额外的免疫抑制剂治疗，应考虑预防性使用磺胺甲恶唑。因急性疾病住院或卧床的患者应考虑进行初步血栓预防。低分子肝素或普通肝素被推荐用于静脉栓塞的一级预防和治疗。脑转移患者栓塞事件的危险因素包括特定的原发性肿瘤、糖皮质激素的使用、化疗、高身体质量指数和卧床。接受治疗剂量低分子肝素的患者，颅内出血的风险可能不会增加，应考虑其他出血的危险因素。

目前，关于脑转移患者直接口服抗凝剂的数据还比较少[99-102]。

（五）预后

乳腺癌脑转移患者的预后与原发癌的分子分型有着密切的关系。一项纳入1 147例浸润性乳腺癌患者的研究显示，不同乳腺癌亚型的总体生存期有明显差异；与HER2过表达型乳腺癌患者相比，三阴性乳腺癌患者的总体生存期明显缩短（$P<0.001$）。Luminal型乳腺癌脑转移患者、HER2过表达型乳腺癌脑转移患者和三阴性乳腺癌脑转移患者的中位生存期分别为386天、310天和147天，差异有统计学意义（$P=0.029$）。其中，Luminal型乳腺癌患者发生脑转移的风险较低，其无脑转移者的中位生存期最长；而HER2过表达型乳腺癌或三阴性乳腺癌患者发生脑转移的风险较高，与三阴性乳腺癌脑转移患者相比，HER2过表达型乳腺癌脑转移患者中位生存期延长了一倍[103]。另一项纳入SEER数据库206 913例乳腺癌患者的研究显示，Luminal A型乳腺癌脑转移患者、Luminal B型乳腺癌脑转移患者、HER2过表达型乳腺癌脑转移患者和三阴性乳腺癌脑转移患者的中位生存期分别为12个月、23个月、10个月和6个月（$P<0.001$），没有内脏转移的Luminal A型乳腺癌脑转移患者、Luminal B型乳腺癌脑转移患者、HER2过表达型乳腺癌脑转移患者和三阴性乳腺癌脑转移患者的中位生存期分别为14个月、34个月、17个月和8个月（$P<0.001$）。多变量分析显示，预后良好的亚型顺序为Luminal B型乳腺癌、Luminal A型乳腺癌、HER2过表达型乳腺癌和三阴性乳腺癌；对于没有颅外转移的脑转移患者，预后良好的顺序为Luminal B型乳腺癌、HER2过表达型乳腺癌、Luminal A型乳腺癌和三阴性乳腺癌[104]。

既往研究显示，影响乳腺癌脑实质转移患者预后的因素有全身器官及神经系统功能状况（KPS评分）、年龄、原发瘤（病变部位及范围、病理类型、是否已控制）、脑转移瘤的数量及部位、是否手术切除、有无颅外转移病灶、有无复发、原发病灶到转移病灶出现的时间等[105]。研究者根据以上影响因素建立了不同的预后评估模型，其中应用时间较长、得到较多认可的是Sperduto等在GPA评分系统上进一步优化的Breast-GPA评分系统[105-106]。在最初的Breast-GPA评分系统中，乳腺癌脑转移的预后等级分为3级，预后因素包括KPS评分、分子分型、年龄（仅适用于KPS评分在60~80分的患者）。美国MD安德森癌症中心于2015年对Breast-GPA进行了修订，建立了MDACC-GPA，将乳腺癌脑转移的预后等级细化为4级，将脑转移病灶的数目纳入了预后因素，一致性指数由0.78（95%CI为0.77~0.80）提高到0.84（95%CI为0.83~0.85）[107]（表2-2）。2020年，Sperduto等对Breast-GPA进行了更新，将是否有颅外转移纳入预后因素，预后等级仍定为4级[108]（表2-3）。Sperduto等制作了相应的网页评分工具，以便临床使用（网址为https://brainmetgpa.com/）。

表2-2　MDACC-GPA评分系统

预后因素	0分	0.5分	1.0分	1.5分
KPS/分	≤50	60	70~80	90~100
分子分型	TNBC	HR阳性	HER2阳性/HR阴性	HER2阳性/HR阳性
年龄/岁	>50	≤50	–	–
病灶数/个	>3	1~3	–	–

表2-3　更新版Breast-GPA评分系统

预后因素	0分	0.5分	1.0分	1.5分
KPS/分	≤60	70~80	90~100	–
分子分型	基底样型	Luminal A	–	HER2过表达型、Luminal B
年龄/岁	≥60	<60	–	–
病灶数/个	>1	1	–	–
颅外转移	有	无		

　　脑膜转移在乳腺癌中较为少见。乳腺癌一旦发生脑膜转移，恶性程度极高，为恶性肿瘤晚期，预后极差；如不进行治疗，其中位生存期仅为1.5~2个月，治疗干预后中位生存期为3~6个月，其中有15%的患者生存期可超过1年；患者常死于进行性神经功能破坏；预后与诊断时的疾病分级、脑脊液蛋白水平、原发癌的分子亚型、年龄、肿块大小、有无其他部位转移、KPS评分等相关[109-110]。

（六）随访监测

　　虽然脑转移比例逐年增加，但是由于缺乏生存获益的证据，现有乳腺癌指南不推荐常规筛查脑转移癌。因此，大多数脑转移癌是因神经系统症状被发现的。HER2阳性是一个公认的脑转移危险因素，在疾病进展中接近一半的HER2阳性乳腺癌患者会出现脑转移，此类亚型脑转移是一个持续发生的事件，即使诊断多年仍可出现。而且，即使经过治疗，仍有约一半的HER2阳性乳腺癌脑转移患者死于中枢神经系统疾病进展。因此，鉴于HER2阳性乳腺癌较高的脑转移发生率及脑转移治疗的复杂性，即使目前指南没有推荐对这种亚型的患者常规行头部MRI筛查，但在患者出现神经系统症状时，应及时给予头部MRI检查，以期早诊断、早治疗，特别是抗HER2药物干预治疗时。

　　一般认为乳腺癌脑转移患者完成诊治后应定期随访并进行相应的检查。检查方法包括病史询问、体格检查、血清肿瘤标志物检查、影像学检查等，频率一般为治疗后每1~2个月随访一次，病情发生变化时及时就诊。其中，对于稳定期存在颅脑转移的患者，可以适当延长复查时间至6个月。

本指南参考了国内外权威的乳腺癌诊疗指南和最新的研究进展，特别包括《中国临床肿瘤学会（CSCO）乳腺癌诊疗指南2022版》。由于临床实践中乳腺癌脑转移患者存在较大的个体差异，须根据具体情况制订每例患者的个体化治疗策略。

专家组成员（以姓氏拼音首字母为序）：

陈佳艺、耿翠芝、郝春芳、江泽飞、金锋、厉红元、李曼、刘健、刘强、刘蜀、刘新兰、刘月平、刘运江、聂建云、欧阳取长、潘跃银、孙刚、滕月娥、王碧芸、王海波、王坤、王树森、王涛、王晓稼、温居一、薛妍、闫敏、杨谨、余之刚、殷咏梅、张钧、张清媛

参考文献

[1] Xia C，Dong X，Li H，et al. Cancer statistics in China and United States，2022：profiles，trends，and determinants[J]. Chin Med J（Engl），2022，135（5）：584-590.

[2] Cacho-Díaz B，Lorenzana-Mendoza N A，Chávez-Hernandez J D，et al. Clinical manifestations and location of brain metastases as prognostic markers[J]. Curr Probl Cancer，2019，43（4）：312-323.

[3] Song Y，Barry W T，Seah D S，et al. Patterns of recurrence and metastasis in BRCA1/BRCA2-associated breast cancers[J]. Cancer，2020，126（2）：271-280.

[4] Rostami R，Mittal S，Rostami P，et al. Brain metastasis in breast cancer：a comprehensive literature review[J]. J Neurooncol，2016，127（3）：407-414.

[5] Madhusoodanan S，Ting M B，Farah T，et al. Psychiatric aspects of brain tumors：A review[J]. World J Psychiatry，2015，5（3）：273-285.

[6] Madhusoodanan S，Danan D，Moise D. Psychiatric manifestations of brain tumors：diagnostic implications[J]. Expert Rev Neurother，2007，7（4）：343-349.

[7] 黄进城，张宗平，谭参，等. 脑转移瘤与认知功能障碍研究进展[J]. 中国医学创新，2021，18（9）：168-172.

[8] Derks S H A E，van der Veldt A A M，Smits M. Brain metastases：the role of clinical imaging[J]. Br J Radiol，2022，95（1130）：20210944.

[9] Franchet C，Djerroudi L，Maran-Gonzalez A，et al. 2021 update of the GEFPICS' recommendations for HER2 status assessment in invasive breast cancer in France[J]. Ann Pathol，2021，41（6）：507-520.

[10] Patchell R A，Tibbs P A，Walsh J W，et al. A randomized trial of surgery in the treatment of single metastases to the brain[J]. N Engl J Med，1990，322（8）：494-500.

[11] Pollock B E，Brown P D，Foote R L，et al. Properly selected patients with multiple brain metastases may benefit from aggressive treatment of their intracranial disease[J]. J

Neurooncol,2003,61(1):73-80.

[12] Kamp M A,Rapp M,Bühner J,et al. Early postoperative magnet resonance tomography after resection of cerebral metastases[J]. Acta Neurochir (Wien),2015,157(9):1573-1580.

[13] Patel A J,Suki D,Hatiboglu M A,et al. Impact of surgical methodology on the complication rate and functional outcome of patients with a single brain metastasis[J]. J Neurosurg,2015, 122(5):1132-1143.

[14] Ahluwalia M,Barnett G H,Deng D,et al. Laser ablation after stereotactic radiosurgery: a multicenter prospective study in patients with metastatic brain tumors and radiation necrosis[J]. J Neurosurg,2018,130(3):804-811.

[15] Srinivasan E S,Grabowski M M,Nahed B V,et al. Laser interstitial thermal therapy for brain metastases[J]. Neurooncol Adv,2021,3(suppl 5):v16-v25.

[16] Sujijantarat N,Hong C S,Owusu K A,et al. Laser interstitial thermal therapy (LITT) vs. bevacizumab for radiation necrosis in previously irradiated brain metastases[J]. J Neurooncol, 2020,148(3):641-649.

[17] Palmisciano P,Haider A S,Nwagwu C D,et al. Bevacizumab vs laser interstitial thermal therapy in cerebral radiation necrosis from brain metastases: a systematic review and meta-analysis[J]. J Neurooncol,2021,154(1):13-23.

[18] Sankey E W,Grabowski M M,Srinivasan E S,et al. Time to Steroid Independence After Laser Interstitial Thermal Therapy vs Medical Management for Treatment of Biopsy-Proven Radiation Necrosis Secondary to Stereotactic Radiosurgery for Brain Metastasis[J]. Neurosurgery,2022,90(6):684-690.

[19] Rennert R C,Khan U,Tatter S B,et al. Patterns of Clinical Use of Stereotactic Laser Ablation: Analysis of a Multicenter Prospective Registry[J]. World Neurosurg,2018,116:e566-e570.

[20] Aoyama H,Tago M,Shirato H,et al. Stereotactic Radiosurgery With or Without Whole-Brain Radiotherapy for Brain Metastases: Secondary Analysis of the JROSG 99-1 Randomized Clinical Trial[J]. JAMA Oncol,2015,1(4):457-464.

[21] Ou D,Cao L,Xu C,et al. Upfront brain radiotherapy may improve survival for unfavorable prognostic breast cancer brain metastasis patients with Breast-GPA 0-2.0[J]. Breast J,2019, 25(6):1134-1142.

[22] Bergen E S,Binter A,Starzer A M,et al. Favourable outcome of patients with breast cancer brain metastases treated with dual HER2 blockade of trastuzumab and pertuzumab[J]. Ther Adv Med Oncol,2021,13:17588359211009002.

[23] Kocher M,Soffietti R,Abacioglu U,et al. Adjuvant whole-brain radiotherapy versus observation after radiosurgery or surgical resection of one to three cerebral metastases: results of the EORTC 22952-26001 study[J]. J Clin Oncol,2011,29(2):134-141.

[24] Patchell R A,Tibbs P A,Regine W F,et al. Postoperative radiotherapy in the treatment of single metastases to the brain: a randomized trial[J]. JAMA,1998,280(17):1485-1489.

[25] Vecht C J,Haaxma-Reiche H,Noordijk E M,et al. Treatment of single brain metastasis: radiotherapy alone or combined with neurosurgery?[J]. Ann Neurol,1993,33(6):583-590.

[26] Mintz A H,Kestle J,Rathbone M P,et al. A randomized trial to assess the efficacy of surgery in addition to radiotherapy in patients with a single cerebral metastasis[J]. Cancer,1996, 78(7):1470-1476.

[27] Brennan C, Yang T J, Hilden P, et al. A phase 2 trial of stereotactic radiosurgery boost after surgical resection for brain metastases[J]. Int J Radiat Oncol Biol Phys, 2014, 88(1): 130-136.

[28] Karlovits B J, Quigley M R, Karlovits S M, et al. Stereotactic radiosurgery boost to the resection bed for oligometastatic brain disease: challenging the tradition of adjuvant whole-brain radiotherapy[J]. Neurosurg Focus, 2009, 27(6): E7.

[29] Hartford A C, Paravati A J, Spire W J, et al. Postoperative stereotactic radiosurgery without whole-brain radiation therapy for brain metastases: potential role of preoperative tumor size[J]. Int J Radiat Oncol Biol Phys, 2013, 85(3): 650-655.

[30] Minniti G, Esposito V, Clarke E, et al. Multidose stereotactic radiosurgery (9 Gy ×3) of the postoperative resection cavity for treatment of large brain metastases[J]. Int J Radiat Oncol Biol Phys, 2013, 86(4): 623-629.

[31] Mahajan A, Ahmed S, McAleer M F, et al. Post-operative stereotactic radiosurgery versus observation for completely resected brain metastases: a single-centre, randomised, controlled, phase 3 trial[J]. Lancet Oncol, 2017, 18(8): 1040-1048.

[32] Brown P D, Ballman K V, Cerhan J H, et al. Postoperative stereotactic radiosurgery compared with whole brain radiotherapy for resected metastatic brain disease (NCCTG N107C/CEC·3): a multicentre, randomised, controlled, phase 3 trial[J]. Lancet Oncol, 2017, 18(8): 1049-1060.

[33] Andrews D W, Scott C B, Sperduto P W, et al. Whole brain radiation therapy with or without stereotactic radiosurgery boost for patients with one to three brain metastases: phase III results of the RTOG 9508 randomised trial[J]. Lancet, 2004, 363(9422): 1665-1672.

[34] Brown P D, Jaeckle K, Ballman K V, et al. Effect of Radiosurgery Alone vs Radiosurgery With Whole Brain Radiation Therapy on Cognitive Function in Patients With 1 to 3 Brain Metastases: A Randomized Clinical Trial[J]. JAMA, 2016, 316(4): 401-409.

[35] Aoyama H, Shirato H, Tago M, et al. Stereotactic radiosurgery plus whole-brain radiation therapy vs stereotactic radiosurgery alone for treatment of brain metastases: a randomized controlled trial[J]. JAMA, 2006, 295(21): 2483-2491.

[36] Chang E L, Wefel J S, Hess K R, et al. Neurocognition in patients with brain metastases treated with radiosurgery or radiosurgery plus whole-brain irradiation: a randomised controlled trial[J]. Lancet Oncol, 2009, 10(11): 1037-1044.

[37] Serizawa T, Yamamoto M, Higuchi Y, et al. Local tumor progression treated with Gamma Knife radiosurgery: differences between patients with 2-4 versus 5-10 brain metastases based on an update of a multi-institutional prospective observational study (JLGK0901)[J]. J Neurosurg, 2019, 132(5): 1480-1489.

[38] Hartgerink D, Bruynzeel A, Eekers D, et al. A Dutch phase III randomized multicenter trial: whole brain radiotherapy versus stereotactic radiotherapy for 4-10 brain metastases[J]. Neurooncol Adv, 2021, 3(1): vdab021.

[39] Keller A, Doré M, Cebula H, et al. Hypofractionated Stereotactic Radiation Therapy to the Resection Bed for Intracranial Metastases[J]. Int J Radiat Oncol Biol Phys, 2017, 99(5): 1179-1189.

[40] Rogers S, Stauffer A, Lomax N, et al. Five fraction stereotactic radiotherapy after brain metastasectomy: a single-institution experience and literature review[J]. J Neurooncol, 2021,

155(1): 35-43.

[41] Cleary R K, Meshman J, Dewan M, et al. Postoperative Fractionated Stereotactic Radiosurgery to the Tumor Bed for Surgically Resected Brain Metastases[J]. Cureus, 2017, 9(5): e1279.

[42] Shaw E, Scott C, Souhami L, et al. Single dose radiosurgical treatment of recurrent previously irradiated primary brain tumors and brain metastases: final report of RTOG protocol 90-05[J]. Int J Radiat Oncol Biol Phys, 2000, 47(2): 291-298.

[43] Vogelbaum M A, Angelov L, Lee S Y, et al. Local control of brain metastases by stereotactic radiosurgery in relation to dose to the tumor margin[J]. J Neurosurg, 2006, 104(6): 907-912.

[44] Minniti G, Scaringi C, Paolini S, et al. Single-Fraction Versus Multifraction (3×9 Gy) Stereotactic Radiosurgery for Large (>2 cm) Brain Metastases: A Comparative Analysis of Local Control and Risk of Radiation-Induced Brain Necrosis[J]. Int J Radiat Oncol Biol Phys, 2016, 95(4): 1142-1148.

[45] Ernst-Stecken A, Ganslandt O, Lambrecht U, et al. Phase II trial of hypofractionated stereotactic radiotherapy for brain metastases: results and toxicity[J]. Radiother Oncol, 2006, 81(1): 18-24.

[46] Remick J S, Kowalski E, Khairnar R, et al. A multi-center analysis of single-fraction versus hypofractionated stereotactic radiosurgery for the treatment of brain metastasis[J]. Radiat Oncol, 2020, 15(1): 128.

[47] Gattozzi D A, Alvarado A, Kitzerow C, et al. Very Large Metastases to the Brain: Retrospective Study on Outcomes of Surgical Management[J]. World Neurosurg, 2018, 116: e874-e881.

[48] Gullhaug A, Hjermstad M J, Yri O, et al. Use of radiotherapy in breast cancer patients with brain metastases: a retrospective 11-year single center study[J]. J Med Imaging Radiat Sci, 2021, 52(2): 214-222.

[49] Nieder C, Yobuta R, Mannsåker B. Patterns of Treatment and Outcome in Patients With 20 or More Brain Metastases[J]. In Vivo, 2019, 33(1): 173-176.

[50] Gondi V, Pugh S L, Tome W A, et al. Preservation of memory with conformal avoidance of the hippocampal neural stem-cell compartment during whole-brain radiotherapy for brain metastases (RTOG 0933): a phase II multi-institutional trial[J]. J Clin Oncol, 2014, 32(34): 3810-3816.

[51] Brown P D, Gondi V, Pugh S, et al. Hippocampal Avoidance During Whole-Brain Radiotherapy Plus Memantine for Patients With Brain Metastases: Phase III Trial NRG Oncology CC001[J]. J Clin Oncol, 2020, 38(10): 1019-1029.

[52] Mulvenna P, Nankivell M, Barton R, et al. Dexamethasone and supportive care with or without whole brain radiotherapy in treating patients with non-small cell lung cancer with brain metastases unsuitable for resection or stereotactic radiotherapy (QUARTZ): results from a phase 3, non-inferiority, randomised trial[J]. Lancet, 2016, 388(10055): 2004-2014.

[53] Diserbo M, Agin A, Lamproglou I, et al. Blood-brain barrier permeability after gamma whole-body irradiation: an in vivo microdialysis study[J]. Can J Physiol Pharmacol, 2002, 80(7): 670-678.

[54] Stemmler H J, Schmitt M, Willems A, et al. Ratio of trastuzumab levels in serum and cerebrospinal fluid is altered in HER2-positive breast cancer patients with brain metastases and impairment of blood-brain barrier[J]. Anticancer Drugs, 2007, 18(1): 23-28.

[55] Fauquette W, Amourette C, Dehouck M P, et al. Radiation-induced blood-brain barrier damages: an in vitro study[J]. Brain Res, 2012, 1433: 114-126.

[56] Yonemori K, Tsuta K, Ono M, et al. Disruption of the blood brain barrier by brain metastases of triple-negative and basal-type breast cancer but not HER2/neu-positive breast cancer[J]. Cancer, 2010, 116(2): 302-308.

[57] Lin N U, Carey L A, Liu M C, et al. Phase II trial of lapatinib for brain metastases in patients with human epidermal growth factor receptor 2-positive breast cancer[J]. J Clin Oncol, 2008, 26(12): 1993-1999.

[58] Lin N U, Diéras V, Paul D, et al. Multicenter phase II study of lapatinib in patients with brain metastases from HER2-positive breast cancer[J]. Clin Cancer Res, 2009, 15(4): 1452-1459.

[59] Murthy R K, Loi S, Okines A, et al. Tucatinib, Trastuzumab, and Capecitabine for HER2-Positive Metastatic Breast Cancer[J]. N Engl J Med, 2020, 382(7): 597-609.

[60] Lin N U, Borges V, Anders C, et al. Intracranial Efficacy and Survival With Tucatinib Plus Trastuzumab and Capecitabine for Previously Treated HER2-Positive Breast Cancer With Brain Metastases in the HER2CLIMB Trial[J]. J Clin Oncol, 2020, 38(23): 2610-2619.

[61] Krop I E, Kim S B, Martin A G, et al. Trastuzumab emtansine versus treatment of physician's choice in patients with previously treated HER2-positive metastatic breast cancer (TH3RESA): final overall survival results from a randomised open-label phase 3 trial[J]. Lancet Oncol, 2017, 18(6): 743-754.

[62] Mills M N, Walker C, Thawani C, et al. Trastuzumab Emtansine (T-DM1) and stereotactic radiation in the management of HER2+ breast cancer brain metastases[J]. BMC Cancer, 2021, 21(1): 223.

[63] Lin N U, Pegram M, Sahebjam S, et al. Pertuzumab Plus High-Dose Trastuzumab in Patients With Progressive Brain Metastases and HER2-Positive Metastatic Breast Cancer: Primary Analysis of a Phase II Study[J]. J Clin Oncol, 2021, 39(24): 2667-2675.

[64] Brufsky A M, Mayer M, Rugo H S, et al. Central nervous system metastases in patients with HER2-positive metastatic breast cancer: incidence, treatment, and survival in patients from registHER[J]. Clin Cancer Res, 2011, 17(14): 4834-4843.

[65] Bazan F, Dobi E, Royer B, et al. Systemic high-dose intravenous methotrexate in patients with central nervous system metastatic breast cancer[J]. BMC Cancer, 2019, 19(1): 1029.

[66] Siena S, Crinò L, Danova M, et al. Dose-dense temozolomide regimen for the treatment of brain metastases from melanoma, breast cancer, or lung cancer not amenable to surgery or radiosurgery: a multicenter phase II study[J]. Ann Oncol, 2010, 21(3): 655-661.

[67] Oberhoff C, Kieback D G, Würstlein R, et al. Topotecan chemotherapy in patients with breast cancer and brain metastases: results of a pilot study[J]. Onkologie, 2001, 24(3): 256-260.

[68] Viñolas N, Graus F, Mellado B, et al. Phase II trial of cisplatinum and etoposide in brain metastases of solid tumors[J]. J Neurooncol, 1997, 35(2): 145-148.

[69] Cocconi G, Lottici R, Bisagni G, et al. Combination therapy with platinum and etoposide of brain metastases from breast carcinoma[J]. Cancer Invest, 1990, 8(3-4): 327-334.

[70] Franciosi V, Cocconi G, Michiara M, et al. Front-line chemotherapy with cisplatin and etoposide for patients with brain metastases from breast carcinoma, nonsmall cell lung carcinoma, or malignant melanoma: a prospective study[J]. Cancer, 1999, 85(7): 1599-1605.

[71] Christodoulou C, Bafaloukos D, Linardou H, et al. Temozolomide (TMZ) combined with cisplatin (CDDP) in patients with brain metastases from solid tumors: a Hellenic Cooperative Oncology Group (HeCOG) Phase II study[J]. J Neurooncol, 2005, 71(1): 61-65.

[72] Petrelli F, Ghidini M, Lonati V, et al. The efficacy of lapatinib and capecitabine in HER-2 positive breast cancer with brain metastases: A systematic review and pooled analysis[J]. Eur J Cancer, 2017, 84: 141-148.

[73] Bachelot T, Romieu G, Campone M, et al. Lapatinib plus capecitabine in patients with previously untreated brain metastases from HER2-positive metastatic breast cancer (LANDSCAPE): a single-group phase 2 study[J]. Lancet Oncol, 2013, 14(1): 64-71.

[74] Xu B, Yan M, Ma F, et al. Pyrotinib plus capecitabine versus lapatinib plus capecitabine for the treatment of HER2-positive metastatic breast cancer (PHOEBE): a multicentre, open-label, randomised, controlled, phase 3 trial[J]. Lancet Oncol, 2021, 22(3): 351-360.

[75] Yan M, Bian L, Hu X, et al. Pyrotinib plus capecitabine for human epidermal growth factor receptor 2-positive metastatic breast cancer after trastuzumab and taxanes (PHENIX): a randomized, double-blind, placebo-controlled phase 3 study[J]. Transl Breast Cancer Res, 2020, 1: 13.

[76] Yan M, Ouyang Q, Sun T, et al. Pyrotinib plus capecitabine for patients with human epidermal growth factor receptor 2-positive breast cancer and brain metastases (PERMEATE): a multicentre, single-arm, two-cohort, phase 2 trial[J]. Lancet Oncol, 2022, 23(3): 353-361.

[77] Saura C, Oliveira M, Feng Y H, et al. Neratinib Plus Capecitabine Versus Lapatinib Plus Capecitabine in HER2-Positive Metastatic Breast Cancer Previously Treated With ≥2 HER2-Directed Regimens: Phase III NALA Trial[J]. J Clin Oncol, 2020, 38(27): 3138-3149.

[78] Freedman R A, Gelman R S, Anders C K, et al. TBCRC 022: A Phase II Trial of Neratinib and Capecitabine for Patients With Human Epidermal Growth Factor Receptor 2-Positive Breast Cancer and Brain Metastases[J]. J Clin Oncol, 2019, 37(13): 1081-1089.

[79] Lin N U, Borges V, Anders C, et al. Intracranial Efficacy and Survival With Tucatinib Plus Trastuzumab and Capecitabine for Previously Treated HER2-Positive Breast Cancer With Brain Metastases in the HER2CLIMB Trial[J]. J Clin Oncol, 2020, 38(23): 2610-2619.

[80] Moulder S L, Borges V F, Baetz T, et al. Phase I Study of ONT-380, a HER2 Inhibitor, in Patients with HER2(+)-Advanced Solid Tumors, with an Expansion Cohort in HER2(+) Metastatic Breast Cancer (MBC)[J]. Clin Cancer Res, 2017, 23(14): 3529-3536.

[81] Swain S M, Baselga J, Miles D, et al. Incidence of central nervous system metastases in patients with HER2-positive metastatic breast cancer treated with pertuzumab, trastuzumab, and docetaxel: results from the randomized phase III study CLEOPATRA[J]. Ann Oncol, 2014, 25(6): 1116-1121.

[82] Urruticoechea A, Rizwanullah M, Im S A, et al. Randomized Phase III Trial of Trastuzumab Plus Capecitabine With or Without Pertuzumab in Patients With Human Epidermal Growth Factor Receptor 2-Positive Metastatic Breast Cancer Who Experienced Disease Progression During or After Trastuzumab-Based Therapy[J]. J Clin Oncol, 2017, 35(26): 3030-3038.

[83] Lin N U, Pegram M, Sahebjam S, et al. Pertuzumab Plus High-Dose Trastuzumab in Patients With Progressive Brain Metastases and HER2-Positive Metastatic Breast Cancer: Primary Analysis of a Phase II Study[J]. J Clin Oncol, 2021, 39(24): 2667-2675.

[84] Krop I E, Lin N U, Blackwell K, et al. Trastuzumab emtansine (T-DM1) versus lapatinib plus capecitabine in patients with HER2-positive metastatic breast cancer and central nervous system metastases: a retrospective, exploratory analysis in EMILIA[J]. Ann Oncol, 2015, 26(1): 113-119.

[85] Montemurro F, Delaloge S, Barrios C H, et al. Trastuzumab emtansine (T-DM1) in patients with HER2-positive metastatic breast cancer and brain metastases: exploratory final analysis of cohort 1 from KAMILLA, a single-arm phase IIIb clinical trial[J]. Ann Oncol, 2020, 31(10): 1350-1358.

[86] Modi S, Saura C, Yamashita T, et al. Trastuzumab Deruxtecan in Previously Treated HER2-Positive Breast Cancer[J]. N Engl J Med, 2020, 382(7): 610-621.

[87] Cortés J, Kim S B, Chung W P, et al. Trastuzumab Deruxtecan versus Trastuzumab Emtansine for Breast Cancer[J]. N Engl J Med, 2022, 386(12): 1143-1154.

[88] Tolaney S M, Sahebjam S, Le Rhun E, et al. A Phase II Study of Abemaciclib in Patients with Brain Metastases Secondary to Hormone Receptor-Positive Breast Cancer[J]. Clin Cancer Res, 2020, 26(20): 5310-5319.

[89] Schmid P, Adams S, Rugo H S, et al. Atezolizumab and Nab-Paclitaxel in Advanced Triple-Negative Breast Cancer[J]. N Engl J Med, 2018, 379(22): 2108-2121.

[90] Robson M, Im S A, Senkus E, et al. Olaparib for Metastatic Breast Cancer in Patients with a Germline BRCA Mutation[J]. N Engl J Med, 2017, 377(6): 523-533.

[91] Litton J K, Rugo H S, Ettl J, et al. Talazoparib in Patients with Advanced Breast Cancer and a Germline BRCA Mutation[J]. N Engl J Med, 2018, 379(8): 753-763.

[92] Robson M E, Tung N, Conte P, et al. OlympiAD final overall survival and tolerability results: Olaparib versus chemotherapy treatment of physician's choice in patients with a germline BRCA mutation and HER2-negative metastatic breast cancer[J]. Ann Oncol, 2019, 30(4): 558-566.

[93] Wang Y, Wang E, Pan L, et al. A new strategy of CyberKnife treatment system based radiosurgery followed by early use of adjuvant bevacizumab treatment for brain metastasis with extensive cerebral edema[J]. J Neurooncol, 2014, 119(2): 369-376.

[94] Lu Y S, Chen T W, Lin C H, et al. Bevacizumab preconditioning followed by Etoposide and Cisplatin is highly effective in treating brain metastases of breast cancer progressing from whole-brain radiotherapy[J]. Clin Cancer Res, 2015, 21(8): 1851-1858.

[95] Leone J P, Emblem K E, Weitz M, et al. Phase II trial of carboplatin and bevacizumab in patients with breast cancer brain metastases[J]. Breast Cancer Res, 2020, 22(1): 131.

[96] Zagouri F, Zoumpourlis P, Le Rhun E, et al. Intrathecal administration of anti-HER2 treatment for the treatment of meningeal carcinomatosis in breast cancer: A metanalysis with meta-regression[J]. Cancer Treat Rev, 2020, 88: 102046.

[97] Glantz M J, Jaeckle K A, Chamberlain M C, et al. A randomized controlled trial comparing intrathecal sustained-release cytarabine (DepoCyt) to intrathecal methotrexate in patients with neoplastic meningitis from solid tumors[J]. Clin Cancer Res, 1999, 5(11): 3394-3402.

[98] Grossman S A, Finkelstein D M, Ruckdeschel J C, et al. Randomized prospective comparison of intraventricular methotrexate and thiotepa in patients with previously untreated neoplastic meningitis. Eastern Cooperative Oncology Group[J]. J Clin Oncol, 1993, 11(3): 561-569.

[99] Le Rhun E，Guckenberger M，Smits M，et al. EANO-ESMO Clinical Practice Guidelines for diagnosis，treatment and follow-up of patients with brain metastasis from solid tumours[J]. Ann Oncol，2021，32(11)：1332-1347.

[100] Pace A，Dirven L，Koekkoek J A F，et al. European Association for Neuro-Oncology (EANO) guidelines for palliative care in adults with glioma[J]. Lancet Oncol，2017，18(6)：e330-e340.

[101] Levin V A，Bidaut L，Hou P，et al. Randomized double-blind placebo-controlled trial of bevacizumab therapy for radiation necrosis of the central nervous system[J]. Int J Radiat Oncol Biol Phys，2011，79(5)：1487-1495.

[102] Le Rhun E，Weller M，Brandsma D，et al. EANO-ESMO Clinical Practice Guidelines for diagnosis，treatment and follow-up of patients with leptomeningeal metastasis from solid tumours[J]. Ann Oncol，2017，28(suppl 4)：iv84-iv99.

[103] Oehrlich N E，Spineli L M，Papendorf F，et al. Clinical outcome of brain metastases differs significantly among breast cancer subtypes[J]. Oncol Lett，2017，14(1)：194-200.

[104] Kim Y J，Kim J S，Kim I A. Molecular subtype predicts incidence and prognosis of brain metastasis from breast cancer in SEER database[J]. J Cancer Res Clin Oncol，2018，144(9)：1803-1816.

[105] Laakmann E，Riecke K，Goy Y，et al. Comparison of nine prognostic scores in patients with brain metastases of breast cancer receiving radiotherapy of the brain[J]. J Cancer Res Clin Oncol，2016，142(1)：325-332.

[106] Kufel-Grabowska J，Niwińska A，Radecka B S，et al. The Usefulness of Prognostic Tools in Breast Cancer Patients with Brain Metastases[J]. Cancers (Basel)，2022，14(5)：1099.

[107] Subbiah I M，Lei X，Weinberg J S，et al. Validation and Development of a Modified Breast Graded Prognostic Assessment As a Tool for Survival in Patients With Breast Cancer and Brain Metastases[J]. J Clin Oncol，2015，33(20)：2239-2245.

[108] Sperduto P W，Mesko S，Li J，et al. Beyond an Updated Graded Prognostic Assessment (Breast GPA)：A Prognostic Index and Trends in Treatment and Survival in Breast Cancer Brain Metastases From 1985 to Today[J]. Int J Radiat Oncol Biol Phys，2020，107(2)：334-343. Erratum：Int J Radiat Oncol Biol Phys，2021，109(1)：303.

[109] Franzoi M A，Hortobagyi G N. Leptomeningeal carcinomatosis in patients with breast cancer[J]. Crit Rev Oncol Hematol，2019，135：85-94.

[110] 邵志敏，沈镇宙，徐兵河. 乳腺肿瘤学[M]. 上海：复旦大学出版社，2013.

[111] Kayama T，Sato S，Sakurada K，et al. Effects of Surgery With Salvage Stereotactic Radiosurgery Versus Surgery With Whole-Brain Radiation Therapy in Patients With One to Four Brain Metastases (JCOG0504)：A Phase III，Noninferiority，Randomized Controlled Trial[J]. J Clin Oncol，2018，36(33)：3282-3289.

英文摘要

CSCO expert consensus on the diagnosis and treatment of breast cancer brain metastasis

Abstract: Breast cancer is one of the most common malignancies among women worldwide. According to the International Agency for Research on Cancer, breast cancer affected more Chinese women than any other cancer in 2020. The brain is an increasingly common metastatic sites of breast cancer. Although the risk of developing brain metastases (BMs) is lower in breast cancer than in lung cancer and melanoma, due to its high prevalence, it is the second most common cause of BM among solid tumors, being second only to lung cancer. The incidence of breast cancer brain metastasis (BCBM) differs by molecular subtype. Half of patients with advanced human epidermal growth factor receptor-2 (HER2)-positive and one-third of patients with triple-negative breast cancer (TNBC) develop BM. The clinical manifestations of leptomeningeal metastasis (LM) are often non-specific and may manifest as a variety of signs and symptoms, mainly including brain parenchyma involvement and meningeal irritation syndromes cranial nerve involvement, increased intracranial pressure, and progressive brain dysfunction. Therefore, the Chinese Society of Clinical Oncology (CSCO) Breast Cancer Committee has developed this expert consensus on BM, in an effort to improve the overall prognosis of BCBM and promote the standardized diagnosis and treatment of this disease. During the development of this expert consensus, we carried out a comprehensive literature review and referred to some of the most authoritative guidelines in China and abroad. In this consensus, we will discuss clinical manifestations, imaging examinations, pathological diagnosis, treatments, prognosis, follow-up and monitoring. We hope this consensus will be of help to all the clinicians majored in breast cancer and other similar professions.

Keywords: Breast cancer (BC); brain metastases (BMs); expert consensus

扫码或通过下方链接阅读全文
https://dx.doi.org/10.21037/tbcr-22-30

第二部分

述评

第三章　乳腺癌HER2病理检测进展

刘月平

河北医科大学第四医院病理科

摘要： 近年来，以人表皮生长因子受体2（HER2）为靶点的靶向治疗显著改善了乳腺癌患者的生存期。随着对HER2的深入研究，新型HER2抗体药物偶联物（ADC）对HER2低表达晚期乳腺癌显示了良好的临床获益。HER2低表达指的是免疫组化（IHC）检测为IHC 1+或IHC 2+、原位杂交未扩增的患者。研究显示HER2表达的异质性也使得其靶向治疗的疗效具有一定的差异性，因此加强对HER2异质性的认识具有重要意义。人工智能（artificial intelligence，AI）的应用可以显著改善病理医生判读HER2的一致性和准确性。准确判读乳腺癌HER2表达状态，可以为患者的精准治疗决策提供依据。本文旨在报道HER2病理检测进展，包括HER2表达的异质性、人工智能辅助判读及HER2病理低表达检测的进展，旨在优化乳腺癌HER2病理检测的方法。

　　HER2作为酪氨酸激酶受体蛋白，属于EGFR家族。HER2/ErBb2/neu致癌基因位于染色体17q12上，其蛋白过度表达与HER2基因扩增已在15%~20%的乳腺癌中被发现，并与侵袭性的临床行为和不良的预后有关[1-2]。HER2作为乳腺癌的靶点，靶向治疗的发展使HER2阳性乳腺癌患者的治疗发生了革命性的变化。抗HER2靶向治疗药物，如曲妥珠单抗、帕妥珠单抗、拉帕替尼、吡咯替尼、奈拉替尼、恩美曲妥珠单抗（T-DM1）等可显著改善HER2阳性乳腺癌患者的生存期。新型抗HER2 ADC对HER2阳性局部晚期乳腺癌患者、HER2低表达的转移性局部晚期乳腺癌患者及不可手术的局部晚期乳腺癌患者均显示出生存获益。基于ADC药物的临床效果，《中国临床肿瘤学会（CSCO）乳腺癌诊疗指南2021》及《中国抗癌协会乳腺癌诊治指南与规范（2021年版）》相继提出HER2低表达的概念，即IHC 1+或IHC 2+、原位杂交未扩增。本文旨在报道HER2病理检测进展，包括HER2表达的异质性、人工智能辅助判读及HER2低表达检测的进展，以优化乳腺癌HER2病理检测的方法。

一、乳腺癌HER2检测病理评估标准

《乳腺癌HER2检测指南（2019版）》[3]和《中国临床肿瘤学会（CSCO）乳腺癌诊疗指南2022》均强调应对所有乳腺浸润性癌进行HER2状态检测。HER2蛋白和基因扩增的检测均应在内、外部质量控制良好的病理实验室进行，必须严格按照指南要求的程序操作，以保证结果的可靠性和准确性。HER2阳性定义为免疫组化（IHC）3+和/或原位杂交（ISH）阳性。HER2 IHC 2+应进一步通过ISH等方法进行HER2基因扩增检测。近年来，新型抗体药物偶联物（ADC）在HER2低表达乳腺癌患者中的显著临床疗效，使HER2检测结果打破了原来的阴性和阳性二元论的区分，推动了HER2低表达概念的提出，增加HER2低表达亚组也是大势所趋。2021年，《中国临床肿瘤学会（CSCO）乳腺癌诊疗指南2021》和《中国抗癌协会乳腺癌诊治指南与规范（2021年版）》均将HER2低表达的概念纳入其中内容。

随着DESTINY-Breast04试验的成功和DESTINY-Breast06研究的进展，未来有望得到令人振奋的消息。目前多数研究认为，HER2低表达不应被视为乳腺癌的一种独特的生物学亚型，其基因表达谱的关键决定因素是激素受体的表达。由于目前关于HER2低表达的定义仍有不确定性，未来对HER2低表达定义的认证还需要更多的临床试验研究。

二、加强对乳腺癌HER2异质性的认识

《乳腺癌HER2检测指南（2019版）》指出，免疫组化评估前应在低倍镜下观察整张切片，以判断切片染色是否满意、是否存在HER2表达的异质性；FISH应在低倍镜下初步判断检测质量，以及是否存在HER2基因扩增的异质性。需要强调的是，即使HER2表达存在异质性，但只要扩增细胞连续、均质、占浸润癌10%以上，就应明确报告为原位杂交阳性。可补充报告不同细胞群的计数值（包括计数的细胞总数、HER2拷贝数、CEP17数值、HER2/CEP17比值），并报告扩增细胞群占所有浸润性癌细胞的比例。2021版法国HER2检

测共识[4]也要求对HER2异质性的各成分进行描述。同时，任何IHC 3+的成分
（无论其比例如何）与IHC 0、IHC 1+或IHC 2+成分共存的情况都必须在报告
中明确指出，并描述数量和占比。而基因异质性除了在报告中需要清楚地描述
两个克隆群体的结果和百分比外，还需要区分异质性的具体状态。

Polónia等[5]研究显示，在ISH检测中27%的乳腺浸润性癌中存在单个细胞的
基因异质性，尤其是接近阳性阈值的病例中较为明显。但是基于目前美国临
床肿瘤学会（American Society of Clinical Oncology，ASCO）和美国病理学家学
会（College of American Pathologists，CAP）推荐的至少20个不重叠肿瘤细胞，
判读结果一致性差，HER2/CEP17比值和HER2拷贝数在计数20个细胞时的平均
误差分别为0.40和0.53，在计数100个细胞时分别下降到0.20和0.26。因此，为了
提高HER2 ISH判读的重复性，推荐的最小细胞数应提高到至少60个，并且，
建议ISH检测准确报告计数的细胞总数、HER2拷贝数、CEP17数值、HER2/
CEP17比值。

HER2的评估是乳腺癌患者靶向治疗决策的关键，准确识别HER2表达异
质性是决定乳腺癌患者合适治疗方法的重要因素。目前，主要是通过免疫组
化（图3-1）和DNA原位杂交分析（图3-2）结合来实现的。然而，HER2阳性
的异质性可能会阻碍对抗HER2药物真正应答者的正确识别。因此，分析研究
HER2表达异质性需要更多的临床研究去验证。

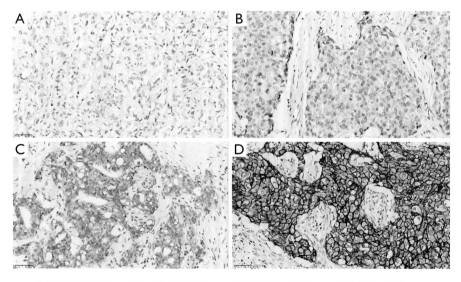

（A）HER2 IHC 0；（B）HER2 IHC 1+；（C）HER2 IHC 2+；（D）HER2 IHC 3+。

图3-1　浸润性乳腺癌HER2 IHC结果

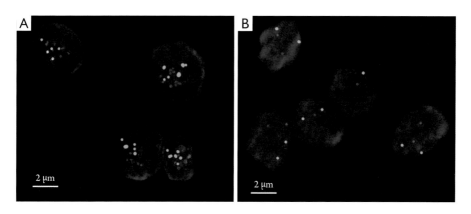

（A）阳性，HER2扩增；（B）阴性，HER2无扩增。

图3-2 浸润性乳腺癌HER2双探针荧光原位杂交检测结果

三、人工智能辅助判读乳腺癌HER2免疫组化结果

基于人工智能开发算法，使计算机无需重新编程，直接从数据中"学习"解决问题。近年来，数字图像分析（digital image analysis，DIA）已成为一种客观、可重复的免疫组化评分方法[6-8]。ASCO和CAP颁布的有关HER2的指南都认可DIA是一种诊断方法。到目前为止，多项研究比较了不同平台的人工评分和DIA之间的一致性[9-11]。Dobson等[12]的研究发现，在275例中，DIA可以准确区分HER2免疫组化扩增状态，计算机辅助分类与病理医生判读的一致率为91%。在136例中，FISH判读与计算机辅助分类的一致率为95%。Laurinaviciene等[13]将膜连接算法用于DIA，二次视觉评估和数字图像分析的kappa值分别为0.86和0.87，一致性较好。膜连接性DIA连续变量与FISH结果（HER2、CEP17拷贝数、HER2/CEP17比值）相关。基于膜连接性DIA评估的HER2 IHC数字图像分析与病理学家的视觉评估几乎完全吻合，并且在HER2 FISH阳性患者中更准确。将DIA算法集成到常规HER2病理检测中的最直接的优势可能是让病理医生警惕对IHC 0、IHC 1+与IHC 2+病例的区分。

人工智能辅助的HER2 IHC染色强度的自动定量已经取得了不错的成果，判读结果的一致性在90%以上，显著地改善了乳腺癌HER2免疫组化判读的一致性和准确性，颇具发展前景。笔者所在团队的研究结果也证实了人工智能在HER2低表达判读上存在明显优势，能辅助病理医生提升对HER2 IHC 0和IHC 1+判读的准确性（图3-3）。然而，现阶段人工智能判读HER2免疫组化结果仍然需要病理医生的辅助。CAP指出，虽然人工智能可提高乳腺癌HER2免疫组化结果的准确性和可重复性，但使用前应经过验证，保证定期维护，持续评估

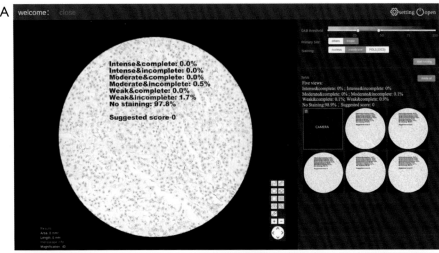

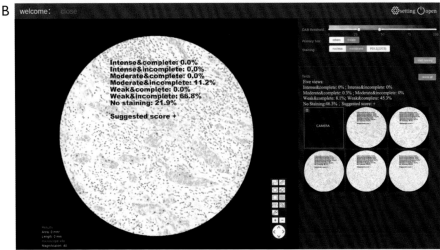

（A）人工智能辅助判读HER2 IHC为0；（B）人工智能辅助判读HER2 IHC为1+。

图3-3　人工智能辅助提升HER2免疫组化结果的判读

质量控制和检测结果，经辅助判读的结果和报告也必须由具备专业知识的病理医生监督、确认和签发，人工智能依然在持续开发中。

四、加强乳腺癌HER2病理检测的质量控制

许多因素都会影响HER2结果，因此要更加强调检测的质量控制问题。按照《乳腺癌HER2检测指南（2019版）》的推荐，HER2病理检测的质量控制包括检测前样本的处理、检测中的操作流程、检测后的判读和报告。

HER2 IHC 0和HER2 IHC 1+切片在着色强度上很微弱，保存标本中的HER2蛋白抗原的关键在于样本固定的及时性和充分性。因此手术标本离体后应先由病理医生对肿物所在区域进行多切面书页状切开，并及早固定；组织固定时要保证固定液充盈，组织需要固定6~72 h[3]。常见的HER2抗体克隆号包括4B5、HercepTest、EP、SP3和CB11等。由于抗体间的差异和染色操作的标准化，应在常规使用前对新型抗体或新批次抗体进行充分验证，选取与FISH结果一致性更好的抗体。针对染色操作方面，要强调标准化的染色操作流程，并且细化HER2染色对照组的设立，即进一步设立HER2 IHC 0、HER2 IHC 1+、HER2 IHC 2+和HER2 IHC 3+的梯度对照组，以利于病理医生在判读时对着色强度的区分。检测后的判读重点强调判读时的显微镜的选择，由于HER2 IHC 0和HER2 IHC 1+切片着色的微弱性，病理医生在判读HER2 IHC时，最好在40×物镜下或不低于20×物镜下进行判读。另外，应定期统计HER2 IHC 0、HER2 IHC 1+、HER2 IHC 2+、HER2 IHC 3+的比例，以及原位杂交阳性率，以便能够及时发现HER2病理检测中的问题，从而对染色质量进行调整。

五、乳腺癌HER2病理检测的新方法

目前，病理医生准确地区分出HER2免疫组化扩增状态，在临床实践中并不是一个简单的问题。既往研究显示，HER2 IHC 0和HER2 IHC 1+的评分一致性和准确性较差。Atallah等[14]发表在*Histopathology*上的研究显示HER2免疫组化评分与mRNA水平有很强的相关性，并且HER2 IHC 0、HER2 IHC 1+和HER2 IHC 2+之间的mRNA水平是存在统计学差异的。研究显示，根据HER2 mRNA水平在以四分位数分组时，组间存在预后差异。在HER2阴性的患者中，HER2 IHC评分越高的患者的生存结果越差，而连续的HER2 mRNA水平和风险比之间形成U型关系，提示免疫组化方法测量HER2表达的动态范围相对有限，尤其是在HER2阴性的患者中，HER2 mRNA水平作为一个连续变量有可能更好地定义HER2低表达的水平。提示RT-qPCR对HER2 mRNA水平评估有可能成为HER2低表达检测的新方法，但是仍须进一步研究验证。

还有其他的HER2定量检测手段，比如，使用定量免疫荧光的AQUA来测试一系列抗体浓度，以最大限度地提高HER2在较低表达范围内的检测灵敏度。Moutafi等[15]的研究显示，未扩增细胞系中的HER2低表达范围为（2~20）attomol/mm^2，AQUA有望帮助更好地识别HER2低表达的肿瘤。微滴式数字PCR（droplet digital PCR，ddPCR）也是一种较精确、客观的DNA扩增定量分析方法，通过对乳腺癌患者外周血中循环肿瘤DNA（ctDNA）进行检测来区分HER2免疫组化扩增状态、动态监测患者接受抗HER2治疗时期HER2基因的扩增情况、提供HER2基因拷贝数的实时状态，以进行精准诊断[16]。此外，二代测序（next-generation sequencing，NGS）是多基因多靶点联合检测扩增、

突变、易位融合的新型技术，与IHC或ISH检测一致率>90%[17]。但是这些方法仍然需要充分的临床试验来验证。

HER2的评估是乳腺癌患者靶向治疗决策的关键，准确判读HER2表达情况是影响乳腺癌患者选择治疗方案的重要因素。对于乳腺癌HER2的精准病理诊断，临床医生与病理医生都肩负着重要使命，需要他们协作，共同为乳腺癌患者的规范化诊疗提供保障，为患者的精准治疗保驾护航。

参考文献

[1] Marchiò C，Annaratone L，Marques A，et al. Evolving concepts in HER2 evaluation in breast cancer：Heterogeneity，HER2-low carcinomas and beyond[J]. Semin Cancer Biol，2021，72：123-135.

[2] Eiger D，Agostinetto E，Saúde-Conde R，et al. The Exciting New Field of HER2-Low Breast Cancer Treatment[J]. Cancers (Basel)，2021，13(5)：1015.

[3] 《乳腺癌HER2检测指南(2019版)》编写组. 乳腺癌HER2检测指南(2019版)[J]. 中华病理学杂志，2019，48(3)：169-175.

[4] Franchet C，Djerroudi L，Maran-Gonzalez A，et al. 2021 update of the GEFPICS' recommendations for HER-2 status assessment in invasive breast cancer in France[J]. Ann Pathol，2021，41(6)：507-520.

[5] Polónia A，Caramelo A. HER2 in situ hybridization test in breast cancer：quantifying margins of error and genetic heterogeneity[J]. Mod Pathol，2021，34(8)：1478-1486.

[6] Skaland I，Øvestad I，Janssen E A M，et al. Comparing subjective and digital image analysis HER2/neu expression scores with conventional and modified FISH scores in breast cancer[J]. J Clin Pathol，2008，61(1)：68-71.

[7] Helin H O，Tuominen V J，Ylinen O，et al. Free digital image analysis software helps to resolve equivocal scores in HER2 immunohistochemistry[J]. Virchows Arch，2016，468(2)：191-198.

[8] Brügmann A，Eld M，Lelkaitis G，et al. Digital image analysis of membrane connectivity is a robust measure of HER2 immunostains[J]. Breast Cancer Res Treat，2012，132(1)：41-49.

[9] Holten-Rossing H，Møller Talman M L，Kristensson M，et al. Optimizing HER2 assessment in breast cancer：application of automated image analysis[J]. Breast Cancer Res Treat，2015，152(2)：367-375.

[10] Mohammed Z M，McMillan D C，Elsberger B，et al. Comparison of visual and automated assessment of Ki-67 proliferative activity and their impact on outcome in primary operable invasive ductal breast cancer[J]. Br J Cancer，2012，106(2)：383-388.

[11] Tuominen V J，Tolonen T T，Isola J. ImmunoMembrane：a publicly available web application for digital image analysis of HER2 immunohistochemistry[J]. Histopathology，2012，60(5)：758-767.

[12] Dobson L，Conway C，Hanley A，et al. Image analysis as an adjunct to manual HER-2 immunohistochemical review：a diagnostic tool to standardize interpretation[J]. Histopathology，2010，57(1)：27-38.

[13] Laurinaviciene A，Dasevicius D，Ostapenko V，et al. Membrane connectivity estimated

by digital image analysis of HER2 immunohistochemistry is concordant with visual scoring and fluorescence in situ hybridization results: algorithm evaluation on breast cancer tissue microarrays[J]. Diagn Pathol, 2011, 6: 87.

[14] Atallah N M, Toss M S, Green A R, et al. Refining the definition of HER2-low class in invasive breast cancer[J]. Histopathology, 2022, 81(6): 770-785.

[15] Moutafi M, Robbins C J, Yaghoobi V, et al. Quantitative measurement of HER2 expression to subclassify ERBB2 unamplified breast cancer[J]. Lab Invest, 2022, 102(10): 1101-1108.

[16] Otsuji K, Sasaki T, Tanaka A, et al. Use of droplet digital PCR for quantitative and automatic analysis of the HER2 status in breast cancer patients[J]. Breast Cancer Res Treat, 2017, 162(1): 11-18.

[17] Morsberger L, Pallavajjala A, Long P, et al. HER2 amplification by next-generation sequencing to identify HER2-positive invasive breast cancer with negative HER2 immunohistochemistry[J]. Cancer Cell Int, 2022, 22(1): 350.

第四章　HER2抗体药物偶联物治疗乳腺癌的综述

李群，李进

同济大学附属东方医院（上海市东方医院）肿瘤内科

目的： 总结目前用于乳腺癌的人表皮生长因子受体2（HER2）抗体药物偶联物（ADC）的研究进展。

背景： ADC是一种新型的抗肿瘤靶向药物，因其高效的药物递送率和可控的不良反应而备受关注。在ADC药物的靶点中，HER2是研究较多的靶点之一。由于高表达HER2的乳腺癌患者常常伴有更多的侵袭转移且预后不良，HER2也可能是乳腺癌患者产生最大获益的靶点。目前已获批的和正在进行临床研究的多种HER2 ADC均在乳腺癌中显示了一定的疗效，尤其是在曲妥珠单抗治疗失败的病例中。

方法： 在PubMed中检索英文发表的HER2 ADC的相关研究，在ClinicalTrials.gov、Google.com及国家药品监督管理局（National Medical Products Administration，NMPA）网站中使用检索词"HER2 ADC""breast cancer""antibody drug conjugate（ADC）""clinical trial"检索相关研究，检索时间截至2021年9月9日。目前HER2 ADC显著改变了HER2阳性乳腺癌患者的疗效。然而，一些问题仍有待解决：一方面，需要找到疗效更好、毒性更低的细胞毒性药物和连接体；另一方面，ADC作为单一药物已显示强效作用，但与其他治疗方法联用可能获得更好的疗效，如程序性细胞死亡蛋白1/程序性死亡配体1（PD-1/PD-L1）

抗体的联合使用可能会进一步使HER2阳性乳腺癌患者获益。

结论：目前已获批的HER2 ADC使HER2阳性乳腺癌患者显著获益，而那些仍在临床前阶段的HER2 ADC药物可能给HER2阳性乳腺癌患者带来进一步的获益。

关键词：人表皮生长因子受体2；抗体药物偶联物；HER2 ADC；乳腺癌

一、引言

传统化疗可以消除肿瘤但也会引起不良反应，疗效和不良反应必须平衡，这限制了相关化疗药物的应用[1]。抗体药物偶联物（ADC）可以通过与抗体的特异性结合，选择性地将与抗体偶联的细胞毒性药物特异性地递送至肿瘤细胞中[2]。ADC由3个部分组成：单克隆抗体、细胞毒性药物（也称为有效载荷）和连接体。

当ADC进入血液后，ADC中的抗体可以特异性地识别细胞上的抗原，它们结合后通过细胞的内吞作用进入肿瘤细胞，一旦ADC在细胞内，抗体和细胞毒性药物之间的连接体就会被溶酶体裂解，从而细胞毒性药物在细胞内释放[3]。基于这一机制，ADC的早期临床应用主要涉及血液肿瘤的治疗。后续研究证实，ADC在实体瘤中也有较好的疗效。尽管ADC的概念在1975年就已经被提出，但第一个ADC药物直到2000年才获得美国食品药品监督管理局（Food and Drug Administration，FDA）的批准，现在已经有超过10个ADC获得批准，更多的ADC处在临床前试验阶段[4]。

乳腺癌是女性最常见的恶性肿瘤[5]。在用于乳腺癌治疗的ADC中，最常见的是HER2 ADC。HER2在多种肿瘤细胞中都有表达，尤其是乳腺癌[6]。HER2阳性乳腺癌约占所有乳腺癌病例的20%，其特点是侵袭性强、易早期复发和转移。抗HER2治疗是HER2阳性乳腺癌患者治疗的基石，既往抗HER2治疗药物主要由单克隆抗体组成。曲妥珠单抗是第一个被批准用于乳腺癌的单克隆抗体，被认为是迄今乳腺癌治疗中最显著的进步；而HER2 ADC极有可能成为该领域的下一个里程碑式的突破[7]。本综述总结了全球治疗乳腺癌的HER2 ADC及其研究进展。

二、方法

笔者所在团队在PubMed中检索了英文发表的HER2 ADC的相关研究，在ClinicalTrials.gov、Google.com及国家药品监督管理局（National Medical Products

Administration，NMPA）网站中检索了关键词为"HER2 ADC""breast cancer""antibody drug conjugate（ADC）""clinical trial"的相关研究及研究结果，检索时间截至2021年9月9日。

三、获批用于乳腺癌的HER2 ADC

（一）恩美曲妥珠单抗

恩美曲妥珠单抗（T-DM1）是第一个被批准用于乳腺癌的ADC。其获批适应证为HER2阳性晚期乳腺癌，随后获批用于新辅助治疗后有残留病灶的高危早期乳腺癌患者。T-DM1中的抗体是曲妥珠单抗，细胞毒性药物是美登素（DM1），这2个元件通过不可裂解的连接子连接[8]，平均每个曲妥珠单抗上偶联了3.5个DM1分子。作为一种天然产物，DM1来源于非洲灌木美登木的树皮，它是一种有效的微管抑制剂。DM1可以通过抑制微管蛋白系统的活性来抑制细胞分裂，最终导致细胞凋亡。T-DM1中的抗体是未修饰的曲妥珠单抗，这意味着T-DM1可以同时发挥抗体依赖细胞介导的细胞毒作用（antibody-dependent cell-mediated cytotoxicity，ADCC）和曲妥珠单抗的信号抑制作用[9]。

在Ⅰ期临床试验中，T-DM1在既往接受含曲妥珠单抗的方案治疗的HER2阳性转移性乳腺癌患者中显示了优异的安全性[10-12]。Ⅱ期临床试验结果表明，与标准治疗方案相比，接受T-DM1治疗的患者临床获益率更高、毒性更低[13-14]。EMILIA、TH3RESA和MARIANNE的Ⅲ期临床试验结果显示，T-DM1治疗HER2阳性转移性乳腺癌的疗效确切[15-16]。在TH3RESA研究中，T-DM1组的客观缓解率（ORR）为31.3%，而医生选择的治疗方案（TPC）组仅为8.6%，而中位无进展生存期（PFS）T-DM1组和TPC组分别为6.2个月和3.3个月，总生存期（OS）T-DM1组和TPC组分别为22.7个月和15.8个月。基于EMILIA研究结果，T-DM1于2013年2月获得FDA的批准，用于HER2阳性晚期复发转移性乳腺癌的治疗。T-DM1现在是许多国家晚期乳腺癌或转移性乳腺癌的二线治疗药物，并且是目前最成功的ADC。

KATHERINE研究比较了T-DM1和曲妥珠单抗用于乳腺癌术后辅助治疗的疗效。结果显示，与曲妥珠单抗相比，使用T-DM1进行辅助治疗可使患者癌症复发和死亡的风险降低50%，T-DM1组的无病生存期（DFS）高于曲妥珠单抗组。因此，对于接受过新辅助治疗且术后未达到病理学完全缓解的HER2阳性乳腺癌患者，标准治疗方案为14个周期的T-DM1辅助治疗。

（二）曲妥珠单抗-德鲁替康

DS-8201也称为曲妥珠单抗-德鲁替康（T-DXd），是新一代ADC，是继T-DM1之后第二个获得FDA批准用于治疗HER2阳性晚期乳腺癌的ADC。DS-8201和T-DM1之间的差异包括连接子、细胞毒性药物和毒素抗体比（drug-to-antibody ratio，DAR）。DS-8201中的连接体可被溶酶体裂解。DS-8201的细胞毒性药物是拓扑异构酶Ⅰ抑制剂DXd（伊立替康的衍生物）。DS-8201携带的拓扑异构酶抑制剂具有较高的效价，能有效避免耐药。DS-8201中的连接体允许有效载荷优先释放，这不仅确保了DS-8201在循环中的稳定性，而且提高了其在细胞内的肿瘤特异性杀伤作用。DS-8201的DAR是8，远高于T-DM1的DAR 3.5[17]。

在入组了111例晚期乳腺癌患者的DS-8201首次Ⅰ期临床研究中，DS-8201展示出了59.5%的ORR。DS-8201于2019年12月获得FDA批准，用于治疗接受过2种抗HER2疗法的HER2阳性复发转移性乳腺癌患者[18]。DS-8201的获批是基于DESTINY-Breast01Ⅱ期多中心研究的数据，该研究纳入了184例HER2阳性晚期乳腺癌患者。在该研究中，DS-8201对接受过多线治疗的患者疗效显著，ORR为60.9%，中位PFS为19.4个月，中位OS为20.8个月[19-20]；其中，脑转移患者的PFS为18.1个月，表明DS-8201对脑转移瘤的治疗有明显的疗效；最明显的三级及以上治疗相关不良事件（treatment-related adverse events，TRAE）为间质性肺疾病。值得注意的是，DS-8201在HER2低表达乳腺癌中也表现出较好的抗肿瘤活性，ORR为37%，中位PFS为11.1个月[21]。T-DM1和DS-8201的详细信息见表4-1。

表4-1　已经获批用于乳腺癌的HER2 ADC

ADC	连接物	细胞毒性化合物	适应证
恩美曲妥珠单抗	不可裂解连接子	DM1	新辅助紫杉烷类药物和曲妥珠单抗治疗后残留浸润性疾病的HER2阳性早期乳腺癌
曲妥珠单抗-德鲁替康	可裂解vc-连接子	拓扑异构酶Ⅰ抑制剂	既往接受至少二线抗HER2靶向治疗的HER2阳性晚期乳腺癌

四、目前正在开发中的HER2 ADC

目前有许多HER2 ADC正在研究中，这些ADC的连接子和有效载荷不同，部分ADC的抗体部分也有所不同。下文将介绍几种有治疗前景的ADC药物。

（一）TAA013

TAA013是通过稳定的硫醚键（曲妥珠单抗-MCC-DM1）连接曲妥珠单抗和微管抑制剂美登素的新型衍生物形成的。TAA013可视为与T-DM1相似的药物。根据2020年圣安东尼奥乳腺癌研讨会上宣布的结果，TAA013 I 期临床试验遵循传统的3+3设计。在入组的22例HER2阳性复发转移性乳腺癌患者中，TAA013表现出可耐受的不良反应[22]。在HER2 ADC中，TAA013的研究进展是最快的，结果令人期待。

（二）曲妥珠单抗-duocarmazine

曲妥珠单抗-duocarmazine（SYD985）由曲妥珠单抗和合成双卡玛嗪（duocarmycin）与可裂解的vc-连接子组成。与其他ADC的区别在于，该ADC的细胞毒性药物具有膜渗透性，意味着它可以进入邻近细胞，通过旁观者杀伤效应引起不可逆的DNA损伤和细胞死亡[23]。该设计使其在HER2低表达乳腺癌中更有效，但毒性也可能更大。在33例HER2阳性局部晚期乳腺癌患者和转移性乳腺癌患者的 I 期临床试验中ORR为33%，Ⅱ期临床试验的推荐剂量（recommended phase Ⅱ dose，RP2D）为1.2 mg/kg[24]。扩展研究根据RP2D入组了146例患者，包括99例接受过多线治疗的转移性乳腺癌患者，其中50%患者为HER2阳性。初步结果显示，SYD985有一定的疗效，不良事件可以控制。TULIP研究是一项随机Ⅲ期临床试验，旨在HER2阳性局部晚期乳腺癌和转移性乳腺癌患者中比较SYD985和研究者选择的三线治疗方案的疗效。

（三）维迪西妥单抗

维迪西妥单抗（vidicuzumab，RC48）是一种具有新型抗体的HER2 ADC，RC48的细胞毒性药物是单甲基澳瑞他汀E（monomethyl auristatin E，MMAE），其连接子可裂解[25]。RC48获得NMPA批准用于治疗晚期胃癌。在一项包含22例实体瘤患者的 I 期临床试验中，ORR为33.3%[26]。最常见的TRAE为骨髓抑制、丙氨酸氨基转移酶（ALT）或天冬氨酸氨基转移酶（AST）升高、周围神经损害。在一项包括30例晚期乳腺癌或转移性乳腺癌患者的 I b期临床试验中，采用RC48治疗，2.0 mg/kg剂量水平的ORR为46.7%。此外，另一项队列研究C003CANCER也在探索RC48对HER2低表达患者的疗效，但尚未公开数据。

（四）ARX788

ARX788是一种精确设计的ADC，每个抗体上有两个细胞毒分子的连接位点，因此其DAR仅为1.8。ARX788的细胞毒性药物为AS269，其特点是毒性较强。根据细胞毒性药物是否通过抗体释放，可分为可裂解型ADC或不可裂解型ADC。ARX788和T-DM1的连接体均不可裂解，因此抗体、连接子和细胞毒性药物必须在细胞内一起被裂解[27]。可裂解型ADC的优点是对HER2低表达的乳腺癌细胞有更强的杀伤作用，缺点是对正常细胞也有杀伤作用。因此，应用时需要平衡疗效和毒性。一项纳入45例转移性乳腺癌患者的Ⅰ期临床试验结果显示，ARX788耐受性良好且有效。1.3 mg/kg剂量水平的ORR为56%，1.5 mg/kg剂量水平的ORR为65%[27]。基于这些数据，ARX788的疗效与DS-8201相似，美国FDA批准其作为单一药物的快速通道，用于一种或多种HER2靶向治疗方案失败的HER2阳性转移性乳腺癌的治疗。

（五）BAT8001

BAT8001由曲妥珠单抗与连接子（6-马来酰亚胺己酸）、毒素（美登素）以复合物的形式共价连接形成。前期研究结果表明，BAT8001对HER2高表达肿瘤的增殖具有明显的抑制作用。在BAT8001的Ⅰ期临床试验中，主要研究终点是BAT8001的安全性和耐受性，次要研究终点是抗肿瘤活性，本研究的ORR为38%。基于这些结果，BAT8001由Ⅰ期临床试验直接进入Ⅲ期临床试验。2021年2月，申办方正式宣布了BAT8001 Ⅲ期临床试验的初步分析结果，BAT8001治疗组与对照组（拉帕替尼联合卡培他滨）相比，主要疗效指标PFS未达到预设的优效性目标，结果不理想。

（六）A166

A166是以MMAF（monomethyl auristatin F）为细胞毒性药物的HER2 ADC。Ⅰ期临床试验在27例患者中获得了59%的疾病控制率（disease control rate，DCR）[28]。应该注意的是，由于A166采用了不同于其他ADC的细胞毒性药物，其常见的TRAE中有MMAF导致的干眼和视力模糊等。

（七）MRG002

MRG002是一种新的HER2 ADC，其中的单克隆抗体是糖修饰的曲妥珠单抗，结合的细胞毒性药物是具有可裂解vc-连接子的MMAE（图4-1），因此其DAR为3.6。糖修饰的曲妥珠单抗可以降低MRG002与CD 16a的结合能力，同时确保HER2抗原的结合亲和力和特异性，从而最大限度地减少免疫细胞的潜在杀伤力。临床前研究显示，MRG002对于T-DM1耐药的肿瘤细胞仍然具有杀伤作用。MRG002中可裂解的vc-连接子有助于快速释放活性MMAE分子，导致肿瘤细胞死亡。MRG002是肿瘤治疗领域很有前景的ADC药物，其设计对安全性和有效性进行了改善[29]。

在2021年中国临床肿瘤学会（Chinese Society of Clinical Oncology，CSCO）学术年会上，研究者公布了MRG002 Ⅰ期临床试验的结果。在Ⅰ期临床试验中，共有76例HER2阳性晚期实体瘤患者入组，在剂量递增阶段（Ⅰa期），推荐剂量（RP2D）确定为2.6 mg/kg；在剂量扩展阶段（Ⅰb期），入组了51例乳

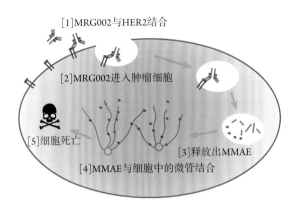

图4-1 MRG002的抗肿瘤机制

腺癌患者。在安全性方面，常见不良反应为1级和2级，包括中性粒细胞计数降低（46%）和乳酸脱氢酶升高（LDH为43%）；常见（发生率≥10%）的3级不良反应只是中性粒细胞计数降低（17%）；没有危及生命的不良事件。可见，MRG002是比较安全的，不良反应可控，可在短时间内消退。

在HER2低表达乳腺癌患者的Ⅱ期临床试验中，MRG002也显示了相对理想的初始效果。Ⅱ期临床试验的主要终点为ORR，次要终点为PFS、缓解持续时间（DOR）、DCR、OS和安全性。截至2021年9月15日，就疗效而言，在18例可评价的患者中有5例首次疗效评价达到部分缓解（PR）。在安全性方面，本研究的表现与Ⅰ期临床试验相似，毒性低、易于管理。另一项MRG002治疗HER2阳性晚期乳腺癌的多中心Ⅱ期临床试验也在进行中。

基于上述两项研究，MRG002初步证明了其在HER2低表达和高表达患者中的疗效。后期研究以期为患者提供更多种类和质量更高的临床选择。

上述ADC的详细信息见表4-2。

表4-2 研究中的乳腺癌HER2 ADC

ADC	细胞毒性药物	连接物
TAA013	DM1	不可裂解连接子
SYD985	双卡玛嗪	可裂解连接子
RC48	MMAE	可裂解连接子
ARX788	AS269	不可裂解连接子
BAT8001	美登素	不可裂解连接子
A166	MMAF	可裂解连接子
MRG002	MMAE	可裂解连接子

（八）其他HER2 ADC

MM302是另一种HER2 ADC，以聚乙二醇化脂质体多柔比星为其细胞毒性药物。尽管其Ⅰ期临床试验结果很有前景[30]，但Ⅱ期临床试验是失败的[31]。尽管MM302在Ⅰ期临床试验中显示了良好的疗效，但是研发公司出于对该领域竞争激烈的考虑叫停了该药的研发。另一个HER2 ADC，XMT-1522是以MMAF为其细胞毒性药物。

五、讨论

HER2 ADC能够显著延长HER2阳性乳腺癌患者的生存期，且在HER2低表达的乳腺癌患者中显示出令人满意的疗效。然而，一些问题仍有待解决。例如，有些ADC的不良反应甚至比化疗药物严重；部分ADC在其单克隆抗体部分与癌细胞受体结合之前将细胞毒性药物释放到血液中，从而导致全身性的不良反应。随着相关技术的进步，这些问题将有可能得到解决。

随着HER2 ADC药物应用的普及，机体对该药的耐药性必然产生。类似于当程序性细胞死亡蛋白1/程序性死亡配体1（PD-1/PD-L1）抗体的首次使用时，癌症患者看到了新的希望，但经过几个月的治疗，很多患者会对该药物产生耐药。这一问题目前尚未解决，ADC治疗也将面临类似的挑战。与其他药物联合，如PD-1/PD-L1，可能是一种有前景的替代方案，相关研究正在进行，初步研究成果也令人鼓舞。

探索ADC预后的有效生物标志物，寻找乳腺癌患者其他潜在的ADC靶点，也是今后细化ADC临床应用的重要研究方向。

六、结论

不同HER2 ADC的机制相似，主要差异是连接体和细胞毒性药物的多样性。已经获批的HER2 ADC使乳腺癌患者显著获益，研究中的ADC将可能为患者带来更多的获益。ADC联合其他药物也可能对治疗HER2阳性乳腺癌患者和HER2低表达患者有价值。

参考文献

[1]　Miller D R. A tribute to Sidney Farber-- the father of modern chemotherapy[J]. Br J Haematol，2006，134(1)：20-26.

[2]　Köhler G，Milstein C. Continuous cultures of fused cells secreting antibody of predefined specificity[J]. Nature，1975，256(5517)：495-497.

[3]　Lambert J M，Morris C Q. Antibody-Drug Conjugates (ADCs) for Personalized Treatment of Solid Tumors：A Review[J]. Adv Ther，2017，34(5)：1015-1035.

[4]　Lambert J M, Berkenblit A. Antibody-Drug Conjugates for Cancer Treatment[J]. Annu Rev Med, 2018, 69: 191-207.

[5]　Juan A, Cimas F J, Bravo I, et al. An Overview of Antibody Conjugated Polymeric Nanoparticles for Breast Cancer Therapy[J]. Pharmaceutics, 2020, 12(9): 802.

[6]　Juan A, Cimas F J, Bravo I, et al. Antibody Conjugation of Nanoparticles as Therapeutics for Breast Cancer Treatment[J]. Int J Mol Sci, 2020, 21(17): 6018.

[7]　Ferraro E, Drago J Z, Modi S. Implementing antibody-drug conjugates (ADCs) in HER2-positive breast cancer: state of the art and future directions[J]. Breast Cancer Res, 2021, 23(1): 84.

[8]　Lambert J M, Chari R V. Ado-trastuzumab Emtansine (T-DM1): an antibody-drug conjugate (ADC) for HER2-positive breast cancer[J]. J Med Chem, 2014, 57(16): 6949-6964.

[9]　Corrigan P A, Cicci T A, Auten J J, et al. Ado-trastuzumab emtansine: a HER2-positive targeted antibody-drug conjugate[J]. Ann Pharmacother, 2014, 48(11): 1484-1493.

[10]　Krop I E, Beeram M, Modi S, et al. Phase I study of trastuzumab-DM1, an HER2 antibody-drug conjugate, given every 3 weeks to patients with HER2-positive metastatic breast cancer[J]. J Clin Oncol, 2010, 28(16): 2698-2704.

[11]　Baselga J. Phase I and II clinical trials of trastuzumab[J]. Ann Oncol, 2001, 12(suppl 1): S49-S55.

[12]　Beeram M, Krop I E, Burris H A, et al. A phase 1 study of weekly dosing of trastuzumab emtansine (T-DM1) in patients with advanced human epidermal growth factor 2-positive breast cancer[J]. Cancer, 2012, 118(23): 5733-5740.

[13]　Burris H A, Rugo H S, Vukelja S J, et al. Phase II study of the antibody drug conjugate trastuzumab-DM1 for the treatment of human epidermal growth factor receptor 2 (HER2)–positive breast cancer after prior HER2-directed therapy[J]. Journal of Clinical Oncology, 2011, 29(4): 398-405.

[14]　Krop I E, LoRusso P, Miller K D, et al. A phase II study of trastuzumab emtansine in patients with human epidermal growth factor receptor 2-positive metastatic breast cancer who were previously treated with trastuzumab, lapatinib, an anthracycline, a taxane, and capecitabine[J]. J Clin Oncol, 2012, 30(26): 3234-3241.

[15]　Welslau M, Diéras V, Sohn J H, et al. Patient-reported outcomes from EMILIA, a randomized phase 3 study of trastuzumab emtansine (T-DM1) versus capecitabine and lapatinib in human epidermal growth factor receptor 2-positive locally advanced or metastatic breast cancer[J]. Cancer, 2014, 120(5): 642-651.

[16]　Krop I E, Kim S B, González-Martín A, et al. Trastuzumab emtansine versus treatment of physician's choice for pretreated HER2-positive advanced breast cancer (TH3RESA): a randomised, open-label, phase 3 trial[J]. Lancet Oncol, 2014, 15(7): 689-699.

[17]　Perez J, Garrigós L, Gion M, et al. Trastuzumab deruxtecan in HER2-positive metastatic breast cancer and beyond[J]. Expert Opin Biol Ther, 2021, 21(7): 811-824.

[18]　Narayan P, Osgood C L, Singh H, et al. FDA Approval Summary: Fam-Trastuzumab Deruxtecan-Nxki for the Treatment of Unresectable or Metastatic HER2-Positive Breast Cancer[J]. Clin Cancer Res, 2021, 27(16): 4478-4485.

[19]　Modi S, Saura C, Yamashita T, et al. Trastuzumab Deruxtecan in Previously Treated HER2-

Positive Breast Cancer[J]. N Engl J Med, 2020, 382(7): 610-621.

[20] Modi S, Saura C, Yamashita T, et al. Abstract PD3-06: Updated results from DESTINY-breast01, a phase 2 trial of trastuzumab deruxtecan (T-DXd) in HER2 positive metastatic breast cancer[J]. Cancer Res, 2021, 81(suppl 4): PD3-06.

[21] Modi S, Park H, Murthy R K, et al. Antitumor Activity and Safety of Trastuzumab Deruxtecan in Patients With HER2-Low-Expressing Advanced Breast Cancer: Results From a Phase Ib Study[J]. J Clin Oncol, 2020, 38(17): 1887-1896.

[22] Liu J M, Yin Y M, Wu H, et al. Abstract PS10-51: TAA013 a trastuzumab antibody drug conjugate phase I dose escalation study in recurrent her2 positive breast cancer[J]. Cancer Res, 2021, 81(suppl 4): PS10-51.

[23] Dokter W, Ubink R, van der Lee M, et al. Preclinical profile of the HER2-targeting ADC SYD983/SYD985: introduction of a new duocarmycin-based linker-drug platform[J]. Mol Cancer Ther, 2014, 13(11): 2618-2629.

[24] Banerji U, van Herpen C M L, Saura C, et al. Trastuzumab duocarmazine in locally advanced and metastatic solid tumours and HER2-expressing breast cancer: a phase 1 dose-escalation and dose-expansion study[J]. Lancet Oncol, 2019, 20(8): 1124-1135.

[25] Li L, Xu M Z, Wang L, et al. Conjugating MMAE to a novel anti-HER2 antibody for selective targeted delivery[J]. Eur Rev Med Pharmacol Sci, 2020, 24(24): 12929-12937.

[26] Gong J, Shen L, Wang W, et al. Safety, pharmacokinetics and efficacy of RC48-ADC in a phase I study in patients with HER2-overexpression advanced solid cancer[J]. J Clin Oncol, 2018, 36(suppl 15): e16059.

[27] Skidmore L, Sakamuri S, Knudsen N A, et al. ARX788, a Site-specific Anti-HER2 Antibody-Drug Conjugate, Demonstrates Potent and Selective Activity in HER2-low and T-DM1-resistant Breast and Gastric Cancers[J]. Mol Cancer Ther, 2020, 19(9): 1833-1843.

[28] Liu Y, Lian W, Zhao X, et al. A first in-human study of A166 in patients with locally advanced/metastatic solid tumors which are HER2-positive or HER2-amplified who did not respond or stopped responding to approved therapies[J]. J Clin Oncol, 2020, 38(suppl 15): 1049.

[29] Li H, Zhang X, Xu Z, et al. Preclinical evaluation of MRG002, a novel HER2-targeting antibody-drug conjugate with potent antitumor activity against HER2-positive solid tumors[J]. Antib Ther, 2021, 4(3): 175-184.

[30] Munster P, Krop I E, LoRusso P, et al. Safety and pharmacokinetics of MM-302, a HER2-targeted antibody-liposomal doxorubicin conjugate, in patients with advanced HER2-positive breast cancer: a phase 1 dose-escalation study[J]. Br J Cancer, 2018, 119(9): 1086-1093.

[31] Miller K, Cortes J, Hurvitz S A, et al. HERMIONE: a randomized Phase 2 trial of MM-302 plus trastuzumab versus chemotherapy of physician's choice plus trastuzumab in patients with previously treated, anthracycline-naïve, HER2-positive, locally advanced/metastatic breast cancer[J]. BMC Cancer, 2016, 16: 352.

（声明：本文英文原版首发于2021年10月，文中所涉药物研究进展如有变动，请以最新研究报道为准）

英文摘要

A narrative review of human epidermal growth factor receptor 2 (HER2)-targeted antibody-drug conjugates in the treatment of breast cancer

Objective: The aim of this study was to summarize the human epidermal growth factor receptor 2 (HER2)-targeted antibody-drug conjugates (ADCs) for the treatment of breast cancer.

Background: ADCs are a new and promising kind of antitumor targeted drug valued for their efficient drug delivery and controllable side effects. Among the ADC targets, HER2 is one of the most studied. It is the target which can yield the most benefit, as breast cancer patients expressing HER2 usually have aggressive disease and a poor prognosis. Both the approved and clinical trials ongoing for HER2-targeted ADCs have shown their efficacy for breast cancer, especially in trastuzumab treatment-failed cases.

Methods: We searched relevant studies published in English in the PubMed, ClinicalTrials.gov, google.com, and in Chinese in NMPA website up to Sep 9, 2021, using the search terms "HER2 ADC", "breast cancer", "antibody drug conjugate (ADC)", "clinical trial". HER2-targeted ADCs have changed the treatment of HER2-positive breast cancer considerably; however, some issues still need to be resolved. For one, it is necessary to find cytotoxic drugs and linkers with better efficacy and lower toxicity. For another, ADC as a single drug has already shown potent effect, but its combination with other treatments, such as programmed cell death protein 1/programmed death-ligand 1 (PD-1/PD-L1) antibody, may produce even greater results.

Conclusions: The approved HER2-targeted ADCs have significantly benefited breast cancer patients, while those still being investigated will likely prove to offer even further value.

Keywords: Human epidermal growth factor receptor 2 (HER2); antibody-drug conjugates (ADCs); HER2-targeted ADCs; breast cancer

扫码或通过下方链接阅读全文
https://dx.doi.org/10.21037/tbcr-21-33

第五章　抗体药物偶联物应用于乳腺癌治疗的现有认识和前景：陈述性综述

郝春芳[1]，刘红[2]

[1]天津医科大学肿瘤医院乳腺肿瘤内科，[2]天津医科大学肿瘤医院乳腺肿瘤科

目的： 对抗体药物偶联物（ADC）应用于乳腺癌治疗的进展进行综述。

背景： 近年来，用于治疗恶性血液病，包括乳腺癌在内的恶性实体肿瘤的ADC已取得成功并获得批准，这改变了我们对癌症的治疗方式。截至2021年5月，美国食品药品监督管理局（FDA）已批准了10种不同的ADC，其中有3种被批准用于乳腺癌的治疗。值得注意的是，新一代ADC在乳腺癌治疗中取得的显著成效，有望改变未来乳腺癌的治疗方式。最令人期待的是，这些突破将最终为患者带来获益。

方法： 对ADC和乳腺癌治疗相关的最新出版物和正在进行的临床试验进行了文献检索，然后撰写了本篇综述。本文首先从结构和作用机制的角度对ADC进行了简要的介绍。随后，本文对3种已获批的ADC所取得的重大进展进行了回顾，强调了相关临床试验的重要价值；还介绍了多种以人表皮生长因子受体2（HER2）、滋养层细胞表面抗原2（trophoblast cell-surface antigen 2，TROP-2）和以其他靶点为靶标的正在研发并用于乳腺癌治疗的ADC。最后，本文预测这些新型ADC将会开启乳腺癌治疗的新时代。

结论：本文对用于乳腺癌治疗的ADC进行了简要的概述，也明确了这些新型ADC将在未来显示巨大的临床价值。

关键词：人表皮生长因子受体2；恩美曲妥珠单抗；抗体药物偶联物；戈沙妥珠单抗；曲妥珠单抗-德鲁替康

一、抗体药物偶联物简介

抗体药物偶联物（ADC）由高度特异性的重组单克隆抗体（recombinant monoclonal antibody，mAb）所构成，它们可以特异性地识别与肿瘤相关的抗原。与此同时，专门设计合成的连接子（linker）还通过共价键将高细胞毒性的药物分子与这些抗体偶联在一起。德国化学家Paul Ehrlich在20世纪就提出了"魔力子弹"的概念[1]，而通过靶向性抗体输送具有细胞毒性的载药分子的思路正是基于这一概念。虽然早在20世纪80年代医学界就开展了ADC的首次人体试验[2]，但是只有在抗体工程、对连接子进行优化的化学手段及偶联策略等方面取得进展[3]才更好地促进ADC的研发，从而使得开展ADC有效且更为安全的癌症转化治疗成为可能。

作为用于癌症治疗的复杂生化平台，ADC表现出了独特的作用机制[4]。由于不同生产工艺和偶联技术所导致的不完全偶联情况，ADC在给药后可能以如下三种形式中的一种被人体的全身循环系统所输运：裸抗体、游离的载药分子、完整的偶联物。同时，ADC的药物-抗体比（drug-antibody ratio，DAR）也可能有所差异。ADC的同质性是降低药物毒性和改善治疗窗口的先决条件[5]。当ADC接近肿瘤所在的部位时，一些载药分子可能在抗体与抗原结合之前就过早地被释放到肿瘤微环境中，从而导致一些ADC是通过缓释化疗的方式产生疗效的[6-7]。另外，某些ADC中的抗体部分在偶联后仍有活性并可继续抑制靶点，因而会阻断下游的信号传导和/或产生免疫相关的应答。例如，在临床前试验中，以人表皮生长因子受体2（HER2）为靶标的ADC恩美曲妥珠单抗（T-DM1）和曲妥珠单抗-德鲁替康（T-DXd）都保留了曲妥珠单抗的功能，因此可以通过对HER2信号通路进行抑制和对抗体依赖细胞介导的细胞毒作用（ADCC）介导的方式发挥疗效[8-9]。在与抗原结合后，大多数的ADC都会被细胞的内吞作用所内化。一旦进入溶酶体或内体中，载药分子就会在酸解、酶解或还原作用下从抗体载体中释放，然后这些载药分子就会作用于它们的靶标底物，最终导致细胞死亡。可透过膜的载药分子也可穿过细胞膜扩散至肿瘤微环境中，从而杀死邻近细胞（无论这些细胞是否会表达靶标抗原），这种现象被称为旁观者杀伤效应[10]。我们根据陈述性综述报道的要求清单撰写了本文。

二、已获批用于乳腺癌治疗的抗HER2抗体药物偶联物和抗TROP-2抗体药物偶联物

HER2属于受体酪氨酸-蛋白激酶和表皮生长因子受体（epidermal growth factor receptor，EGFR）的家族。其在15%~20%的转移性乳腺癌（metastatic breast cancer，MBC）患者中过表达或高表达[11-13]，是预后不良的一项预测指标[13]。曲妥珠单抗（trastuzumab）是一种以细胞外区域的HER2为靶标的人源化单克隆抗体，是首个获批的抗HER2药物，已成为HER2阳性乳腺癌患者的主要治疗药物（涵盖了以早期治愈为目标的新辅助/辅助治疗、一线治疗、发生转移时的补救治疗）。获批的其他抗HER2药物也已有多个，包括帕妥珠单抗（pertuzumab）和玛格妥昔单抗（margetuximab）等抗HER2的单克隆抗体，以及拉帕替尼（lapatinib）、来那替尼（neratinib）、吡咯替尼（pyrotinib）和图卡替尼（tucatinib）等小分子的酪氨酸激酶抑制剂（TKI）。T-DM1是首个获批的抗HER2 ADC，其最初被用于HER2阳性转移性乳腺癌患者的二线治疗，随后被用于抗HER2新辅助治疗后残留有侵袭性病灶的HER2阳性早期乳腺癌（early breast cancer，EBC）患者的辅助治疗。2019年T-DXd成为第二个获批的抗HER2 ADC[14]，其单组的Ⅱ期临床试验（DESTINY-Breast01试验）报告了令人印象深刻的数据，有望改变乳腺癌治疗的格局。滋养层细胞表面抗原2（trophoblast cell-surface antigen 2，TROP-2）是一种跨膜的钙信号传导蛋白，在多种类型的肿瘤中高表达（其中乳腺癌>90%），被认为是ADC靶向运输的理想抗原[15]。作为首个抗TROP-2的ADC，戈沙妥珠单抗（sacituzumab govitecan，SG）在2020年获批应用于转移性三阴性乳腺癌患者的后线治疗，从而扩大了可接受ADC治疗的乳腺癌患者的适应证。ADC在乳腺癌治疗中的成功经验推动了乳腺癌治疗的快速变化，点燃了研究者们对ADC的研发热情。在过去的几年中，已开展临床研究的新型ADC的数量大幅增加。

（一）T-DM1

T-DM1（恩美曲妥珠单抗）是迄今为止很成功的ADC药物之一。该药的结构包括了曲妥珠单抗这种单克隆抗体。具有微管抑制作用的美登素（DM1）通过不可裂解的硫醚连接子偶联抗体上随机的赖氨酸，平均抗体-药物比为3.5[16]。与曲妥珠单抗类似，对于HER2过表达的人类乳腺癌细胞，T-DM1可抑制其中HER2受体的信号传导、介导ADCC，并限制HER2向细胞

外的扩散。已经报告过结果和正在进行中的T-DM1药物相关临床试验见下表（表5-1）。

早在2012年，III期的EMILIA[17]试验就表明，对于此前接受曲妥珠单抗和一种紫杉烷类药物治疗的HER2阳性晚期乳腺癌患者，相较于拉帕替尼联合卡培他滨的方案，T-DM1方案显著延长了无进展生存期（PFS）和总生存期（OS）。随后的III期TH3RESA试验表明，对于此前接受过两种或两种以上的HER2靶向性治疗的HER2阳性晚期乳腺癌患者，T-DM1显著延长了中位无进展生存期。T-DM1从此成为HER2阳性转移性乳腺癌的二线治疗标准方案[18]。几年后的III期开放标签KATHERINE试验表明，对于在接受了曲妥珠单抗联合紫杉烷类药物的新辅助治疗后进行手术但残留侵袭性病灶的HER2阳性早期乳腺癌患者，相较于曲妥珠单抗，T-DM1获得了更高的无浸润性疾病生存率[19]。这些结果首次表明，对于在完成了新辅助治疗后依然存在残留侵袭性病灶的HER2阳性早期乳腺癌患者，使用T-DM1的辅助治疗升级方案可能会成为新的标准疗法。

然而，T-DM1作为HER2阳性转移性乳腺癌一线治疗方案或作为新辅助/辅助治疗方案的研究结果迄今为止不令人满意[20-22]。在多项III期临床试验中，相较于曲妥珠单抗（H）或曲妥珠单抗联合帕妥珠单抗（HP）的标准治疗方案，基于T-DM1的方案未能对接受早线治疗的初治患者表现出更优越的疗效。从上述试验可以看出，T-DM1似乎成为基于曲妥珠单抗的治疗方案的"后备选项"。T-DM1的异质性和较低的药物-抗体比可能是其药代动力学表现受到影响、治疗窗口受到限制的原因所在[5,8]。虽然T-DM1保留了曲妥珠单抗的功能，并在临床前研究中表现出了很好的疗效，但其临床推荐剂量（3.6 mg/kg）明显低于曲妥珠单抗的常规剂量（6 mg/kg）。研究人员为T-DM1设计了一种稳定的不可裂解连接子，使其在人体全身循环中能保持稳定。T-DM1的细胞内活性代谢物SMCC-DM1是一种不能透过膜的载药分子，因此，T-DM1并没有旁观者杀伤效应，这可能是其疗效（相较于曲妥珠单抗联合化疗的方案）不具有优势的原因[10,16]。

从理论上而言，将T-DM1与其他治疗药物联合使用的做法可以进一步提升其治疗效果。II期的TEAL研究以HER2阳性早期乳腺癌患者为对象，旨在对T-DM1、拉帕替尼和白蛋白结合型紫杉醇（KTL）的联合用药方案与曲妥珠单抗、帕妥珠单抗联合紫杉醇（PHT）的标准新辅助治疗方案进行比较[23]。这个小样本试验的结果令人惊讶：KTL组中残余癌症负荷（residual cancer burden，RCB）为0级或1级的患者比例高于PHT组（两者分别为100%和62.5%，P=0.0035）。多项III期试验（NCT03975647、NCT04740918、NCT04873362和

表5-1　T-DM1药物关键性临床试验的信息汇总

试验	阶段	患者	研究组	对照组	结局
EMILIA[17]	Ⅲ期	HER2阳性转移性乳腺癌患者，此前接受曲妥珠单抗和紫杉烷类药物的治疗	T-DM1	L+X	中位无进展生存期分别为9.6个月（T-DM1）和6.4个月（L+X）（风险比为0.65，P<0.001）；客观缓解率分别为43.6%（T-DM1）和30.8%（L+X）（P<0.001）；中位总生存期分别为30.9个月（T-DM1）和25.1个月（L+X）（风险比为0.68，P<0.001）
TH3RESA[18]	Ⅲ期	HER2阳性转移性乳腺癌患者，此前使用至少两种以HER2为导向的治疗方案	T-DM1	TPC	中位总生存期分别为22.7个月（T-DM1）和15.8个月（TPC）（风险比为0.68，P=0.0007）
KATHERINE[19]	Ⅲ期	HER2阳性早期乳腺癌患者，残存有侵袭性的病灶	T-DM1	H	3年无浸润性疾病生存率分别为88.3%（T-DM1）和77.0%（H）（风险比为0.50，P<0.001）
MARIANNE[20]	Ⅲ期	HER2阳性转移性乳腺癌患者，此前未接受化疗或以HER2为靶标的治疗	T-DM1；T-DM1+P	HT	中位无进展生存期分别为13.7个月（H+T）、14.1个月（T-DM1）和15.2个月（T-DM1+P）；客观缓解率分别为67.9%（H+T）、59.7%（T-DM1）和64.2%（T-DM1+P）；中位生存期分别为50.9个月（H+T）、53.7个月（T-DM1）和51.8个月（T-DM1+P）。在一线治疗中，T-DM1相较于HT的疗效并不优越，也更少差
KRISTINE[21]	Ⅲ期	HER2阳性早期乳腺癌患者Ⅱ～Ⅲ期乳腺癌	T-DM1+P	TCbHP	病理学完全缓解率分别为44.4%（T-DM1+P）和55.7%（TCbHP）（P=0.016）；无事件生存期，T-DM1+P组相较于TCbHP组的风险比为2.61；无浸润性疾病生存期，T-DM1+P组相较于TCbHP组的风险比为1.11
KAITLIN[22]	Ⅲ期	HER2阳性早期乳腺癌患者	AC-T-DM1+P	AC-THP	已有淋巴结转移患者的3年无浸润性疾病生存率分别为94.1%（AC-T-DM1+P）和92.7%（AC-THP）（风险比为0.98），不具有显著差异；意向治疗群体的3年无浸润性疾病生存率分别为94.2%（AC-THP）和93.1%（AC-T-DM1+P），未验证

续表5-1

试验	阶段	患者	研究组	对照组	结局
TEAL[33]	Ⅱ期	HER2阳性早期乳腺癌患者	T-DM1+L+白蛋白结合型紫杉醇	PHT	残余癌症负荷0或Ⅰ级的患者比例分别为100%（T-DM1+白蛋白结合型紫杉醇）和62.5%（PHT）（P=0.0035）
ATEMPT[24]	Ⅱ期	HER2阳性早期乳腺癌患者，Ⅰ期	T-DM1	HT	3年无浸润性疾病生存率为97.8%（T-DM1）；3年无浸润性疾病生存率为93.4%（TH，描述性分析）；临床相关毒性事件分别为46%（T-DM1）和47%（HT）（P=0.83）
ATEMPT2.0（NCT04893109）	Ⅱ期	HER2阳性早期乳腺癌患者，Ⅰ期	T-DM1→H-SC	H-SC+T	—
HER2CLIMB-02（NCT03975647）	Ⅲ期	HER2阳性转移性乳腺癌者，曾接受曲妥珠单抗和紫杉烷类药物的治疗	T-DM1+图卡替尼（tucatinib）	T-DM1	—
KATE3（NCT04740918）	Ⅲ期	HER2阳性且PD-L1阳性的转移性乳腺癌患者，曾接受曲妥珠单抗和紫杉烷类药物一种治疗	T-DM1+阿替利珠单抗（atezolizumab）	T-DM1	—
Astefania（NCT04873362）	Ⅲ期	HER2阳性早期乳腺癌患者，残存有浸袭性的病灶	T-DM1+阿替利珠单抗（atezolizumab）	T-DM1	—
CompassHER2 RD（NCT04457596）	Ⅲ期	HER2阳性早期乳腺癌患者，残存有浸袭性的病灶	T-DM1+图卡替尼（tucatinib）	T-DM1	—

注：T-DM1，恩美曲妥珠单抗（trastuzumab emtansine）；L，拉帕替尼（lapatinib）；X，卡培他滨（capecitabine）；TPC，医生选择的治疗方案；H，曲妥珠单抗（trastuzumab）；P，帕妥珠单抗（pertuzumab）；T，多西紫杉醇（docetaxel）；Cb，卡铂（carboplatin）；A，蒽环类（anthracycline）；C，环磷酰胺（cyclophosphamide）；H-SC，曲妥珠单抗皮下给药。

NCT04457596）对T-DM1与图卡替尼和阿替利珠单抗的联合用药治疗方案进行了评估。

值得指出的是，降级ATEMPT研究（TBCRC-033试验）以HER2阳性早期（Ⅰ期）乳腺癌患者为对象，旨在明确T-DM1方案在获得可接受临床疗效的同时在毒性上低于紫杉醇联合曲妥珠单抗（TH）的方案[24]。然而，在该试验中，T-DM1组和TH组的临床相关毒性发生率是相当的（两者分别为46%和47%，P=0.83），而T-DM1组患者发生闭经的可能性低于TH组的患者[25]。T-DM1组患者的3年无浸润性疾病生存率为97.8%（95%CI为96.3%~99.3%），而TH组的无浸润性疾病生存率为93.4%（95%CI为88.7%~98.2%）。考虑到该项试验纳入的75%的患者为激素受体阳性的低事件发生率患者，因此需要更长时间的随访以获得更有意义的无侵袭性疾病发生率数据[24]。引人注目的是，ATEMPT2.0试验（NCT04893109）正在对用于该阶段的一种更优化治疗方案（6个周期的T-DM1→11个周期的曲妥珠单抗皮下给药）进行评价。

（二）曲妥珠单抗-德鲁替康

曲妥珠单抗-德鲁替康[26]（trastuzumab deruxtecan，DS-8201，T-DXd，Enhertu）是新一代的ADC，其中含有一种曲妥珠单抗生物类似物，以及一种新型的拓扑异构酶Ⅰ抑制剂德鲁替康（deruxtecan），两者间的偶联是通过一种疏水性的可裂解四肽基连接子实现的。该药的药物-抗体比也较均一，为8[8]。临床前的研究工作已证明，T-DXd在偶联后依然保留了曲妥珠单抗的功能。T-DXd上的载药分子可透过膜，能通过旁观者杀伤效应对HER2异质性的肿瘤细胞起到杀伤作用[8]。T-DXd药物的关键性临床试验信息如下表（表5-2）。

一项关键性的Ⅱ期临床试验（DESTINY-Breast01）以此前接受T-DM1治疗的HER2阳性转移性乳腺癌患者为对象，发现T-DXd表现出了令人印象深刻的持久性抗肿瘤活性，客观缓解率达60.9%（95%CI为53.4%~68.0%），中位无进展生存期为16.4个月（95%CI为12.7个月至"未达到"）[27]。2020年圣安东尼奥乳腺癌研讨会（San Antonio Breast Cancer Symposium，SABCS）会议上发布了DESTINY-Breast01临床试验更长时间的随访结果，相应患者的无进展生存期和缓解持续时间（DOR）分别延长至19.4个月和20.8个月[29]。值得指出的是，T-DXd似乎对脑转移患者也产生了效果，相应的客观缓解率为58.3%，中位无进展生存期为18.1个月，与全部入组患者的总体数据接近[30-31]。于脑部转移病灶可测量的患者，单次得到的中枢神经系统有效率为50%（14例患者中的7例有效）[30]。T-DXd的Ⅲ期DESTINY-Breast02试验（NCT03523585）对象是曾接受T-DM1治疗、不能根治性切除并且（或者）发生了转移的HER2阳性乳腺癌

表5-2 T-DXd药物关键性临床试验的信息汇总

试验	阶段	患者	研究组	对照组	结局
DESTINY-Breast01[27]	II期	HER2阳性转移性乳腺癌患者，曾接受T-DM1的治疗	T-DXd	无	客观缓解率61.4%，疾病控制率90.8%，中位无进展生存期19.4个月，中位缓解持续时间20.8个月，中位首次起效时间为治疗后的1.6个月
DESTINY-Breast02（NCT03523585）	III期	HER2阳性转移性乳腺癌患者，曾接受T-DM1的治疗	T-DXd	TPC（HX或LX）	—
DESTINY-Breast03（NCT03529110）[28]	III期	HER2阳性转移乳腺癌患者，曾接受曲妥珠单抗和紫杉烷类药物的治疗	T-DXd	T-DM1	中位无进展生存期分别为未达到（T-DXd）和6.8个月（T-DM1）（风险比为0.284，$P=7.8 \times 10^{-22}$）
DESTINY-Breast09（NCT04784715）	III期	HER2阳性转移性乳腺癌患者，此前未接受化疗或以HER2为靶标的治疗	T-DXd；T-DXd+P	HP+T	—
DESTINY-Breast05（NCT04622319）	III期	HER2阴性早期乳腺癌患者，残存有侵袭性病灶	T-DXd	T-DM1	—
DESTINY-Breast04（NCT03734029）	III期	HER2低表达乳腺癌患者，不能根治性切除，并且（或者）发生了转移	T-DXd	TPC（卡培他滨、艾立布林、吉西他滨、紫杉醇或白蛋白结合型紫杉醇）	—
DESTINY-Breast06（NCT04494425）	III期	HER2低表达、激素受体阳性的乳腺癌患者，在转移期接受内分泌治疗后发生了进展	T-DXd	TPC（卡培他滨、紫杉醇或白蛋白结合型紫杉醇）	—

注：T-DXd，曲妥珠单抗-德鲁替康（trastuzumab deruxtecan）；T-DM1，恩美曲妥珠单抗（trastuzumab emtansine）；TPC，医生选择的治疗方案；P，帕妥珠单抗（pertuzumab）；H，曲妥珠单抗（trastuzumab）；T，紫杉烷（taxane）。

患者，目标是评价T-DXd方案和标准治疗方案的疗效差异，采用的终点是无进展生存期。这一项试验将带来确定性的结果。

　　近期还报道了T-DXd与T-DM1方案的一项头对头研究（DESTINY-Breast03，NCT03529110）。该研究以曾接受曲妥珠单抗联合紫杉烷类药物的治疗、现处于晚期/转移阶段的患者为对象，发现采用T-DXd方案治疗的患者的无进展生存期延长[28]，无进展生存期结果的风险比为0.284（$P=7.8\times10^{-22}$）；T-DXd组和T-DM1组患者的中位无进展生存期分别为"未达到"和6.8个月。中期分析发现，相应患者的总生存期表现出明显改善的趋势。T-DXd组和T-DM1组患者的12个月总生存率分别为94.1%（95%CI为90.3%~96.4%）和85.9%（95%CI为80.9%~89.7%），风险比为0.5546（95%CI为0.3587~0.8576；$P=0.0072$，未超过预先确定的显著性边界）。值得注意的是，肺毒性是与T-DXd相关的一项重大安全问题。相较于先前报道的2.7%的5级间质性肺疾病（interstitial lung disease，ILD）发生率[29]，在DESTINY-Breast03试验中未报道4、5级的间质性肺疾病事件[28]。对这一情况认识度的提高及更早线治疗方案的采用可能有助于降低与T-DXd相关间质性肺疾病的发生风险。尽管如此，仍应密切监测并主动干预肺部的不良事件，以期避免在临床实践中出现任何的不良反应。

　　T-DXd更优的疗效得益于以下3个因素。该偶联物所携带的可透过膜的载药分子具有较强的旁观者杀伤效应，这样就增强了T-DXd对无HER2表达或表达水平较弱/一般的肿瘤细胞的杀伤活性[8,10]。此外，具有肿瘤特异性的多肽连接子和具有位点特异性的偶联物有助于实现更均一的负载和更高的药物-抗体比，从而确保能将更多的载药分子输送至HER2阳性肿瘤细胞，也能获得稳定的药代动力学特性（有助于在长期治疗中维持协同作用）。最后，T-DXd不仅在分子偶联后依然保留曲妥珠单抗的功能，而且在临床给药剂量方面也满足了需要[27]。

　　对于在接受了标准方案的初始治疗后发生了疾病进展的HER2阳性转移性乳腺癌患者，仍然需要新的治疗方法。上述临床试验的结果有望改变HER2阳性转移性乳腺癌的二线治疗标准方案。此外，对于HER2阳性早期和晚期乳腺癌患者，都有正在进行的随机化Ⅲ期临床试验，以期了解T-DXd是否会带来不同的治疗获益（相较于其他已获批的抗HER2标准治疗药物）。

　　DESTINY-Breast09（NCT04784715）是一项Ⅲ期临床试验，对象是此前未接受化疗或HER2靶向治疗的HER2阳性乳腺癌患者，目标是评价T-DXd单独使用或与帕妥珠单抗联合使用时的疗效和安全性，以及与一线治疗标准方案（帕妥珠单抗、曲妥珠单抗和紫杉烷类药物）的疗效和安全性的比较。DESTINY-Breast05（NCT04622319）是一项Ⅲ期的随机性开放标签研究，对象是接受了新辅助治疗之后在乳房或腋窝淋巴结中残留侵袭性病灶的高危HER2阳性乳腺癌患者，目标是评价T-DXd和T-DM1方案在无浸润性疾病生存指标上的差异。

T-DXd有着较高的药物-抗体比，可以向HER2阳性的细胞输运更多的载药分子，特别是HER2表达水平较低或一般的细胞[8]。由于T-DXd具有旁观者杀伤效应，T-DXd对HER2低表达或HER2异质性的乳腺癌也有着更好的临床活性，也能确保较好的治疗安全性[10]。在临床前试验中，T-DXd对HER2低表达的肿瘤（IHC 1+或者IHC 2+，且ISH-）或HER2阳性的肿瘤都具有抑制作用。J101是一项Ⅰb期试验，旨在评价T-DXd对HER2低表达转移性乳腺癌的治疗安全性和有效性，结果是对于曾接受大量治疗的患者，T-DXd实现了37.0%（95%CI为24.3%~51.3%）的客观缓解率，以及10.4个月的中位缓解持续时间[32]。在此之后进行的两项Ⅲ期临床试验则以HER2低表达的患者群为对象。

DESTINY-Breast04试验（NCT03734029）的研究对象是不能根治性切除和/或发生了转移的HER2低表达乳腺癌患者，目标是考察T-DXd方案和医生选择的治疗方案（TPC）（卡培他滨、艾立布林、吉西他滨、紫杉醇或白蛋白结合型紫杉醇）之间的差异。与此同时，正在进行的DESTINY-Breast06试验（NCT04494425）的对象是处于转移治疗阶段、在接受内分泌治疗后疾病发生进展的HER2低表达且激素受体（HR）阳性的乳腺癌患者，目标是评价T-DXd方案与研究人员自选的化疗方案之间的差异。对于前期接受多线治疗、现已发生疾病进展的HER2低表达晚期乳腺癌患者，该项研究的结果可以求证T-DXd方案能否成为一种新的靶向治疗手段。

（三）戈沙妥珠单抗

戈沙妥珠单抗（sacituzumab govitecan，SG）是一种靶向TROP-2 ADC。SN-38是喜树碱、伊立替康（irinotecan）和一种中等毒性载药分子的活性代谢物，通过一种可断裂且稳定度中等的连接子将其与人源化的抗TROP-2单克隆抗体hRS7 IgG1k进行偶联[6-7]。笔者对SG的关键性试验研究进行了汇总（表5-3）。

对于不能根治性切除、局部发生了进展或转移的三阴性乳腺癌晚期患者，得益于Ⅲ期ASCENT试验的结果（相较于单一的化疗药物，接受SG治疗的三阴性乳腺癌患者在无进展生存期和总生存期上有了显著的延长）[33]，该种药物已获批用于该类患者后续的治疗。在针对脑转移患者开展的探索性分析中，SG组患者的无进展生存期为2.8个月（95%CI为1.5~3.9个月），优于医生选择的治疗方案（TPC）组患者的无进展生存期1.6个月（95%CI为1.3~2.9个月），但两组患者的客观缓解率（SG组和TPC组分别为3%和0）或中位总生存期（SG组和TPC组分别为6.8个月和7.5个月）却几乎相同[36]。对于HER2阴性脑转移乳腺癌

表5-3　SG关键性试验研究的汇总

试验	阶段	患者	研究组	对照组	结局
ASCENT[33]	III期	发生了转移的三阴性乳腺癌患者，曾接受某种紫杉烷类药物的治疗	SG	TPC（艾立布林、长春瑞滨、卡培他滨或吉西他滨）	中位无进展生存期分别为5.6个月（SG）和1.7个月（TPC）（风险比为0.41，$P<0.001$）；中位总生存期分别为12.1个月（SG）和6.7个月（TPC）（风险比为0.48，$P<0.001$）；客观缓解率分别为35%（SG）和5%（TPC）
TROPiCS-02（NCT03901339）	III期	激素受体阳性、HER2阴性的转移性乳腺癌患者，此前至少有两种化疗方案无效	SG	TPC（艾立布林、卡培他滨、吉西他滨或长春瑞滨）	—
GBG102 SASCIA（NCT04595565）[34]	III期	HER2阴性早期乳腺癌患者，在接受了新辅助治疗后存在残留病灶	SG	TPC（卡培他滨或含铂化疗）	—
Saci-IO TNBC（NCT04468061）[35]	II期	PD-L1阴性的转移性三阴性乳腺癌患者，之前未接受过治疗	SG联合帕博利珠单抗（pembrolizumab）	SG	—

注：SG，戈沙妥珠单抗（sacituzumab govitecan）；TPC，医生选择的治疗方案。

患者，后续的SG方案临床研究为NCT04647916。

还有更多的试验（NCT03901339、NCT04595565及NCT04468061）对SG在乳腺癌其他阶段治疗中的使用进行了评估。

IMMU-132-01是一项 I / II 期的篮子试验，其结果表明，对于此前接受大量治疗、激素受体（HR）阳性、HER2阴性的转移性乳腺癌患者，SG药物表现出了较有潜力的疗效[37]。III期TROPiCS-02研究（NCT03901339）以激素受体（HR）阳性、HER2阴性的转移性乳腺癌患者为对象，旨在对SG方案和TPC之间的差异进行评价。符合纳入条件的患者须此前接受至少2种但不超过4种的转移性乳腺癌系统性化疗，包括在任何治疗阶段中至少接受过一种紫杉烷类药物的治疗、在任何治疗阶段中至少接受过一种内分泌治疗、在任何治疗阶段中至少接受过一种CDK4/6抑制剂的治疗。按1∶1的比例将患者随机分入SG治疗组或单种标准治疗药物（艾立布林、卡培他滨、吉西他滨或长春瑞滨）的TPC组。该研究的主要终点是无进展生存期和总体缓解率。

在接受了新辅助治疗后依然残留病灶的HER2阴性早期乳腺癌患者是会对初始治疗方案产生耐药并具有高复发风险的代表性群体。SG有望改善这些患者的预后。SASCIA（NCT04595565）是一项正在进行的III期临床试验[34]，招募的对象是在接受了紫杉烷类药物的新辅助治疗后依然残留病灶且复发风险高的HER2阴性乳腺癌患者。对存在残留病灶的判断标准是接受新辅助治疗之后激素受体阴性并且存在>ypT1mi的残留侵袭性病灶，或者是激素受体阳性且CPS（临床和治疗后病理阶段）+ EG（雌激素受体状态和等级）评分≥3（或CPS+EG评分为2且ypN+）。按1∶1的比例将患者随机分入SG治疗组（接受8个周期的治疗）或TPC组（卡培他滨或铂类药物的化疗）。主要终点是无浸润性疾病生存率。

SG药物在临床前试验中表现出与PD-1/PD-L1抗体的协同效应[35]。Saci-IO TNBC（NCT04468061）是一项多中心的1∶1随机II期临床试验，纳入的是在转移阶段时还未接受治疗的PD-L1阴性转移性乳腺癌患者，研究的问题是帕博利珠单抗和SG联用是否可以延长患者的无进展生存期。

（四）正在临床开发阶段、有望应用于乳腺癌治疗的其他抗体药物偶联物

除了上文论述已获批的抗HER2 ADC和抗TROP-2 ADC外，本节还列出了用于乳腺癌治疗的几种新型ADC（表5-4）。

对于以HER2为靶点的ADC，不同临床试验的数据代表了不同的结果。BAT8001[38]是以HER2阳性细胞为靶标的一种ADC，由曲妥珠单抗的生物类似物与药物-连接子Batansine偶联构成（有些类似于T-DM1的结构）。然而，对于接受过曲妥珠单抗和紫杉烷类药物方案治疗但发生了进展的HER2阳性转移

表5-4 正在进行临床试验的乳腺癌治疗用ADC新药

抗HER2的ADC试验

试验	阶段	患者	研究组	对照组	结局
BAT-8001-001-CR（NCT04189211）[38]	I期	HER2阳性转移性乳腺癌患者	BAT8001	—	客观缓解率为41.4%（95%CI为23.5%~61.1%）；疾病控制率为82.8%（95%CI为64.2%~94.2%）
BAT-8001-002-CR（NCT04185649）[39]	III期	HER2阳性转移性乳腺癌患者，此前接受曲妥珠单抗治疗但发生了进展	BAT8001	L+X	报告为试验失败
C001 CANCER（NCT02881138）；C003 CANCER（NCT03052634）[40]	I B期	HER2阳性和HER2低表达的转移性乳腺癌患者	RC48	无	HER2阳性亚组：2.0 mg/kg，2周给药1次（Ⅲ期的推荐剂量），客观缓解率为42.9%（9/21），中位无进展生存期为5.7个月。HER2低表达组：客观缓解率为39.6%（19/48），中位无进展生存期为5.7个月
RC48-C006（NCT03500380）	II／III期	HER2阳性转移性乳腺癌，既往紫杉烷类药物和曲妥珠单抗治疗失败，有或没有肝转移	RC48	L+X	—
RC48-C012（NCT04400695）	III期	HER2低表达的转移性乳腺癌患者，此前接受一、二线的化疗	RC48	医生选择的治疗方案	—
SYD985.001（NCT02277717）[41]	I期	HER2阳性转移性乳腺癌患者，此前接受标准推荐方案的治疗但发生了进展	SYD985	无	HER2阳性组：客观缓解率为33%（16/48），中位无进展生存期为9.4个月。HER2低表达/激素受体阳性组：客观缓解率为27%（8/30），中位无进展生存期为4.1个月。HER2低表达/三阴性乳腺癌组：客观缓解率为40%（6/15），中位无进展生存期为4.4个月
TULIP（NCT03262935）[42]	III期	HER2阳性，二线或后线治疗的转移性乳腺癌患者	SYD985	医生选择的治疗方案	中位无进展生存期分别为7.0个月（SYD985）和4.9个月（医生选择的治疗方案）（风险比为0.64，P=0.002）

续表5-4

试验	阶段	患者	研究组	对照组	结局
CTR20171162[43]	I期	HER2阳性乳腺癌转移患者	ARX788	无	HER2阳性乳腺癌转移患者队列，1.5 mg/kg，3周给药1次，客观缓解率为68.4%（13/19），中位无进展生存期为"未达到"
ZMC-ARX788-211（CTR20200713）[44]	II/III期	HER2阳性MBC≥1L	ARX788	L+X	—
KL166-I-01-CTP（CTR20181301）[45]	I期	HER2阳性、存在局部晚期或转移性的实体瘤患者	A166	无	客观缓解率：4.8 mg/kg队列为59.1%（13/22），6.0 mg/kg队列为71.4%（10/14）
KL166-II-02（CTR20212088）	II期	HER2阳性、二线或后线治疗的转移性乳腺癌患者	A166	无	正在进行中，A166给药剂量为4.8 mg/kg，3周给药1次
其他靶点的ADC的临床试验					
TROPION-PanTumor01（NCT03401385）[46]	I期	转移性乳腺癌患者，此前接受标准方案的治疗但很快发生了进展	Dato-DXd	无	转移性三阴性乳腺癌患者队列：客观缓解率为43%（9/21），疾病控制率为95%（20/21）
U31402-A-J101（NCT02980341）[47]	I/II期	表达HER3的转移性三阴性乳腺癌患者	HER3-DXd	无	表达HER3的转移性三阴性乳腺癌患者：客观缓解率为33%（7/21），疾病控制率为95%（20/21）
SGNLVA-002（NCT03310957）[48]	IB/II期	转移性三阴性乳腺癌患者，此前未接受治疗	Ladiratuzumab vedotin（SGN-LIV1A）	无	客观缓解率为54%（14/26）

注：MBC，转移性乳腺癌；CI，置信区间；L，拉帕替尼（lapatinib）；X，卡培他滨（capecitabine）；RC48，维迪西妥单抗（disitamab vedotin）；SYD985，trastuzumab duocarmazine；Dato-DXd，datopotamab deruxtecan或DS-1062；HER3-DXd，patritumab deruxtecan或U3-1402；1L，一线治疗。

性乳腺癌患者，BAT8001（相较于拉帕替尼联合卡培他滨的方案）并没有达到更优的无进展生存期（主要终点）[39]。这一结果再次体现了上一代ADC的局限性。在ADC维迪西妥单抗（disitamab vedotin，RC48）中，平均每个抗HER2的人源化单克隆抗体（disitamab）与4个甲基澳瑞他汀E（monomethyl auristatin E）药物活性分子偶联（药物–抗体比为4），两者间的连接子可在蛋白酶的作用下发生断裂[40]。RC48已被批准用于HER2阳性胃癌的治疗，要求是患者此前接受二线化疗[49]。最近，在对两项Ⅰ期临床试验（NCT02881138和NCT03052634）进行了汇总分析后，研究人员发现ADC RC48有望对HER2阳性和HER2低表达的乳腺癌发挥治疗作用[40]。Ⅱ/Ⅲ期试验（NCT03500380/NCT04400695）皆在探索ADC RC48在晚期乳腺癌治疗中的有效性和安全性。最近还报道了其他ADC的初步试验结果[41-45]。

在ADC Datopotamab deruxtecan（Dato-DXd，DS-1062）中，稳定的四肽基可断裂连接子将人源化的抗TROP-2 IgG1单克隆抗体与载药分子（强效的拓扑异构酶Ⅰ抑制剂DXd）偶联起来[46]。TROPION-PanTumor01研究中三阴性乳腺癌转移患者的初步结果令人振奋，Dato-DXd表现出了很高的抗肿瘤活性，客观缓解率为43%，疾病控制率为95%，并且对难治性的三阴性乳腺癌转移患者也具有可控的安全性。

此外，以不同抗原为靶标的应用于乳腺癌治疗的潜在ADC也处于研发阶段[47-48]。

三、未来展望

这些新型ADC的成功开发改变了乳腺癌的临床实践。对于乳腺癌的治疗而言，无论是作为转移时的姑息治疗方案还是作为辅助治疗阶段的升级治疗方案，T-DM1都体现了相应的价值。T-DXd的疗效结果刷新了纪录，已被迅速转化为临床治疗方案，并且研究者正在探索在早期治疗阶段（一线治疗和新辅助/辅助治疗）使用这种偶联药物（有望取代或部分取代帕妥珠单抗联合曲妥珠单抗的方案）。T-DXd对HER2低表达乳腺癌的疗效结果也让我们看到了希望，如果其疗效在临床试验中被证实，那么这种药物就将开启HER2低表达乳腺癌治疗的新时代。以乳腺癌中的TROP-2和其他抗原为靶标的多个新型ADC也正在开发，它们在临床试验中取得的疗效也让我们有了更大的期待。我们正在迎接以ADC治疗乳腺癌的新时代，ADC将为乳腺癌患者带来更多的治疗机会和临床获益。

参考文献

[1]　Schwartz R S. Paul Ehrlich's magic bullets[J]. N Engl J Med, 2004, 350(11): 1079-1080.

[2]   Ford C H, Newman C E, Johnson J R, et al. Localisation and toxicity study of a vindesine-anti-CEA conjugate in patients with advanced cancer[J]. Br J Cancer, 1983, 47(1): 35-42.

[3]   Tsuchikama K, An Z. Antibody-drug conjugates: recent advances in conjugation and linker chemistries[J]. Protein Cell, 2018, 9(1): 33-46.

[4]   Drago J Z, Modi S, Chandarlapaty S. Unlocking the potential of antibody-drug conjugates for cancer therapy[J]. Nat Rev Clin Oncol, 2021, 18(6): 327-344.

[5]   Sun X, Ponte J F, Yoder N C, et al. Effects of Drug-Antibody Ratio on Pharmacokinetics, Biodistribution, Efficacy, and Tolerability of Antibody-Maytansinoid Conjugates[J]. Bioconjug Chem, 2017, 28(5): 1371-1381.

[6]   Starodub A N, Ocean A J, Shah M A, et al. First-in-Human Trial of a Novel Anti-Trop-2 Antibody-SN-38 Conjugate, Sacituzumab Govitecan, for the Treatment of Diverse Metastatic Solid Tumors[J]. Clin Cancer Res, 2015, 21(17): 3870-3878.

[7]   Goldenberg D M, Sharkey R M. Antibody-drug conjugates targeting TROP-2 and incorporating SN-38: A case study of anti-TROP-2 sacituzumab govitecan[J]. MAbs, 2019, 11(6): 987-995.

[8]   Ogitani Y, Aida T, Hagihara K, et al. DS-8201a, A Novel HER2-Targeting ADC with a Novel DNA Topoisomerase I Inhibitor, Demonstrates a Promising Antitumor Efficacy with Differentiation from T-DM1[J]. Clin Cancer Res, 2016, 22(20): 5097-5108.

[9]   Junttila T T, Li G, Parsons K, et al. Trastuzumab-DM1 (T-DM1) retains all the mechanisms of action of trastuzumab and efficiently inhibits growth of lapatinib insensitive breast cancer[J]. Breast Cancer Res Treat, 2011, 128(2): 347-356.

[10]   Ogitani Y, Hagihara K, Oitate M, et al. Bystander killing effect of DS-8201a, a novel anti-human epidermal growth factor receptor 2 antibody-drug conjugate, in tumors with human epidermal growth factor receptor 2 heterogeneity[J]. Cancer Sci, 2016, 107(7): 1039-1046.

[11]   Gonzalez-Angulo A M, Litton J K, Broglio K R, et al. High risk of recurrence for patients with breast cancer who have human epidermal growth factor receptor 2-positive, node-negative tumors 1 cm or smaller[J]. J Clin Oncol, 2009, 27(34): 5700-5706.

[12]   Onitilo A A, Engel J M, Greenlee R T, et al. Breast cancer subtypes based on ER/PR and Her2 expression: comparison of clinicopathologic features and survival[J]. Clin Med Res, 2009, 7(1-2): 4-13.

[13]   Slamon D J, Clark G M, Wong S G, et al. Human breast cancer: correlation of relapse and survival with amplification of the HER-2/neu oncogene[J]. Science, 1987, 235(4785): 177-182.

[14]   Keam S J. Trastuzumab Deruxtecan: First Approval[J]. Drugs, 2020, 80(5): 501-508.

[15]   Goldenberg D M, Cardillo T M, Govindan S V, et al. Trop-2 is a novel target for solid cancer therapy with sacituzumab govitecan (IMMU-132), an antibody-drug conjugate (ADC)[J]. Oncotarget, 2015, 6(26): 22496-22512.

[16]   Lewis Phillips G D, Li G, Dugger D L, et al. Targeting HER2-positive breast cancer with trastuzumab-DM1, an antibody-cytotoxic drug conjugate[J]. Cancer Res, 2008, 68(22): 9280-9290.

[17]   Verma S, Miles D, Gianni L, et al. Trastuzumab emtansine for HER2-positive advanced breast cancer[J]. N Engl J Med, 2012, 367(19): 1783-1791.

[18]   Krop I E, Kim S B, Martin A G, et al. Trastuzumab emtansine versus treatment of physician's

choice in patients with previously treated HER2-positive metastatic breast cancer (TH3RESA): final overall survival results from a randomised open-label phase 3 trial[J]. Lancet Oncol, 2017,18(6):743-754.

[19] von Minckwitz G, Huang C S, Mano M S, et al. Trastuzumab Emtansine for Residual Invasive HER2-Positive Breast Cancer[J]. N Engl J Med,2019,380(7):617-628.

[20] Perez E A, Barrios C, Eiermann W, et al. Trastuzumab Emtansine With or Without Pertuzumab Versus Trastuzumab Plus Taxane for Human Epidermal Growth Factor Receptor 2-Positive, Advanced Breast Cancer: Primary Results From the Phase III MARIANNE Study[J]. J Clin Oncol,2017,35(2):141-148. Erratum in: J Clin Oncol,2017,35(20): 2342. J Clin Oncol,2019,37(4):358.

[21] Hurvitz S A, Martin M, Symmans W F, et al. Neoadjuvant trastuzumab, pertuzumab, and chemotherapy versus trastuzumab emtansine plus pertuzumab in patients with HER2-positive breast cancer (KRISTINE): a randomised, open-label, multicentre, phase 3 trial[J]. Lancet Oncol,2018,19(1):115-126.

[22] Harbeck N, Im S A, Barrios C H, et al. Primary analysis of KAITLIN: A phase III study of trastuzumab emtansine (T-DM1) + pertuzumab versus trastuzumab + pertuzumab + taxane, after anthracyclines as adjuvant therapy for high-risk HER2-positive early breast cancer (EBC) [J]. J Clin Oncol,2020,38(suppl 15):500.

[23] Patel T A, Ensor J E, Creamer S L, et al. A randomized, controlled phase II trial of neoadjuvant ado-trastuzumab emtansine, lapatinib, and nab-paclitaxel versus trastuzumab, pertuzumab, and paclitaxel in HER2-positive breast cancer (TEAL study)[J]. Breast Cancer Res,2019,21(1):100.

[24] Tolaney S M, Tayob N, Dang C, et al. Adjuvant Trastuzumab Emtansine Versus Paclitaxel in Combination With Trastuzumab for Stage I HER2-Positive Breast Cancer (ATEMPT): A Randomized Clinical Trial[J]. J Clin Oncol,2021,39(21):2375-2385.

[25] Ruddy K J, Zheng Y, Tayob N, et al. Chemotherapy-related amenorrhea (CRA) after adjuvant ado-trastuzumab emtansine (T-DM1) compared to paclitaxel in combination with trastuzumab (TH) (TBCRC033: ATEMPT Trial)[J]. Breast Cancer Res Treat,2021,189(1): 103-110.

[26] Nakada T, Sugihara K, Jikoh T, et al. The Latest Research and Development into the Antibody-Drug Conjugate, [fam-] Trastuzumab Deruxtecan (DS-8201a), for HER2 Cancer Therapy[J]. Chem Pharm Bull (Tokyo),2019,67(3):173-185.

[27] Modi S, Saura C, Yamashita T, et al. Trastuzumab Deruxtecan in Previously Treated HER2-Positive Breast Cancer[J]. N Engl J Med,2020,382(7):610-621.

[28] Cortés J, Kim S B, Chung W P, et al. LBA1 - Trastuzumab deruxtecan (T-DXd) vs trastuzumab emtansine (T-DM1) in patients (Pts) with HER2+ metastatic breast cancer (mBC): Results of the randomized phase III DESTINY-Breast03 study[J]. Ann Oncol,2021, 32(suppl 5):S1287-S1288.

[29] Modi S, Saura C, Yamashita T, et al. Abstract PD3-06: Updated results from DESTINY-breast01, a phase 2 trial of trastuzumab deruxtecan (T-DXd) in HER2 positive metastatic breast cancer[J]. Cancer Res,2021,81(suppl 4):PD3-06.

[30] Jerusalem G H M, Park Y H, Yamashita T, et al. Trastuzumab deruxtecan (T-DXd) in patients

with HER2+ metastatic breast cancer with brain metastases: A subgroup analysis of the DESTINY-Breast01 trial[J]. J Clin Oncol, 2021, 39(suppl 15): 526.

[31] Jerusalem G, Park Y H, Yamashita T, et al. 138O CNS metastases in HER2-positive metastatic breast cancer treated with trastuzumab deruxtecan: DESTINY-Breast01 subgroup analyses[J]. Ann Oncol, 2020, 31(suppl 2): S63-S64.

[32] Modi S, Park H, Murthy R K, et al. Antitumor Activity and Safety of Trastuzumab Deruxtecan in Patients With HER2-Low-Expressing Advanced Breast Cancer: Results From a Phase Ib Study[J]. J Clin Oncol, 2020, 38(17): 1887-1896.

[33] Bardia A, Hurvitz S A, Tolaney S M, et al. Sacituzumab Govitecan in Metastatic Triple-Negative Breast Cancer[J]. N Engl J Med, 2021, 384(16): 1529-1541.

[34] Marmé F, Stickeler E, Furlanetto J, et al. Phase III postneoadjuvant study evaluating sacituzumab govitecan, an antibody drug conjugate in primary HER2-negative breast cancer patients with high relapse risk after standard neoadjuvant treatment: SASCIA[J]. J Clin Oncol, 2021, 39(suppl 15): TPS602.

[35] Garrido-Castro A C, Keenan T E, Li T, et al. Saci-IO TNBC: Randomized phase II trial of sacituzumab govitecan (SG) +/- pembrolizumab in PD-L1– metastatic triple-negative breast cancer (mTNBC)[J]. J Clin Oncol, 2021, 39(suppl 15): TPS1106.

[36] Diéras V, Weaver R, Tolaney S M, et al. Abstract PD13-07: Subgroup analysis of patients with brain metastases from the phase 3 ASCENT study of sacituzumab govitecan versus chemotherapy in metastatic triple-negative breast cancer[J]. Cancer Res, 2021, 81(suppl 4): PD13-07.

[37] Kalinsky K, Diamond J R, Vahdat LT, et al. Sacituzumab govitecan in previously treated hormone receptor-positive/HER2-negative metastatic breast cancer: final results from a phase I/II, single-arm, basket trial[J]. Ann Oncol, 2020, 31(12): 1709-1718.

[38] Hong R, Xia W, Wang L, et al. Safety, tolerability, and pharmacokinetics of BAT8001 in patients with HER2-positive breast cancer: An open-label, dose-escalation, phase I study[J]. Cancer Commun (Lond), 2021, 41(2): 171-182.

[39] Bio-Thera Solutions, Ltd. Voluntary disclosure of informative announcements regarding the progress of BAT8001 clinical trials[Z/OL]. https://www.biothera.com/uploads/soft/210208/3-21020Q61357.pdf.

[40] Wang J, Liu Y, Zhang Q, et al. RC48-ADC, a HER2-targeting antibody-drug conjugate, in patients with HER2-positive and HER2-low expressing advanced or metastatic breast cancer: A pooled analysis of two studies[J]. J Clin Oncol, 2021, 39(suppl 15): 1022.

[41] Banerji U, van Herpen C M L, Saura C, et al. Trastuzumab duocarmazine in locally advanced and metastatic solid tumours and HER2-expressing breast cancer: a phase 1 dose-escalation and dose-expansion study[J]. Lancet Oncol, 2019, 20(8): 1124-1135.

[42] Manich C S, O'Shaughnessy J, Aftimos P G, et al. LBA15 - Primary outcome of the phase III SYD985.002/TULIP trial comparing [vic-] trastuzumab duocarmazine to physician's choice treatment in patients with pre-treated HER2-positive locally advanced or metastatic breast cancer[J]. Ann Oncol, 2021, 32(suppl 5): S1288.

[43] Hu X, Zhang J, Ji D, et al. A phase 1 study of ARX788, a HER2-targeting antibody-drug conjugate, in patients with metastatic HER2-positive breast cancer[J]. Cancer Res, 2020, 80

(suppl 4)：P1-18-6.

[44] Hu X，Zhang J，Wang L，et al. Abstract PS10-57：A randomized，multicenter，open-label phase II/III study of ARX788 vs Lapatinib and Capecitabine in patients with HER2- positive locally advanced or metastatic breast cancer (ZMC-ARX788-211)[J]. Cancer Res，2021，81(suppl 4)：PS10-57.

[45] Hu X，Zhang J，Liu R，et al. Phase I study of A166 in patients with HER2-expressing locally advanced or metastatic solid tumors[J]. J Clin Oncol，2021，39(suppl 15)：1024.

[46] Bardia A. LBA4-Datopotamab deruxtecan (Dato-DXd)，a TROP2-directed antibody-drug conjugate (ADC)，for triple-negative breast cancer (TNBC)：Preliminary results from an ongoing phase 1 trial[J]. Ann Oncol，2021，32(suppl 2)：S60-S78.

[47] Kogawa T，Yonemori K，Masuda N，et al. Single agent activity of U3-1402，a HER3-targeting antibody-drug conjugate，in breast cancer patients：Phase 1 dose escalation study[J]. J Clin Oncol，2018，36(suppl 15)：2512.

[48] Han H，Diab S，Alemany C，et al. Abstract PD1-06：Open label phase 1b/2 study of ladiratuzumab vedotin in combination with pembrolizumab for first-line treatment of patients with unresectable locally-advanced or metastatic triple-negative breast cancer[J]. Cancer Res，2020，80(suppl 4)：PD1-06.

[49] ADC Review Editorial Team. Chinese Regulator Conditionally Approves Disitamab Vedotin in Advanced or Metastatic Gastric Cancer[Z/OL]. https://www.adcreview.com/clinical-trials-update/chinese regulator-conditionally-approves-disitamab-vedotin-inadvanced-or-metastatic-gastric-cancer/.

（声明：本文英文原版首发于2021年10月，文中所涉药物研究进展如有变动，请以最新研究报道为准）

英文摘要

Current understandings and prospects of antibody-drug conjugates (ADCs) for the treatment of breast cancer:
a narrative review

Objective: To provide a review of the advances of antibody-drug conjugates (ADCs) for the treatment of breast cancer.

Background: The recent successes and approval of ADCs for hematologic malignancies and solid malignant tumor including breast cancer have transformed cancer therapy. By May 2021, 10 different ADCs have been approved by the USA FDA, among which three ADCs have been approved in breast cancer. Remarkably, the phenomenon of numerus successes with the next-generation ADCs in breast cancer, offers the prospect of completely shifting the paradigm of breast cancer treatment. Most anticipated is that these breakthroughs would ultimately translate to the benefit of patients.

Methods: A literature search was conducted for up-to-date publications and ongoing clinical trials of ADCs and breast cancer, and then the review report was developed. In the beginning of the report, a brief introduction of ADC was given in the perspective of structure and mechanism of action. Following which, the great advances of three approved ADCs were evoked, and the important value of these clinical trials was highlighted. Meanwhile, a list of several promising ADCs targeting human epidermal growth factor receptor 2 (HER2), trophoblast cell-surface antigen 2 (TROP-2) and beyond that have been under development for breast cancer therapy were provided. Finally, it is expected that these ADCs will enlighten the future of breast cancer treatment.

Conclusions: Herein, we present a brief overview of ADCs for breast cancer, with the understanding that novel ADCs will demonstrate great clinical value over the next few years.

Keywords: Human epidermal growth factor receptor 2 (HER2); trastuzumab emtansine (T-DM1); antibody-drug conjugate (ADC); sacituzumab govitecan; trastuzumab deruxtecan

扫码或通过下方链接阅读全文
https://dx.doi.org/10.21037/tbcr-21-30

第六章 基于新辅助治疗平台优化HER2阳性乳腺癌治疗的共识与争议

吴双伶，徐莹莹

中国医科大学附属第一医院乳腺外科

摘要： 人表皮生长因子受体2（HER2）阳性乳腺癌曾经是预后最差的肿瘤分子亚型。但在过去的20多年里，针对HER2靶点的药物研发取得了巨大进展，大分子单抗（如曲妥珠单抗、帕妥珠单抗）、小分子酪氨酸激酶抑制剂（如拉帕替尼、吡咯替尼、图卡替尼）、新型抗体药物偶联物（如T-DM1、T-DXd）显著改善了该亚型患者的预后，但伴随着不良反应及医疗成本的增加。对于早期HER2阳性乳腺癌需要了解疾病的分子本质及个体药物敏感信息，从而实现高效低毒的个体化治疗。采用以双靶向治疗为基础的新辅助治疗方案治疗HER2阳性乳腺癌，病理完全缓解（pCR）率为42%~68%。未达到病理学完全缓解（non-pCR）患者术后辅助T-DM1治疗可显著提高患者的无浸润性疾病生存率。这意味着通过新辅助治疗既可以达到优化局部手术的效果，又可以获得疗效及预后信息以指导后续辅助治疗，实现改善生存的目标，新辅助治疗已经成为该亚型乳腺癌优化治疗的平台。目前，相关指南推荐≥T2或≥N1的HER2阳性乳腺癌优选新辅助治疗。但在此过程中，依然存在一些争议性问题，这些争议源自临床试验自身的盲区，源自临床实践与临床试验的差别，源自中外医疗环境及诊疗流程的差异。本文将进行客观评述，以期对中国的HER2阳性乳腺癌临床诊疗实践有所裨益。

一、引言

人表皮生长因子受体2（HER2）阳性乳腺癌占浸润性乳腺癌的15%~20%，是一种高侵袭性分子亚型，与高复发风险和预后差相关[1]。近年来，多种HER2靶向药物获批上市，为该亚型患者提供了更多的治疗手段，优化了HER2阳性早期乳腺癌的治疗策略。针对低肿瘤负荷患者化疗降阶的APT研究[2]，针对中高复发风险患者靶向升阶的APHINITY和ExteNET研究[3-4]，都改变了HER2阳性乳腺癌辅助治疗策略。相较于辅助治疗，新辅助治疗模式对于优化HER2阳性乳腺癌个体化治疗更有优势。NeoSphere、PENOY、TRAIN-2和TRYPHAENA等研究[5-8]表明，以曲妥珠单抗（H）联合帕妥珠单抗（P）为基础的新辅助治疗方案，病理学完全缓解（pCR）为42%~68%，且HP双靶向辅助治疗方案在APHINITY研究中的获益夯实了生存证据，特别是对于淋巴结阳性的患者。目前，HP双靶向治疗联合化疗已经成为新辅助治疗标准方案。KATHERINE研究进一步证明，辅助T-DM1治疗可以减少新辅助残留病灶患者肿瘤复发和死亡的风险[9]。新辅助治疗平台不仅提供了升阶治疗的依据，还在化疗降阶方面开展了一系列研究，如ADAPT HR-/HER2+、PHERGain和CompassHER2研究[10-12]等，旨在实现治疗的优化。基于临床试验的转化研究也对甄选敏感人群、探寻早期预测分子等展开了研究，为HER2阳性乳腺癌精准治疗奠定了理论基础。HER2阳性早期乳腺癌新辅助治疗的理念及模式已形成共识，但在此过程中依然存在一些争议性问题。

二、在以HP双靶向治疗为基础的新辅助联合化疗方案中，"去蒽环"是否可行？

TCbHP*6是目前国内外指南均优先推荐的HER2阳性乳腺癌新辅助治疗方案。它相较于THP*4后续辅助AC*4方案，由于其在新辅助治疗期间治疗强度和长度的优势，获得了更高的pCR。TRAIN-2试验是首个评估无蒽环类药物化疗联合HP的新辅助Ⅲ期临床试验，在双靶向治疗基础上联合蒽环类药物并未使患者获益，无论是早期研究终点pCR，还是长期研究终点无事件生存率和总生存期（OS），TCbHP组3年无事件生存率达93%，这个数值也与KAITLIN研究[13]中AC-THP方案的3年无浸润性疾病生存率92%相近。TCbHP方案在KRISTINE及TRYPHAENA[14]研究中的3年无病生存率分别为94.2%和90%，几项新辅助治疗试验均证实了TCbHP在pCR与远期生存上的一致性。从另一个角度来看，高pCR意味着更少的未达到病理学完全缓解（non-pCR），意味着更少的后续强化治疗及药物毒性。同时，"去蒽环"方案的心脏安全性更优。

在2021年St.Gallen国际乳腺癌大会上，依然有53.85%的专家认为蒽环类药物对Ⅱ期淋巴结阳性患者是必要的，这种观点是从肿瘤负荷角度出发的；另有观点从肿瘤异质性的角度考量，强调蒽环类药物的价值，如在三阳性乳腺癌中有更高比例内生亚型为Luminal型的患者。相较于蒽环类药物，目前在研的一些临床试验提供了更为合理的解决策略。被称为靶向细胞毒性药物的新型抗体药物偶联物（ADC），如恩美曲妥珠单抗（T-DM1）可改善non-pCR患者的生存情况。第二代ADC药物曲妥珠单抗-德鲁替康（T-DXd），在药物结构上加以优化，不仅有可裂解的连接子、更有效的细胞毒性药物，还具有旁观者杀伤效应，在HER2阳性晚期乳腺癌二线治疗及HER2低表达人群中都展现出非凡的疗效，笔者对DESTINY-Breast05研究针对non-pCR患者采用T-DXd辅助强化治疗获益很是期待。对于三阳性乳腺癌，eMonarcHER研究中ET（内分泌治疗）+Abemaciclib辅助强化治疗的设计也较化疗更为合理。基于以上分析，在以HP双靶向治疗为基础的新辅助联合化疗方案中，"去蒽环"具有可行性。

三、以HP双靶向治疗为基础的新辅助治疗方案达pCR后的辅助治疗策略是什么?

在这个问题上，中外专家观点不一致。2021年St.Gallen早期乳腺癌共识投票中，对于初始cN0的患者，69.64%的专家赞同以HP双靶向治疗为基础的新辅助治疗方案达pCR后，辅助治疗降阶为H单靶向治疗；对于初始cN+的患者，更多专家支持继续HP双靶向辅助治疗。这一建议可能来自APHINITY研究，以HP双靶向治疗为基础的新辅助治疗方案较以H单靶向治疗为基础的辅助治疗方案在淋巴结阳性患者中有更大的获益，6年无浸润性疾病生存率HP双靶向组和H单靶向组分别为87.9% vs 83.4%，但在淋巴结阴性患者中无显著差异（95% vs 94.9%）。但这忽略了一个重要问题，APHINITY研究是手术后病理检查证实的淋巴结状态，而新辅助治疗基线淋巴结情况采用的是临床评估，仅有部分可疑淋巴结通过穿刺病理检查证实。临床诊断与病理诊断存在差异，超声检测腋窝淋巴结阳性的敏感性和特异性分别为49%~87%和55%~97%[15]。此外，在国内的临床实践中，行新辅助治疗患者的肿瘤负荷通常高于国外临床试验的入组人群的肿瘤负荷，所以cN0的低估风险也大大增加。另一方面，从生存数据来看，2019年SABCS会议上发布的一项Meta分析包含了HannaH、NeoSphere、TRYPHENA、BERENICE和KRISTINE研究，pCR患者在新辅助HP到辅助HP的3年无事件生存率为96.9%，远高于新辅助HP到辅助H的3年无事件生存率89.7%[16]。基于疗效及药物可及性、安全性等多重因素，中国临床肿瘤学会（CSCO）、中国抗癌协会乳腺癌专业委员会（CACA-CBCS）的乳腺癌诊疗指南均推荐以HP双靶向治疗为基础的新辅助方案达pCR后继续应用HP辅助治疗1年。

四、以HP双靶向治疗为基础的新辅助治疗后，non-pCR患者的辅助治疗策略是什么？

以HP双靶向治疗为基础的新辅助治疗后，non-pCR患者占30%~60%，预后不良[17]。KATHERINE研究提供了有效的解决方案，non-pCR患者应用T-DM1辅助治疗，3年无浸润性疾病生存率T-DM1显著高于曲妥珠单抗（88.3% *vs* 77.0%，*P*<0.001）。目前，T-DM1是国际指南推荐的标准辅助强化治疗方案。但在non-pCR患者中存在一部分肿瘤退缩良好的患者。例如，残留浸润性肿瘤<5 mm的患者，是否应该进行辅助T-DM1治疗，2021年St.Gallen专家组中有77.36%投了赞成票，但中国专家持不同意见。首先，从KATHERINE试验设计本身，仅有17.9%的患者接受了HP双靶向治疗，与H单靶向治疗组相比数量非常少。此外，在APHINITY研究中，淋巴结阳性患者应用HP辅助治疗方案获得了92%的3年无病生存期。但遗憾的是，目前尚无关于HP和T-DM1在残留病灶患者中的头对头研究，特别是那些新辅助治疗取得良好效果的患者。在安全性方面，KATHERINE研究中T-DM1组有更多的3级以上血小板降低和高血压发生的不良事件，在既往的报道中，亚裔患者使用T-DM1导致3级和4级血小板降低的发生率高于非亚裔患者[18]。HP方案在APHINITY研究中的不良事件与曲妥珠单抗相似。此外，帕妥珠单抗已获批进入国家医保药品目录，但T-DM1的高成本也限制了其在临床的应用。基于以上因素，《中国临床肿瘤学会（CSCO）乳腺癌诊疗指南2022》建议，对于新辅助治疗使用双靶向治疗的患者，若未达pCR，应合理选择后续治疗。在足够疗程的前提下，若肿瘤退缩明显（如Miller-Payne 3级或4级），专家组倾向继续使用双靶向治疗；若肿瘤退缩不明显（如Miller-Payne 1级或2级），则换用T-DM1。

五、HER2阳性乳腺癌新辅助治疗适应证拓展至T1c及以上是否合理？

2021年美国临床肿瘤学会（ASCO）的相关指南推荐HER2阳性乳腺癌T1c及以上进行新辅助治疗，的确这与很多新辅助试验的入组条件相吻合。但从临床实践角度出发，小肿瘤的评估准确性是一个问题。更重要的是，目前标准的双靶向双化疗方案对低肿瘤负荷患者可能造成过度治疗。一项针对淋巴结阴性小肿瘤患者的APT研究，采用TH方案辅助治疗，7年DFS为93.3%，其中T1c患者占41.6%。笔者认为只有以降阶治疗为目的的新辅助研究结果成熟后，才能扩大适应证。目前，CSCO及CACA-CBCS的乳腺癌诊疗指南均推荐T2及以上或N1及以上的HER2阳性乳腺癌优选新辅助治疗。

六、总结

在"后曲妥珠单抗时代"，HER2阳性乳腺癌的机遇和挑战并存，"后基因组时代"新辅助治疗的目的和流程也将发生改变。在"前基因组时代"，新辅助治疗试验探索的关键问题集中在识别活性药物，其中，HER2阳性乳腺癌走在各亚型的前列。"后基因组时代"将对疾病的分子本质进行深入剖析、寻找有效的疗效预测标志物。对于HER2阳性乳腺癌，将集中于识别与HER2直接相关的预测标志物，并超越HER2，即评估其他受体和/或配体（如HER3、EGFR、EGF、IGFR）、HER2下游信号通路（如PIK3CA/PTEN或RhoA）、与肿瘤基质相关的特征（如TIL或免疫相关信号），以及其他特异性变量（如HER2和/或Fcγ受体多态性的存在）。新辅助治疗后的设计也将通过优化远期生存替代终点，如采用RCB评估体系、结合ctDNA等全身性指标、应用空间转录组及单细胞测序等先进技术，更深入地探查肿瘤生物学及其微环境特征，从而更好地利用新辅助治疗平台，实现HER2阳性乳腺癌的优化治疗。

参考文献

[1] Krishnamurti U，Silverman J F. HER2 in breast cancer：a review and update[J]. Adv Anat Pathol，2014，21(2)：100-107.

[2] von Minckwitz G，Huang C S，Mano M S，et al. Trastuzumab Emtansine for Residual Invasive HER2-Positive Breast Cancer[J]. N Engl J Med，2019，380(7)：617-628.

[3] Cortazar P，Zhang L，Untch M，et al. Pathological complete response and long-term clinical benefit in breast cancer：the CTNeoBC pooled analysis[J]. Lancet，2014，384(9938)：164-172.

[4] Gianni L，Pienkowski T，Im Y H，et al. Efficacy and safety of neoadjuvant pertuzumab and trastuzumab in women with locally advanced，inflammatory，or early HER2-positive breast cancer (NeoSphere)：a randomised multicentre，open-label，phase 2 trial[J]. Lancet Oncol，2012，13(1)：25-32.

[5] Gianni L，Pienkowski T，Im Y H，et al. 5-year analysis of neoadjuvant pertuzumab and trastuzumab in patients with locally advanced，inflammatory，or early-stage HER2-positive breast cancer (NeoSphere)：a multicentre，open-label，phase 2 randomised trial[J]. Lancet Oncol，2016，17(6)：791-800.

[6] Shao Z，Pang D，Yang H，et al. Efficacy，Safety and Tolerability of Pertuzumab，Trastuzumab，and Docetaxel for Patients With Early or Locally Advanced ERBB2-Positive Breast Cancer in Asia：The PEONY Phase 3 Randomized Clinical Trial[J]. JAMA Oncol，2020，6(3)：e193692.

[7] von Minckwitz G，Procter M，de Azambuja E，et al. Adjuvant Pertuzumab and Trastuzumab in Early HER2-Positive Breast Cancer[J]. N Engl J Med，2017，377(2)：122-131.

[8] Piccart M，Procter M，Fumagalli D，et al. Adjuvant Pertuzumab and Trastuzumab in Early HER2-Positive Breast Cancer in the APHINITY Trial：6 Years' Follow-Up[J]. J Clin Oncol，2021，39(13)：1448-1457.

[9] Pérez-García J M，Gebhart G，Ruiz Borrego M，et al. Chemotherapy de-escalation using an 18F-FDG-PET-based pathological response-adapted strategy in patients with HER2-positive early breast cancer (PHERGain)：a multicentre，randomised，open-label，non-comparative，

phase 2 trial[J]. Lancet Oncol, 2021, 22(6): 858-871.

[10] van Ramshorst M S, van der Voort A, van Werkhoven E D, et al. Neoadjuvant chemotherapy with or without anthracyclines in the presence of dual HER2 blockade for HER2-positive breast cancer (TRAIN-2): a multicentre, open-label, randomised, phase 3 trial[J]. Lancet Oncol, 2018, 19(12): 1630-1640.

[11] van der Voort A, van Ramshorst M S, van Werkhoven E D, et al. Three-Year Follow-up of Neoadjuvant Chemotherapy With or Without Anthracyclines in the Presence of Dual ERBB2 Blockade in Patients With ERBB2-Positive Breast Cancer: A Secondary Analysis of the TRAIN-2 Randomized, Phase 3 Trial[J]. JAMA Oncol, 2021, 7(7): 978-984.

[12] Harbeck N, Im S A, Barrios C H, et al. Primary analysis of KAITLIN: A phase III study of trastuzumab emtansine (T-DM1) + pertuzumab versus trastuzumab + pertuzumab + taxane, after anthracyclines as adjuvant therapy for high-risk HER2-positive early breast cancer (EBC)[J]. J Clin Oncol, 2020, 38(suppl 15): 500.

[13] Schneeweiss A, Chia S, Hickish T, et al. Long-term efficacy analysis of the randomised, phase II TRYPHAENA cardiac safety study: Evaluating pertuzumab and trastuzumab plus standard neoadjuvant anthracycline-containing and anthracycline-free chemotherapy regimens in patients with HER2-positive early breast cancer[J]. Eur J Cancer, 2018, 89: 27-35.

[14] Schneeweiss A, Chia S, Hickish T, et al. Pertuzumab plus trastuzumab in combination with standard neoadjuvant anthracycline-containing and anthracycline-free chemotherapy regimens in patients with HER2-positive early breast cancer: a randomized phase II cardiac safety study (TRYPHAENA)[J]. Ann Oncol, 2013, 24(9): 2278-2284.

[15] Alvarez S, Añorbe E, Alcorta P, et al. Role of sonography in the diagnosis of axillary lymph node metastases in breast cancer: a systematic review[J]. AJR Am J Roentgenol, 2006, 186(5): 1342-1348.

[16] Swain S M, Macharia H, Cortes J, et al. Abstract P1-18-01: Risk of recurrence and death in patients with early HER2-positive breast cancer who achieve a pathological complete response (pCR) after different types of HER2-targeted therapy: A retrospective exploratory analysis[J]. Cancer Research, 2020, 80(suppl 4): P1-18-01.

[17] Takada M, Toi M. Neoadjuvant treatment for HER2-positive breast cancer[J]. Chin Clin Oncol, 2020, 9(3): 32.

[18] Diéras V, Harbeck N, Budd G T, et al. Trastuzumab emtansine in human epidermal growth factor receptor 2-positive metastatic breast cancer: an integrated safety analysis[J]. J Clin Oncol, 2014, 32(25): 2750-2757.

英文摘要

Optimizing HER2-positive breast cancer therapy through neoadjuvant platforms: controversies and concepts

Abstract: HER2-positive breast cancer is a highly aggressive subtype that once had a poor prognosis. While the last two decades have seen progress in multiple HER2-targeting agents that lead to improved patient outcomes, these benefits are accompanied by increased toxicity and great cost. In addition, as not all patients have the same risk of disease, individualized treatment regimens are required. Neoadjuvant therapy can allow surgical de-escalation while also providing efficacy and prognostic information, and for HER2-positive breast cancer, chemotherapy combined with dual HER2-blockade regimens can achieve 42–68% pathologic complete response (pCR) and translate to excellent outcomes. The KATHERINE study showed that adjuvant trastuzumab emtansine (T-DM1) ameliorated invasive disease-free survival (iDFS) significantly in patients with residual disease. However, the question remains as to whether treatment can be tailored for patients with pCR or early response, and several ongoing trials such as CompassHER2 and PHERGain are attempting to address this. Preoperative therapy is currently recommended by the American National Comprehensive Cancer Network (NCCN) and by Chinese Guidelines for HER2-positive breast cancer patients with ≥T2 or ≥N1. For now, we can call neoadjuvant therapy a promising platform for optimizing HER2-positive breast cancer treatment. However, it is an ongoing challenge to individualize management of anti-HER2 regimens, and this narrative review will discuss current trials and comment on several controversial topics based on therapeutic strategies and clinical practices in China.

Keywords: HER2-positive breast cancer; dual HER2-blockade therapy; adjuvant therapy

扫码或通过下方链接阅读全文
https://dx.doi.org/10.21037/tbcr-21-10

第七章　晚期乳腺癌"后TKI时代"抗HER2治疗策略的深入思考

边莉，李峰，江泽飞

中国人民解放军总医院第五医学中心肿瘤内科

　　乳腺癌治疗已经在分类治疗的基础上走向分层治疗。分层治疗是根据总体病情评估，对同一分子类型的患者在不同的治疗背景下进行分层次、精细化规划，且整体上布局合理，从而带给患者最大治疗获益。HER2阳性乳腺癌是从分类治疗到分层治疗策略的典型代表。

　　抗HER2靶向治疗显著改善了HER2阳性复发转移性乳腺癌患者的疗效和结局。（新）辅助治疗使用过曲妥珠单抗和紫杉类的患者，如果曲妥珠单抗治疗结束至出现复发转移的时间（无病间期）>12个月，曲妥珠单抗和紫杉醇再使用仍可能有较好的效果，因此一线治疗推荐曲妥珠单抗+帕妥珠单抗+紫杉类（THP）方案。此一线标准治疗方案确立的证据主要来自CLEOPATRA研究，该研究中使用THP方案治疗的患者的中位无进展生存期（mPFS）达到18.7个月[1]。

　　然而，对于曲妥珠单抗治疗失败的患者（辅助治疗期间或治疗结束12个月内出现复发转移），以及越来越多在（新）辅助治疗阶段使用过帕妥珠单抗的患者，均不适合在一线治疗时使用THP方案。综合考虑国内药物的可及性、疗效、患者经济情况、用药的便捷性等诸多因素，大多数医生会为患者选择抗HER2酪氨酸激酶抑制剂（TKI）+卡培他滨双口服方案。前期使用的TKI药物以拉帕替尼为主[2-4]。随后多项研究证实中国自主研发的TKI药物吡咯替尼疗效显著优于拉帕替尼[5-9]，2019年吡咯替尼进入国家医保药品目录。《中国临床肿瘤学会（CSCO）乳腺癌诊疗指南2020》将吡咯替尼+卡培他滨作为Ⅰ级推荐（1A类证据），成为曲妥珠单抗治疗失败患者的首选方案[10]；《人表皮生长因子受体2阳性乳腺癌临床诊疗专家共识（2021版）》推荐，对于曲妥珠单抗治疗失败的患者亦优先推荐吡咯替尼联合卡培他滨[11]。

抗HER2 TKI作为国内HER2阳性晚期乳腺癌患者二线治疗药物，这与国外的指南和共识有所差别。近年来，美国国立综合癌症网络（NCCN）指南[12]、美国临床肿瘤学会（ASCO）指南[13]、第6届ESO-ESMO晚期乳腺癌国际共识大会（ABC6）[14]一致推荐二线抗HER2标准治疗药物为抗体偶联药物（ADC）恩美曲妥珠单抗（T-DM1），证据主要来自EMILIA研究。在国内，由于T-DM1上市晚、价格贵、未纳入国家医保药品目录等因素，导致T-DM1的药物可及性差，其作为抗HER2二线治疗药物的使用率较低[15]。

随着抗HER2 TKI在晚期乳腺癌治疗中的使用占比的增加，我们面临着TKI治疗失败后方案选择的问题，何种方案是首选？如何做到优化？目前尚缺乏来自大型随机对照临床研究的高等级证据指导，而临床实践中TKI治疗失败的患者需要后线治疗。《中国临床肿瘤学会（CSCO）乳腺癌诊疗指南2022》首次提出HER2阳性晚期乳腺癌新的治疗分层——TKI治疗失败[16]，对于后线治疗无Ⅰ级推荐的，Ⅱ级推荐包括①抗HER2 ADC[如曲妥珠单抗-德鲁替康（T-DXd）（2A类证据）]，②曲妥珠单抗+帕妥珠单抗+其他（非紫杉类）化疗（2A类证据），③换用另一类TKI+化疗（2A类证据），④进入严格设计的临床研究；Ⅲ级推荐为其他未使用过的抗HER2靶向药物。推荐所依证据基于现有临床研究数据、真实世界研究的数据、《人表皮生长因子受体2阳性乳腺癌临床诊疗专家共识2021版》。

根据目前已有的研究证据，抗HER2 ADC应为TKI治疗失败患者首选的治疗药物。新一代ADC T-DXd具有卓越的疗效优势，2022年T-DXd获得NCCN、ASCO、ABC6等国际指南一致推荐，为优选的ADC药物。

在DESTINY-Breast01 Ⅱ期临床试验中，T-DXd在既往接受抗HER2治疗三线及以上治疗晚期乳腺癌患者中展现出显著疗效[17]。纳入的患者的复发转移阶段治疗中位线数为6（范围为二线至二十七线），50.5%的患者既往使用抗HER2-TKI，100%患者使用过T-DM1和曲妥珠单抗，帕妥珠单抗使用率为65.8%，中位随访时间20.5个月时，客观缓解率（ORR）为60.9%，疾病控制率（DCR）为97.3%，mPFS达19.4个月，中位总生存期（OS）达24.6个月[18]，T-DXd大幅度提升了既往多线治疗患者的疗效，包括TKI治疗失败的患者。

将新一代ADC T-DXd与上一代ADC T-DM1进行直接比较的DESTINY-Breast03 Ⅲ期临床试验评估了两者在既往曲妥珠单抗和紫杉类经治的HER2阳性晚期乳腺癌患者中的疗效和安全性。T-DXd组62.1%的患者用帕妥珠单抗治疗，16.1%的患者用TKI治疗。结果表明，与T-DM1组相比，T-DXd组可显著改善患者mPFS，降低疾病进展或死亡的风险。经盲态独立评审委员会（blinded independent central review，BICR）评估，两组的mPFS均未达到6.8个月，T-DXd组与T-DM1组的12个月无进展生存率分别为75.8% *vs* 34.1%

（HR=0.28，$P=7.8\times10^{-22}$）；T-DXd组和T-DM1组的mPFS分别为25.1个月 *vs* 7.2个月（HR=0.26，$P<0.001$）；T-DXd组和T-DM1组的12个月总生存率分别为94.1% *vs* 85.9%（HR=0.55，$P=0.007$）；T-DXd组和T-DM1组的ORR分别为79.7% *vs* 34.2%[19]。DESTINY-Breast03研究结果以强有力的证据证实T-DXd超越T-DM1，成为抗HER2新的标准治疗药物。尽管纳入的患者既往经TKI治疗的比例较低，但从总体结果可以看出，T-DXd是TKI治疗失败患者值得尝试的后线治疗药物。

DESTINY-Breast03研究纳入的亚洲人群占总入组人群的59%（*n*=309），T-DXd组22.8%患者接受过TKI治疗。T-DXd组相比T-DM1组显示出更大的PFS获益，经BICR评估两组的mPFS均未达到5.6个月，T-DXd组与T-DM1组的12个月无进展生存率分别为72.6% *vs* 26.0%（HR=0.27）；研究者评估的T-DXd组和T-DM1组的mPFS分别为25.1个月 *vs* 7.0个月（HR=0.26）；T-DXd组和T-DM1组的12个月总生存率分别为91.6% *vs* 81.0%（HR=0.51）[20]。表明T-DXd对于亚洲患者的疗效与总体人群结果一致，为中国患者应用T-DXd进一步提供依据。

基于T-DXd在抗HER2二线及以上治疗中展现出的突出疗效，2022年4月中国国家药品监督管理局（NMPA）审评中心将其纳入突破性治疗药品名单，几乎与欧美国家同步。相信T-DXd一定会改变HER2阳性晚期乳腺癌治疗的临床实践，给既往经抗HER2靶向药物（包括TKI）治疗的患者带来获益。目前T-DXd对于中国患者而言可及性有限，因此我们继续鼓励患者积极参加国内外抗HER2 ADC的临床试验。

T-DM1于2020年在国内上市，尽管疗效数据不如新一代ADC震撼，但EMILIA研究证实T-DM1疗效显著优于拉帕替尼+卡培他滨的方案（mPFS 9.6个月 *vs* 6.4个月）[21]。在TH3RESAⅢ期临床试验中，T-DM1较医生选择的治疗方案能显著改善至少两种（曲妥珠单抗和拉帕替尼）抗HER2靶向治疗失败患者的PFS和OS，mPFS延长2.9个月（6.2个月 *vs* 3.3个月，$P<0.0001$），中位OS延长6.9个月（22.7个月 *vs* 15.8个月，HR=0.68，$P=0.0007$）[22]。因此，T-DM1仍是抗HER2 TKI治疗失败患者可选择的后线治疗方案。

对于既往未使用帕妥珠单抗的患者，在TKI治疗失败后，如既往紫杉类治疗也失败，可以考虑曲妥珠单抗+帕妥珠单抗双靶向治疗（简称曲帕双靶向治疗）联合其他化疗药物（非紫杉类），如联合艾立布林、长春瑞滨、卡培他滨等。

JBCRG-M03Ⅱ期临床试验探索了艾立布林联合曲帕双靶向治疗用于曲妥珠单抗和紫杉烷类药物辅助或晚期一线经治的患者的疗效，结果显示总体mPFS为9.2个月（95%CI为7.0~11.4）；既往未使用帕妥珠单抗患者的mPFS为10.2个月（95%CI为7.5~12.8）[23]。PHEREXAⅢ期临床试验评估了卡培他滨联合曲帕双靶向治疗用于既往曲妥珠单抗治疗失败、经紫杉类药物治疗的患者，mPFS为11.1个月，中位OS为36.1个月[24]。VELVET研究中队列1验证了长春瑞滨联合曲帕双靶向治疗在一线治疗中的显著疗效和良好耐受性，既往经曲妥珠单抗、紫杉类治疗患者占总入组患者的比例均约为40%，ORR达74.2%（95%CI为63.8%~82.9%），mPFS为14.3个月（95%CI为11.2~17.5）[25]。

尽管上述多项曲帕双靶向治疗联合非紫杉类药物化疗的研究并非针对TKI治疗失败人群进行，但可以证实，既往未使用帕妥珠单抗的患者，接受曲帕双靶向治疗联合化疗可以获得超过10个月的mPFS，因此，对于TKI失败但未使用过帕妥珠单抗的患者，此方案是可行的。

既往TKI治疗失败，还可以考虑换用另一种TKI联合化疗。但由于TKI相关Ⅲ期临床试验均排除既往使用TKI和卡培他滨的患者，所以目前数据多来自于真实世界研究和Ⅱ期临床试验。

国内一项真实世界研究表明，既往多线治疗且拉帕替尼治疗进展的患者，相比换用ADC T-DM1，换用另一种TKI吡咯替尼获益更显著[26]，吡咯替尼组与T-DM1组的mPFS分别为6.0个月（95%CI为4.7~7.3）vs 4.2个月（95%CI为3.6~4.8）（P=0.044），ORR分别为16.3% vs 20.0%（P=0.629），临床获益率（clinical benefit rate，CBR）分别为45.5% vs 40.0%（P=0.573）。亚组分析显示，在既往拉帕替尼获益的患者中，吡咯替尼组与T-DM1组的mPFS分别为8.1个月（95%CI为4.8~11.4）vs 4.4个月（95%CI为3.8~5.0）（P=0.013）。在一项Ⅱ期临床试验中，既往拉帕替尼经治的患者接受奈拉替尼联合长春瑞滨治疗，CBR为42%，mPFS为22.7周（95%CI为12.0~41.0）[27]。另一项Ⅱ期临床试验显示，奈拉替尼联合卡培他滨用于拉帕替尼经治的患者，ORR为57%，CBR为71%，mPFS为35.9周（95%CI为18.9~60.1）[28]。在探讨奈拉替尼联合紫杉醇疗效的Ⅱ期临床试验中，总体人群ORR为73%，经拉帕替尼治疗人群ORR达77%[29]。

总结上述数据可知，对于TKI治疗失败的患者，应用另一种TKI联合化疗的方案，可以获得mPFS为5.7~9.0个月，ORR超过50%，甚至超过70%。尽管这些Ⅱ期临床试验的样本量偏小、证据等级不高，但在目前缺乏更强的循证医学证据的情况下，这一治疗思路在临床中的价值是值得肯定的。

《中国临床肿瘤学会（CSCO）乳腺癌诊疗指南2022》中特别强调，推荐TKI治疗失败的患者参加严格设计的临床研究是非常符合患者权益的治疗建议。国内现有多项纳入TKI治疗失败患者的抗HER2 ADC临床试验在进行。

ARX788由抗HER2单克隆抗体、不可裂解连接子和微管蛋白抑制剂AS269组成。临床前试验显示，ARX788对T-DM1耐药的HER2阳性乳腺癌体外和体内模型均有效[30]。ARX788 Ⅰ期临床试验（ACE-Breast-01）1.5 mg/kg Q3W剂量组中，晚期阶段治疗中位线数是4（范围为二线至十二线），患者均接受过多线抗HER2靶向治疗，TKI治疗失败患者占总入组患者的比例为79.3%，ORR为65.5%，DCR为100%，mPFS为17.02个月，安全性良好[31]。ARX788在TKI治疗失败患者中显示出卓越的抗肿瘤疗效。

MRG002由糖修饰曲妥珠单抗通过可裂解缬氨酸-瓜氨酸（vc）连接子与MMAE偶联而成。在临床前试验中，MRG002在曲妥珠单抗或T-DM1耐药模型中显示出有效的抗肿瘤活性[32]。Ⅰ期临床试验探索了MRG002对多线治疗后HER2阳性乳腺癌患者的疗效和安全性，中位线数为5（范围为二线至十九线），84%患者既往TKI治疗失败，总体人群ORR为55%，肝转移人群ORR为74%，安全性良好。MRG002同样在TKI治疗失败人群中显示出显著疗效，目前多中心Ⅱ期临床试验正在进行，既往TKI治疗失败的患者可入组。

A166通过蛋白酶可裂解连接子将毒素Duostatin-5（MMAF衍生物）偶联曲妥珠单抗。在Ⅰ期临床试验中，A166用于既往经曲妥珠单抗治疗的患者，其中，经TKI治疗的患者比例高达94.8%，4.8 mg/kg治疗组ORR为73.9%、mPFS为12.3个月。A166在经多线治疗（几乎为TKI治疗）患者中表现出强劲的抗肿瘤活性。

随着抗HER2靶向药物研发的不断进展，现已进入"精确分类，精准分层"的治疗模式（图7-1）[33]，"TKI治疗失败"这一分层在整体治疗规划中

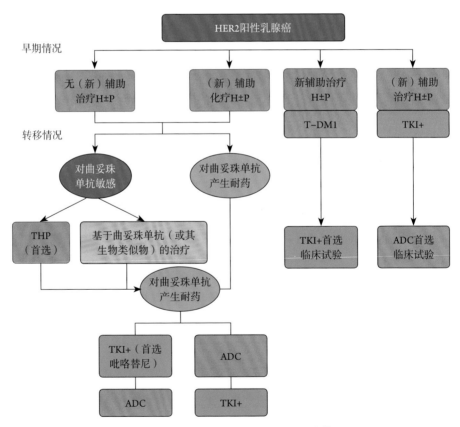

图7-1　HER2阳性转移性乳腺癌的治疗决策图

随之产生。"后TKI时代"抗HER2治疗策略的优化目前仍处于积极探索阶段，希望未来有更充足的随机对照研究数据和真实世界研究数据作为指导用药的依据，从而为患者带来最优治疗获益。

参考文献

[1] Swain S M，Baselga J，Kim S B，et al. Pertuzumab，trastuzumab，and docetaxel in HER2-positive metastatic breast cancer[J]. N Engl J Med，2015，372(8)：724-734.

[2] Geyer C E，Forster J，Lindquist D，et al. Lapatinib plus capecitabine for HER2-positive advanced breast cancer[J]. N Engl J Med，2006，355(26)：2733-2743.

[3] Cameron D，Casey M，Press M，et al. A phase III randomized comparison of lapatinib plus capecitabine versus capecitabine alone in women with advanced breast cancer that has progressed on trastuzumab：updated efficacy and biomarker analyses[J]. Breast Cancer Res Treat，2008，112(3)：533-543.

[4] Capri G，Chang J，Chen S C，et al. An open-label expanded access study of lapatinib and capecitabine in patients with HER2-overexpressing locally advanced or metastatic breast cancer[J]. Ann Oncol，2010，21(3)：474-480.

[5] Yan M，Bian L，Hu X，et al. Pyrotinib plus capecitabine for human epidermal growth factor receptor 2-positive metastatic breast cancer after trastuzumab and taxanes (PHENIX)：a randomized，double-blind，placebo-controlled phase 3 study[J]. Transl Breast Cancer Res，2020，1：13.

[6] Z. Jiang，M. Yan，L. Bian，et al. Abstract PD8-05：Overall survival (OS) results from the phase III PHENIX trial of HER2+ metastatic breast cancer treated with pyrotinib plus capecitabine[J]. Cancer Res，2022，82(suppl 4)：PD8-05.

[7] Xu B，Yan M，Ma F，et al. Pyrotinib plus capecitabine versus lapatinib plus capecitabine for the treatment of HER2-positive metastatic breast cancer (PHOEBE)：a multicentre，open-label，randomised，controlled，phase 3 trial[J]. Lancet Oncol，2021，22(3)：351-360.

[8] Xu B，Yan M，Ma F，et al.Abstract GS3-02：Updated overall survival (OS) results from the phase 3 PHOEBE trial of pyrotinib versus lapatinib in combination with capecitabine in patients with HER2-positive metastatic breast cancer[J]. Cancer Res，2022，82(suppl 4)：GS3-02.

[9] Yan M，Ouyang Q，Sun T，et al. Pyrotinib plus capecitabine for patients with human epidermal growth factor receptor 2-positive breast cancer and brain metastases (PERMEATE)：a multicentre，single-arm，two-cohort，phase 2 trial[J]. Lancet Oncol，2022，23(3)：353-361.

[10] 中国临床肿瘤学会指南工作委员会.中国临床肿瘤学会(CSCO)乳腺癌诊疗指南2020[M].北京:人民卫生出版社,2020.

[11] 中国临床肿瘤学会乳腺癌专家委员会,中国抗癌协会乳腺癌专业委员会.人表皮生长因子受体2阳性乳腺癌临床诊疗专家共识(2021版)[J].中华医学杂志,2021,101(17):1226-1231.

[12] National Comprehensive Cancer Network.NCCN Guidelines 2021 Breast Cancer[R/OL]. https://www.nccn.org

[13] American Society of Clinical Oncology.ASCO Guidelines 2021[R/OL]. https://www.asco.org/practice-patients/guidelines

[14] Advanced Breast Cancer Sixth.ABC6 International Consensus Conference Guidelines 2021[R/OL]. http://www.abc-lisbon.org/

[15] Zhang H, Zhang Y, Huang C, et al. Cost-effectiveness Analysis of Trastuzumab Emtansine as Second-line Therapy for HER2-Positive Breast Cancer in China[J]. Clin Drug Investig, 2021, 41(6): 569-577.

[16] Jiang Z, Li J, Chen J, et al. Chinese society of clinical oncology (CSCO) breast cancer guidelines 2022[J]. Transl Breast Cancer Res, 2022, 3: 13.

[17] Modi S, Saura C, Yamashita T, et al. Trastuzumab Deruxtecan in Previously Treated HER2-Positive Breast Cancer[J]. N Engl J Med, 2020, 382(7): 610-621.

[18] Modi S, Saura C, Yamashita T, et al. Abstract PD3-06: Updated results from DESTINY-breast 01, a phase 2 trial of trastuzumab deruxtecan (T-DXd) in HER2 positive metastatic breast cancer[J]. Cancer Res, 2021, 81(suppl 4): PD3-06.

[19] Cortés J, Kim S B, Chung W P, et al. Trastuzumab Deruxtecan versus Trastuzumab Emtansine for Breast Cancer[J]. N Engl J Med, 2022, 386(12): 1143-1154.

[20] Im S A, Xu B, Kim S B, et al. PS2-1 Trastuzumab deruxtecan vs T-DM1 in HER2+ mBC in Asian subgroup: Results of the randomized phase 3 study DESTINY-Breast03[J]. Annals of Oncology, 2022, 33(suppl 6): S464-S465.

[21] Verma S, Miles D, Gianni L, et al. Trastuzumab emtansine for HER2-positive advanced breast cancer[J]. N Engl J Med, 2012, 367(19): 1783-1791.

[22] Krop I E, Kim S B, Martin A G, et al. Trastuzumab emtansine versus treatment of physician's choice in patients with previously treated HER2-positive metastatic breast cancer (TH3RESA): final overall survival results from a randomised open-label phase 3 trial[J]. Lancet Oncol, 2017, 18(6): 743-754.

[23] Yamashita T, Kawaguchi H, Masuda N, et al. Efficacy of the eribulin, pertuzumab, and trastuzumab combination therapy for human epidermal growth factor receptor 2-positive advanced or metastatic breast cancer: a multicenter, single arm, phase II study (JBCRG-M03 study)[J]. Invest New Drugs, 2021, 39(1): 217-225.

[24] Urruticoechea A, Rizwanullah M, Im S A, et al. Randomized phase III trial of trastuzumab plus capecitabine with or without pertuzumab in patients with human epidermal growth factor receptor 2-positive metastatic breast cancer who experienced disease progression during or after trastuzumab-based therapy[J]. J Clin Oncol, 2017, 35(26): 3030-3038.

[25] Perez E A, López-Vega J M, Petit T, et al. Safety and efficacy of vinorelbine in combination with pertuzumab and trastuzumab for first-line treatment of patients with HER2-positive locally advanced or metastatic breast cancer: VELVET Cohort 1 final results[J]. Breast Cancer Res, 2016, 18(1): 126.

[26] Li F, Xu F, Li J, et al. Pyrotinib versus trastuzumab emtansine for HER2-positive metastatic breast cancer after previous trastuzumab and lapatinib treatment: a real-world study[J]. Ann Transl Med, 2021, 9(2): 103.

[27] Awada A, Dirix L, Manso Sanchez L, et al. Safety and efficacy of neratinib (HKI-272) plus vinorelbine in the treatment of patients with ErbB2-positive metastatic breast cancer pretreated

with anti-HER2 therapy[J]. Ann Oncol, 2013, 24(1): 109-116.

[28] Saura C, Garcia-Saenz J A, Xu B, et al. Safety and efficacy of neratinib in combination with capecitabine in patients with metastatic human epidermal growth factor receptor 2-positive breast cancer[J]. J Clin Oncol, 2014, 32(32): 3626-3633.

[29] Chow L W, Xu B, Gupta S, et al. Combination neratinib (HKI-272) and paclitaxel therapy in patients with HER2-positive metastatic breast cancer[J]. Br J Cancer, 2013, 108(10): 1985-1993.

[30] Barok M, Le Joncour V, Martins A, et al. ARX788, a novel anti-HER2 antibody-drug conjugate, shows anti-tumor effects in preclinical models of trastuzumab emtansine-resistant HER2-positive breast cancer and gastric cancer[J]. Cancer Lett, 2020, 473: 156-163.

[31] Zhang J, Ji D, Shen W, et al. Phase I Trial of a Novel Anti-HER2 Antibody-drug Conjugate, ARX788, for the Treatment of HER2-positive Metastatic Breast Cancer[J]. Clin Cancer Res, 2022, 28(19): 4212–4221.

[32] Li H, Zhang X, Xu Z, et al. Preclinical evaluation of MRG002, a novel HER2-targeting antibody-drug conjugate with potent antitumor activity against HER2-positive solid tumors[J]. Antib Ther, 2021, 4(3): 175-184.

[33] Yan Y, Li Q, Li J. Round table discussion: strategies for the treatment of HER2-positive advanced breast cancer in the rising age of antibody-drug conjugates[J]. Transl Breast Cancer Res, 2022, 3: 18.

英文摘要

Thoughts on therapy strategy in the era of "after anti-HER2 TKI" in CSCO BC Guidelines 2022

Abstract: Treatment of breast cancer (BC) is becoming stratified on the basis of classified treatment. Different from trastuzumab emtansine (T-DM1) as 2nd-line anti-human epidermal growth factor receptor 2 (HER2) treatment is recommended by foreign guidelines and clinical practice, more patients in China are receiving anti-HER2 tyrosine kinase inhibitor (TKI) as 2nd-line anti-HER2 targeted therapy for metastatic BC, which raises the issue of subsequent targeted therapy after TKI failure, the preferred regimen and how to optimize it. Evidence from high-quality randomized controlled clinical trials is lacking up to now, but in clinical practice this stratified subgroup patients need to be treated. Failure to TKI treatment is first described in the Chinese Society of Clinical Oncology Breast Cancer (CSCO BC) Guidelines 2022, based on existing clinical trials data, real-world research data and expert opinions on HER2-positive metastatic BC, although there are no Level I recommendations and Level II options include anti-HER2 antibody-drug conjugate (ADC) (2A evidence), pertuzumab and trastuzumab plus other (non-taxane) chemotherapy (2A evidence), switching to another TKI plus chemotherapy (2A evidence) and entering strictly designed clinical trials. In the era of "after anti-HER2 TKI", there will be more results of randomized controlled clinical trials and real-world researches as evidences to guide the therapy in the future, and clinicians must ensure accurate classification and precise stratification of patients to deliver optimized, precise subsequent therapy.

Keywords: Metastatic breast cancer (mBC); after anti-HER2 TKI; new therapy stratification; CSCO BC Guidelines 2022

扫码或通过下方链接阅读全文

https://dx.doi.org/10.21037/tbcr-22-32

第八章　圆桌讨论：在抗体药物偶联物冉冉上升的时代背景下，HER2阳性晚期乳腺癌的治疗策略

严颖[1]，李俏[2]，李健斌[3]

[1]北京大学肿瘤医院乳腺肿瘤内科，[2]中国医学科学院肿瘤医院内科，[3]中国人民解放军总医院第五医学中心肿瘤内科

摘要： 对于人表皮生长因子受体2（HER2）阳性的乳腺癌，曲妥珠单抗（trastuzumab）、帕妥珠单抗（pertuzumab）、恩美曲妥珠单抗（T-DM1）等抗体药物偶联物（ADC）和来那替尼（neratinib）等酪氨酸激酶抑制剂（TKI）作为（新）辅助治疗用药和术后强化治疗用药已被广泛应用。然而，由于临床试验证据有限，医生们很难知晓在肿瘤发生转移时的最佳治疗策略。作为新一代的HER2 ADC，曲妥珠单抗-德鲁替康（T-DXd）能给此前接受过曲妥珠单抗治疗的患者带来更好的疗效（相较于T-DM1）。在ADC崛起的时代背景下，如何才能为HER2阳性的晚期乳腺癌制定分级管理的策略？如何评价无进展生存期（PFS）、总生存期（OS）和客观缓解率（ORR）等作为HER2阳性转移性乳腺癌临床试验疗效指标的价值？T-DXd被用在一线治疗中的前景如何？我们的权威专家在圆桌讨论中对以上问题进行了探讨。

关键词： HER2阳性；转移性乳腺癌；曲妥珠单抗-德鲁替康（T-DXd）；小组讨论

一、引言

根据作用机制，HER2的靶向药物分为大分子的抗体、小分子的酪氨酸激酶抑制剂（TKI）和抗体药物偶联物（ADC）。曲妥珠单抗（trastuzumab）在十年之前还是主流的治疗用药，而当时HER2阳性晚期乳腺癌患者的中位生存期仅有3年[1-2]。随着曲妥珠单抗联合帕妥珠单抗（pertuzumab）的方案被大量地在临床实践中用作一线治疗手段，TKI和T-DM1等二线治疗和序贯的抗HER2靶向治疗药物的选择也在不断增加。真实世界研究表明，HER2阳性晚期乳腺癌患者的中位生存期已延长到5年左右[3-5]。这得益于偶联技术方面的创新，T-DXd和维迪西妥单抗（disitamab vedotin，RC48）等以HER2为靶标的新一代ADC有望成功地利用旁观者杀伤效应解决HER2阳性肿瘤的异质性问题，从而改善HER2阳性晚期乳腺癌患者的预后。

DESTINY-Breast03试验公开发布的结果表明[6]，相较于T-DM1（一种传统的抗HER2 ADC），T-DXd在延长患者的无进展生存期（PFS）和总生存期（OS）方面具有明显优势，提供了一种更好的治疗选择。这些优势源于T-DXd和T-DM1在结构和性质方面的差异。T-DXd是一种新型的ADC，所载药物分子为一种拓扑异构酶Ⅰ抑制剂（药物-抗体比可高达8），通过一个四肽连接子与抗体分子相连。活性有效载荷的高效力和较为显著的旁观者杀伤效应大大提高了该药的抗肿瘤活性。

2021年的欧洲肿瘤内科学会（ESMO）年会和2021年的圣安东尼奥乳腺癌研讨会（SABCS）报告了DESTINY-Breast03试验结果。此外，对于HER2阳性的早期乳腺癌，随着曲妥珠单抗联合帕妥珠单抗的（新）辅助治疗方案、T-DM1等ADC药物和来那替尼等TKI药物的术后强化治疗方案的广泛采用，不同类型的抗HER2靶向治疗手段对HER2阳性晚期乳腺癌的使用现状和应用策略值得我们重新审视和考量。

本次圆桌讨论旨在深入分析DESTINY-Breast03临床研究，并在研究设计、患者特征、主要结果、安全性等方面将其与此前开展的针对HER2阳性晚期乳腺癌的临床试验进行比较。在ADC药物冉冉上升的时代背景下，针对HER2阳性晚期乳腺癌的治疗策略，本次会议提出了五个迫切的问题并进行了探讨。关于如何均衡疗效、安全性和可行性以使患者最大获益，以及获得更好的生活质量和更长的生存期，专家们提出了他们的观点。

二、对DESTINY-Breast03临床研究的分析

DESTINY-Breast03试验[6-7]的对象是此前接受过曲妥珠单抗治疗的乳腺癌患者，研究人员就T-DXd和T-DM1这两种ADC药物的疗效和安全性进行比较。

　　该研究共招募了524例HER2阳性晚期乳腺癌患者，这些患者曾接受过曲妥珠单抗和紫杉烷的治疗。在DESTINY-Breast03研究中，两组患者中有60%以上接受过帕妥珠单抗的治疗，因而这项研究的对象包括了此前未被PHOEBE研究[8]、PHENIX研究[9]和EMILIA研究[10-11]所涵盖的患者。鉴于此，DESTINY-Breast03研究的结果可以更好地反映出临床实践的现状，即在曲妥珠单抗联合帕妥珠单抗的标准一线治疗后，T-DXd被用作二线治疗方案要显著优于T-DM1。另外，本研究所纳入的脑转移患者中，有约22%的患者在局部治疗后病情稳定，这也就为针对HER2阳性脑转移患者的ADC治疗提供了参考。该研究按照1∶1的比例将符合条件的患者随机分配入T-DXd治疗组（每3周给药1次，每次剂量5.4 mg/kg）和T-DM1治疗组（每3周给药1次，每次剂量3.6 mg/kg）。

　　该研究的主要终点是PFS，其结果由盲态独立评审委员会（BICR）来确定。当在统计分析中最终发生335（100%）次PFS事件时，$P<0.049998$或风险比（HR）<0.807，可以被认为差异具有统计学意义。因此，在中期分析（PFS事件的发生率为70%）中使用了非常严格的P值（$P<0.000204$或HR<0.615）。令人惊喜的是，第一次中期分析中的PFS数据达到了统计学上的差异（HR=0.28，$P=7.8\times10^{-22}$），因而可以作为最终的PFS分析的结论。T-DXd组患者的中位随访时长为16.2个月，BICR评估得到的数据表明T-DXd组相较于T-DM1组在PFS方面获得了明显的临床改善。研究人员得出的评价结果是，T-DXd治疗组中患者的中位PFS为25.1个月，这是所有HER2阳性晚期乳腺癌二线治疗和后线治疗的各项临床研究中最长的PFS值。BICR评估得到的T-DM1对照组中患者中位PFS为6.8个月，显著低于EMILIA研究所报告的9.6个月[10]。其中的一个主要原因是，此前接受过帕妥珠单抗和TKI治疗无效的患者均未被纳入EMILIA研究中，而且其中的大部分患者（61%）在复发和转移阶段接受了一线治疗或二线治疗。然而，在DESTINY-Breast03研究中，超过60%的患者此前已接受过帕妥珠单抗治疗，13.7%的患者之前已接受过TKI治疗，只有47.9%的患者接受过一线治疗或二线治疗，而超过一半的患者接受过二线治疗或多线治疗。该研究设计了3个分层因素，包括激素受体状态[雌激素受体阳性（ER+）约50%]、患者此前是否接受过帕妥珠单抗治疗（约60%的患者接受过该治疗）、是否发生了内脏转移（约70%的患者已发生内脏转移）。亚组分析结果表明，每个亚组中的患者在PFS上都能从T-DXd治疗中显著获益。

　　DESTINY-Breast03研究允许纳入临床病情稳定的和接受过局部治疗的脑转移患者。根据报道结果，T-DXd治疗组中有43例患者（16.5%）、T-DM1治疗组中有39例患者（14.8%）在纳入时存在基线脑转移。两组的中位PFS分别为15.0个月和3.0个月（HR=0.25，95%CI为0.13~0.45）。两组中均有36例患者存在可测量的颅内病灶，其中T-DXd组有10例患者（27.8%）的脑转移得到了完全缓解（complete remission，CR）；两组中基线脑转移病灶被选为靶病灶的患者分别为21例和23例，其中T-DXd组有17例患者（81.0%）的颅内靶病灶的体积缩小了30%以上。这些结果表明，T-DXd对HER2阳性的脑转移患者具有更好的治疗效果。值得注意的是，DESTINY-Breast03研究中所有脑转移患者都是处于临床稳定期且接受过局部治疗的，但未纳入活动期脑转移的患者（包括未经治疗的脑转移患者和接受局部治疗后发生进展的患者）。对于活动期脑转移患者，一项II期临床研究（HER2CLIMB-04、NCT04539938）使用了小分子图卡替尼联合ADC药物T-DXd，以期能为发生脑转移的HER2阳性乳腺癌患者探索出一套更好的治疗方案。

T-DXd组患者表现出了OS改善的趋势，但分析工作还不完全，并不具有统计学意义。T-DXd目前已在美国、日本和欧洲国家上市，T-DM1对照组中的患者很可能选择T-DXd作为后线治疗方案。DESTINY-Breast01试验[12]的结果表明，对于多线治疗失败的HER2阳性乳腺癌患者，T-DXd的治疗仍可使中位PFS达到16.4个月。因此，在DESTINY-Breast03研究中，T-DXd是否可以极大地提高患者的生存率，还需要进一步的随访才能明确。

T-DXd组中患者的客观缓解率（完全缓解+部分缓解）为79.7%，显著高于T-DM1组的34.2%，表明T-DXd组患者在接受了二线治疗及后续治疗后获得了更好的肿瘤减小效果。在内脏转移的亚组中，T-DXd组和T-DM1组的客观缓解率（ORR）分别为77.4%和29.1%。肿瘤负担的减轻有利于病情控制和改善患者带瘤生存的生活质量。

T-DXd最常见不良反应的概况与先前临床试验的结果一致，并没有发现新的安全性事件。T-DXd组中最常见的3级或更高级别不良事件是中性粒细胞减少（19.1%）、血小板减少（7.0%）、白细胞减少（6.6%）和恶心（6.6%）。导致T-DXd停药的最常见不良事件是间质性肺疾病（ILD）/肺炎（8.2%），T-DM1则是血小板减少（2.7%）。导致T-DXd用药量减少的最常见不良事件是恶心（6.2%）和中性粒细胞减少（3.5%），T-DM1则是血小板减少（4.2%）和丙氨酸氨基转移酶（ALT）和天冬氨酸氨基转移酶（AST）升高（均为2.7%）。由此可见，不良反应与ADC中偶联的化疗药物有着密切的关系。DESTINY-Breast01[12]试验中相较于接受了多线治疗的患者，该项试验中患者ILD的发生情况有了明显的改善且未发生4级和5级的ILD。另外，还应注意长期治疗过程中因不良反应而导致的生活质量下降，也不应忽视ILD的发生。

尽管T-DXd取得了突破性进展，但无论目前采用什么样的治疗方案，每一例患者的病情最终都会发生进展。我们期待新的治疗策略能解决抗HER2治疗的耐药性及肿瘤的异质性。对于具有全新机制的创新药物，以及抗HER2治疗药物与免疫检查点抑制剂、CDK4/6抑制剂和PI3K/AKT/mTOR抑制剂的联合使用，研究者们也在推动相关临床试验的开展。

总之，在DESTINY-Breast03研究中，T-DXd使HER2阳性晚期乳腺癌患者获得了迄今为止最长的PFS，并将确立其作为二线标准治疗的国际地位。根据该项研究的结果，T-DXd已取代T-DM1成为了二线治疗的最优方案。但由于药物的可及性、经济负担等因素，我国在二线治疗中广泛采用该药物仍存在一定的困难。此外，对于HER2阳性的晚期乳腺癌的治疗，目前正在积极开展更多样化的T-DXd临床研究。例如，DESTINY-Breast02试验关注的就是T-DXd对T-DM1治疗失败患者的疗效。DESTINY-Breast09试验则是要进一步探索T-DXd作为一线治疗方案的潜力[13]。在未来，积极鼓励患者参与ADC药物的临床研究。

三、对五个迫切问题的圆桌讨论

（一）考虑到针对HER2阳性晚期乳腺癌进行的DESTINY-Breast03研究，应如何评价无进展生存期、总生存期和客观缓解率作为疗效指标的价值及它们对临床实践的影响？

专家意见

大部分专家都认为PFS是临床研究的主要终点。对于HER2阳性的晚期乳腺癌，患者的OS会相对较长，并且可能会在疾病进展的过程中受到多线治疗的影响。鉴于此，PFS这一指标能够在较短的观察期内更客观地反映药物的疗效，有利于减少样本量和加快药物审批速度。在DESTINY-Breast03研究[6]中，两组患者的HR为0.28，差异具有统计学意义。经研究人员评估T-DXd组中患者的PFS为25.1个月，是HER2阳性晚期乳腺癌二线及以上治疗临床研究中报告的最长PFS，表明T-DXd组相较于T-DM1组获得了更好的临床疗效。T-DXd组中的患者在OS方面表现出了改善的趋势，但分析工作还不完全，差异不具有统计学意义。此外，OS可能受入组患者基线特征的影响，包括此前接受了几线治疗、此前接受的抗HER2治疗的不同，以及对照组部分患者离组后会选择T-DXd作为后续治疗等情况。DESTINY-Breast03研究的最终数据可能不会体现患者在OS上的显著获益。因此，专家认为该项研究得到的PFS数据已足以体现T-DXd的疗效，依此药物审批，以便能更早地用于临床并使患者受益。

某些专家持有不同的观点，OS被普遍认为是疗效的最佳评价指标。有人认为，如果T-DXd相对于T-DM1的疗效优势足够大，那么可以观察到患者OS的明显改善。在此前开展的曲妥珠单抗研究（H0648g）[1]和曲妥珠单抗联用帕妥珠单抗的研究（CLEOPATRA）[3-4]中，也有一些入组患者从对照组转入了治疗组，而这两项研究中的患者都获得了OS的明显改善，并且OS的获益幅度要大于PFS。T-DXd是否可以大幅改善患者的生存需要进一步的随访才能明确。专家们指出OS是衡量晚期乳腺癌治疗效果的"金标准"，但它可能会受到许多因素的影响。在随机对照实验（RCT）中，发生早期死亡事件的患者通常存在肿瘤负担大、疾病进展迅速和此前接受过多线治疗等情况。试验组与对照组患者的OS是否存在明显差异与对照组患者的治疗疗效密切相关。例如，在T-DM1的研究（EMILIA）[10-11]中，拉帕替尼联用卡培他滨组中几乎所有患者在随访期间发生了进展和死亡事件，因此OS曲线出现了迅速的下降。在T-DM1组中，少数对治疗有反应并且仍然存活的患者体现出了OS方面的明显改善。

大多数专家都认同的是，尽管ORR通常不被用作临床研究的主要终点，但它在临床实践中是更为重要的，特别是对于肿瘤负担大、疾病进展快的患者。T-DXd组患者的客观缓解率（完全缓解+部分缓解）为79.7%，显著高于T-DM1组的客观缓解率为34.2%，这表明T-DXd组患者的肿瘤负担得到了有效的缓解，肿瘤相关的症状得到了缓解，并且因二线治疗使生活质量得以改善，这就满足了对晚期乳腺癌的治疗需求。再者，尽早实现肿瘤的缩小和控制可以增加患者和医生对后续治疗的信心。

（二）有些患者对抗体药物和TKI都产生了耐药，对于这些患者，ADC是否可以作为首选的治疗手段？

专家意见

各位专家都认同的是，对抗体药物和TKI都产生耐药的患者应首选ADC药物进行治疗。目前已获批的HER2 ADC药物包括了T-DM1[10-11]和T-DXd[6,12]。DESTINY-Breast01[12]和DESTINY-Breast03[6]试验的结果都表明T-DXd对这类患者有着更好的疗效。虽然TKI药物治疗失败的患者未被纳入T-DM1的研究（EMILIA）[10-11]中，但考虑到药物的作用机制，T-DM1也被视为可选的治疗药物。对于无法接受ADC药物治疗的患者而言，对大分子抗体和TKI的再度尝试也是一种可选的治疗方案。曾经通过新辅助治疗而实现pCR或接近pCR的患者可能会从曲妥珠单抗联合帕妥珠单抗方案的再次使用中获益。

虽然T-DXd尚未在国内上市，但可以鼓励患者积极参与ADC药物的临床研究，例如，维迪西妥单抗（disitamab vedotin，RC48）[14]、SYD985[15]、ARX788[16]、A166[17]和MRG002[18]及治疗HER2阳性乳腺癌的其他相关临床研究。通过参与临床试验，患者们可能从治疗中获益，这也能帮助推动创新药物在国内的发展（表8-1）。

表8-1　用于HER2阳性晚期乳腺癌治疗的抗体药物偶联物汇总

变量	T-DXd[6,12]	T-DM1[10-11]	RC48[14]	SYD985[15]	ARX788[16]	A166[17]	MRG002[18]
抗体	曲妥珠单抗（trastuzumab）	曲妥珠单抗（trastuzumab）	维迪西妥单抗（disitamab）	曲妥珠单抗（trastuzumab）	曲妥珠单抗（trastuzumab）	曲妥珠单抗（trastuzumab）	曲妥珠单抗（trastuzumab）
连接子	可断裂	不可断裂	可断裂	可断裂	不可断裂	可断裂	可断裂
药物-抗体比	8	3.4	4	2.4~2.8	1.9	2	约3.8
载药分子	高活性拓扑异构酶I抑制剂"德鲁替康"（deruxtecan）	微管抑制剂DM1	微管抑制剂MMAE	烷化剂倍癌霉素（duocarmycin）	微管抑制剂amberstatin	微管抑制剂MMAF	微管抑制剂MMAE
旁观者杀伤效应	有	无	有	有	无	有	有
临床开发状况	国外已上市，III期试验正在国内进行	已上市	II/III期试验正在国内进行	III期试验已在国外完成（TULIP试验）	II/III期试验正在国内进行	II期试验正在国内进行	II期试验正在国内进行

注：T-DXd，曲妥珠单抗-德鲁替康（trastuzumab deruxtecan）；T-DM1，曲妥珠单抗（trastuzumab emtansine）；RC48，维迪西妥单抗（disitamab vedotin）；SYD985，（Vic-）trastuzumab duocarmazine；MMAE，单甲基澳瑞他汀E（monomethyl auristatin E）；MMAF，单甲基澳瑞他汀F（monomethyl auristatin F）。

（三）在抗体治疗药物被开发之后，哪种疗法是首选的二线治疗方案，是TKI还是ADC？

HER2阳性转移性乳腺癌的治疗如下（图8-1）。

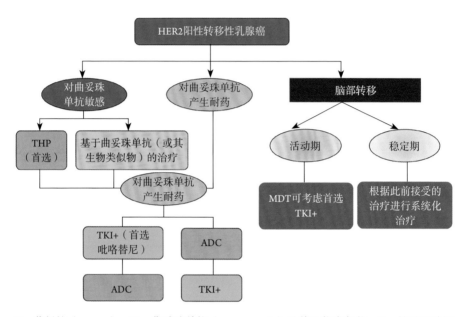

T，紫杉烷（taxane）；H，曲妥珠单抗（trastuzumab）及其生物类似物；P，帕妥珠单抗（pertuzumab）；TKI，酪氨酸激酶抑制剂；ADC，抗体药物偶联物；MDT，多科室团队。

图8-1 HER2阳性转移性乳腺癌的治疗决策图

专家意见

T-DM1方案的研究（EMILIA）[10-11]及吡咯替尼（pyrotinib）联合卡培他滨方案的研究（PHOEBE）[8]中仅纳入了此前接受过曲妥珠单抗治疗的患者。对于曲妥珠单抗耐药的患者，现有的临床研究表明T-DM1方案优于拉帕替尼联合卡培他滨方案（EMILIA研究），吡咯替尼联合卡培他滨的方案优于拉帕替尼联合卡培他滨的方案（PHOEBE研究），T-DXd方案优于T-DM1方案（DESTINY-Breast03研究）。然而，目前还未报道吡咯替尼联合卡培他滨方案与T-DXd或T-DM1方案的比较研究。目前报道的T-DXd组的中位PFS为25.1个月（DESTINY-Breast03研究），高于吡咯替尼联合卡培他滨方案组的12.5个月（PHOEBE）。DESTINY-Breast03研究中的两组患者都有60%以上接受了帕妥珠单抗的治疗，因此代表了此前未被吡咯替尼相关研究（PHOEBE研究[8]和PHENIX研究[9]）和T-DM1相关研究（EMILIA研究[10-11]）所涵盖的患者群。

DESTINY-Breast03研究的结果可以更好地反映临床实践的现状，即在曲妥珠单抗联合帕妥珠单抗的标准一线治疗后，T-DXd被用作二线治疗方案要显著优于T-DM1。因此，一部分专家建议将T-DXd方案作为抗体治疗后发生疾病进展时的首选二线治疗方案。

有些专家则持有不同的意见，认为TKI应该是此时的首选用药。Pyrotinib是目前使用最广泛的二线治疗药物，用于已接受过曲妥珠单抗治疗的患者，特别是那些对曲妥珠单抗产生了耐药的患者。PHOEBE研究[8]和PHENIX研究[9]的Ⅲ期随机对照试验证实，吡咯替尼联合卡培他滨的方案对已接受过曲妥珠单抗治疗的患者有明确的疗效，且患者的PFS和OS都得到了显著的改善。对于HER2阳性的脑转移患者，特别是处在活动期脑转移的患者，小分子药物TKI是具有优势的。DESTINY-Breast03研究中纳入的患者均为临床稳定且接受过局部治疗的脑转移患者。对于活动性脑转移的患者，小分子药物图卡替尼联合T-DXd的方案进行了Ⅱ期临床研究（HER2CLIMB-04、NCT04539938）。另外，DESTINY-Breast01研究[12]结果表明，对曲妥珠单抗、T-DM1和TKI多线治疗无效的HER2阳性乳腺癌患者，T-DXd仍然获得了16.4个月的中位PFS，表明其疗效值得期待。然而，对于在ADC治疗失败后是否适合TKI治疗，目前还没有临床试验提供证据。综合考虑循证医学证据和药物的可获得性，可知TKI将是抗体治疗后发生疾病进展时的首选治疗方案。

与会专家都支持的观点是，在临床实践中对TKI和ADC药物之间的选用应基于具体情况确定，所需考虑的因素包括药物的可获得性、患者的经济条件及脑转移的控制情况等。

（四）T-DXd这一抗体药物偶联物被用在一线治疗中的前景如何？

专家意见

根据现有的指南和临床数据，对于曲妥珠单抗治疗敏感且有条件再次使用曲妥珠单抗治疗的患者，推荐采用曲妥珠单抗联合帕妥珠单抗的双靶向抗体疗法。然而，值得探究的一个问题是，对于在早期阶段就已经接受过曲妥珠单抗治疗的患者，发生复发和转移后进行的双靶向治疗是否可以如CLEOPATRA研究所报道的在PFS和OS方面获益？在吡咯替尼联合卡培他滨方案的试验（PHOEBE）中，研究人员还纳入了一些已接受过曲妥珠单抗治疗但仍有条件再次接受该药治疗的患者（未对曲妥珠单抗产生明确的耐药）。同时，T-DXd方案研究（DESTINY-Breast09）将进一步探究T-DXd在一线治疗中的疗效。

大部分与会专家认为，HER2阳性晚期乳腺癌的一线治疗需要较长的时间，因此一线治疗方案的决策不仅要基于疗效，还要在安全性和生活质量等方面进行权衡。现有的数据和临床经验表明，双靶向长期治疗能使患者获得最佳的耐受性和生活质量。作为一种ADC药物，T-DXd会产生化疗药物的某些不良反应，如长期使用过程中产生的疲劳和食欲减退等。这些对生活质量的负面影响可能会阻碍T-DXd在一线治疗中的长期使用。有专家认为，只要T-DXd能带来显著的疗效使患者获益，并且具有良好的耐受性，那么它就将长期是一线治疗的首选方案。

（五）目前的治疗方案如此多样化，HER2阳性早期乳腺癌患者发生复发和转移后的治疗方案是什么呢？

HER2阳性早期乳腺癌患者发生复发和转移后的治疗方案如下（图8-2）。

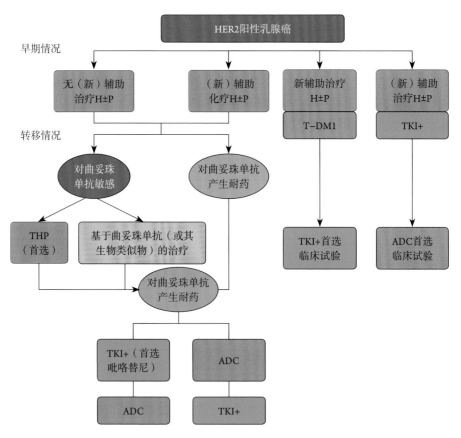

T，紫杉烷（taxane）；H，曲妥珠单抗（trastuzumab）及其生物类似物；P，帕妥珠单抗（pertuzumab）；TKI，酪氨酸激酶抑制剂；ADC，抗体药物偶联物；T-DM1，恩美曲妥珠单抗（trastuzumab emtansine）。

图8-2 HER2阳性早期乳腺癌患者发生复发和转移时的治疗方案决策图

专家意见

对于接受了曲妥珠单抗联合帕妥珠单抗的新辅助治疗后未获得pCR的HER2阳性早期乳腺癌患者，目前的标准治疗方案是T-DM1的术后强化治疗。一些患者可能在辅助治疗的阶段接受来那替尼的辅助强化治疗。对于发生了复发和转移的患者，目前还没有临床数据指导关于他们的治疗方案的选择。这些患者对抗体药物、T-DM1或TKI会有一定程度的耐药性，可能需要根据实际情况开展个体化的治疗。对于接受了曲妥珠单抗联合帕妥珠单抗的新辅助治疗后未获得完全缓解的患者，或者接受了抗体药物、T-DM1、来那替尼辅助治疗后病情出现进展的患者，由于对多个抗HER2靶点产生耐药，往往预后不良。

DESTINY-Breast01临床研究[12]结果表明，HER2阳性乳腺癌患者可能从T-DXd的治疗中获益。专家认为，鼓励患者积极参与相关的临床研究也是一种治疗选择。

DESTINY-Breast03研究结果表明，T-DXd对患者PFS和OS的改善具有显著的优势。这意味着，在ADC药物冉冉上升的这个时代，HER2阳性晚期乳腺癌的一些治疗策略也应当有所改变。各位专家都认同的是，对抗体药物和TKI均耐药的患者应首选ADC药物进行治疗。虽然T-DXd尚未在国内上市，但还是应鼓励患者积极参与ADC相关的临床研究。不过，关于T-DXd这一ADC药物在一线治疗中的前景，以及抗体治疗手段取得进展后的二线治疗首选方案，目前还存在争议。这次的圆桌讨论只能代表少数人的观点，还达不到专家共识的程度。在ADC药物蓬勃发展的时代，有必要进一步研究针对HER2阳性晚期乳腺癌的治疗策略。

参与讨论的专家（以姓氏拼音首字母为序）：

郝春芳、江泽飞、李曼、李俏、刘强、孙涛、王海波、王殊、王树森、王涛、王晓稼、闫敏、严颖、殷咏梅、袁芃、张频

参考文献

[1] Slamon D J, Leyland-Jones B, Shak S, et al. Use of chemotherapy plus a monoclonal antibody against HER2 for metastatic breast cancer that overexpresses HER2[J]. N Engl J Med, 2001, 344(11): 783-792.

[2] Bredin P, Walshe J M, Denduluri N. Systemic therapy for metastatic HER2-positive breast cancer[J]. Semin Oncol, 2020, 47(5): 259-269.

[3] Swain S M, Kim S B, Cortés J, et al. Pertuzumab, trastuzumab, and docetaxel for HER2-positive metastatic breast cancer (CLEOPATRA study): overall survival results from a randomised, double-blind, placebo-controlled, phase 3 study[J]. Lancet Oncol, 2013, 14(6): 461-471.

[4] Swain S M, Miles D, Kim S B, et al. Pertuzumab, trastuzumab, and docetaxel for HER2-

positive metastatic breast cancer (CLEOPATRA): end-of-study results from a double-blind, randomised, placebo-controlled, phase 3 study[J]. Lancet Oncol, 2020, 21(4): 519-530.

[5] Kaufman P A, Hurvitz S A, O'Shaughnessy J, et al. Baseline characteristics and first-line treatment patterns in patients with HER2-positive metastatic breast cancer in the SystHERs registry[J]. Breast Cancer Res Treat, 2021, 188(1): 179-190.

[6] Cortés J, Kim S B, Chung W P, et al. LBA1 Trastuzumab deruxtecan (T-DXd) vs trastuzumab emtansine (T-DM1) in patients (Pts) with HER2+ metastatic breast cancer (mBC): Results of the randomized phase III DESTINY-Breast03 study[J]. Ann Oncol, 2021, 32(suppl 5): S1287-S1288.

[7] Hurvitz S A, Kim S B, Chung W P, et al. Abstract GS3-01: Trastuzumab deruxtecan (T-DXd; DS-8201a) vs. trastuzumab emtansine (T-DM1) in patients (pts) with HER2+ metastatic breast cancer (mBC): subgroup analyses from the randomized phase 3 study DESTINY-Breast03[J]. Cancer Res, 2022, 82(suppl 4): GS3-01.

[8] Xu B, Yan M, Ma F, et al. Pyrotinib plus capecitabine versus lapatinib plus capecitabine for the treatment of HER2-positive metastatic breast cancer (PHOEBE): a multicentre, open-label, randomised, controlled, phase 3 trial[J]. Lancet Oncol, 2021, 22(3): 351-360.

[9] Yan M, Bian L, Hu X, et al. Pyrotinib plus capecitabine for human epidermal growth factor receptor 2-positive metastatic breast cancer after trastuzumab and taxanes (PHENIX): a randomized, double-blind, placebocontrolled phase 3 study[J]. Transl Breast Cancer Res, 2020, 1: 13.

[10] Verma S, Miles D, Gianni L, et al. Trastuzumab emtansine for HER2-positive advanced breast cancer[J]. N Engl J Med, 2012, 367(19): 1783-1791.

[11] Diéras V, Miles D, Verma S, et al. Trastuzumab emtansine versus capecitabine plus lapatinib in patients with previously treated HER2-positive advanced breast cancer (EMILIA): a descriptive analysis of final overall survival results from a randomised, open-label, phase 3 trial[J]. Lancet Oncol, 2017, 18(6): 732-742.

[12] Modi S, Saura C, Yamashita T, et al. Trastuzumab Deruxtecan in Previously Treated HER2-Positive Breast Cancer[J]. N Engl J Med, 2020, 382(7): 610-621.

[13] Hao C, Liu H. Current understandings and prospects of antibody-drug conjugates (ADCs) for the treatment of breast cancer: a narrative review[J]. Transl Breast Cancer Res, 2021, 2: 30.

[14] Wang J, Liu Y, Zhang Q, et al. RC48-ADC, a HER2-targeting antibody-drug conjugate, in patients with HER2-positive and HER2-low expressing advanced or metastatic breast cancer: A pooled analysis of two studies[J]. J Clin Oncol, 2021, 39(suppl 15): 1022.

[15] Manich C S, O'Shaughnessy J, Aftimos P G, et al. LBA15 Primary outcome of the phase III SYD985.002/TULIP trial comparing [vic-]trastuzumab duocarmazine to physician's choice treatment in patients with pre-treated HER2-positive locally advanced or metastatic breast cancer[J]. Ann Oncol, 2021, 32(suppl 5): S1288.

[16] Hu X, Zhang J, Ji D, et al. Abstract P1-18-16: A phase 1 study of ARX788, a HER2-targeting antibody-drug conjugate, in patients with metastatic HER2-positive breast cancer[J]. Cancer Res, 2020, 80(suppl 4): P1-18-6.

[17] Hu X, Zhang J, Liu R, et al. Phase I study of A166 in patients with HER2-expressing locally

advanced or metastatic solid tumors[J]. J Clin Oncol, 2021, 39(suppl 15): 1024.

[18]　Li H，Zhang X，Xu Z，et al. Preclinical evaluation of MRG002，a novel HER2-targeting antibody-drug conjugate with potent antitumor activity against HER2-positive solid tumors[J]. Antib Ther, 2021, 4(3): 175-184.

（声明：本文英文原版首发于2022年4月，文中所涉药物研究进展如有变动，请以最新研究报道为准）

英文摘要

Round table discussion: strategies for the treatment of HER2-positive advanced breast cancer in the rising age of antibody-drug conjugates

Abstract: For HER2-positive breast cancer, with the widespread adoption of trastuzumab + pertuzumab as well as postoperative intensive treatments with antibody-drug conjugates (ADCs), such as trastuzumab emtansine (T-DM1), and tyrosine kinase inhibitors (TKIs), such as neratinib, in the (neo) adjuvant setting, it is difficult for the physicians to know what is the optimal strategy for the metastatic setting because of limited evidences from clinical trials. Trastuzumab deruxtecan (T-DXd), as a new generation of HER2-targeted ADC drugs, shows significant advantages in efficacy compared with the T-DM1 in patients previously treated with trastuzumab. How to make the strategies for stratification management of HER2-positive advanced breast cancer in the rising era of ADCs? How to evaluate the value of progression-free survival (PFS), overall survival (OS) and objective response rate (ORR) as efficacy indicators in clinical trials for HER2-positive metastatic breast cancer? What is the prospect of T-DXd in first-line therapy? Our panel of authorities considers these problems in a round-table discussion.

Keywords: HER2-positive; metastatic breast cancer; trastuzumab deruxtecan (T-DXd); panel discussion

扫码或通过下方链接阅读全文
https://dx.doi.org/10.21037/tbcr-21-45

第九章　圆桌讨论：基于中国HER2阳性晚期乳腺癌患者临床实践的治疗策略优化探讨

欧阳取长[1]，闫敏[2]，王晓稼[3]，张清媛[4]

[1]湖南省肿瘤医院乳腺内科，[2]河南省肿瘤医院乳腺科，[3]中国科学院大学附属肿瘤医院（浙江省肿瘤医院）乳腺内科，[4]哈尔滨医科大学附属肿瘤医院乳腺内科

摘要： 人表皮生长因子受体2（HER2）阳性乳腺癌，与雌激素受体（ER）阳性乳腺癌、HER2阴性乳腺癌相比，更具有侵袭性，早期容易复发和转移，且患者预后较差。随着抗HER2靶向药物的陆续上市及广泛应用，HER2阳性乳腺癌患者的治疗及预后得到了显著改善。曲妥珠单抗联合帕妥珠单抗和化疗已成为HER2阳性晚期乳腺癌的一线治疗标准方案；对于中国患者而言，吡咯替尼联合卡培他滨成为二线治疗的首选方案；但三线及以上治疗药物的选择目前尚无标准推荐方案，临床仍存在巨大的治疗需求。马吉妥昔单抗是在曲妥珠单抗基础上经过优化的一种人/小鼠嵌合抗HER2免疫球蛋白G1（IgG1）单克隆抗体，相较于曲妥珠单抗抗体依赖细胞介导的细胞毒作用（ADCC）更强，或可成为HER2阳性晚期乳腺癌二线小分子酪氨酸激酶抑制剂（TKI）治疗进展后的优选方案。本文主要基于中国治疗HER2阳性晚期乳腺癌的临床实践，对其治疗策略的优化进行探讨，同时对国内外指南抗HER2 TKI治疗失败后的治疗共识与争议进行总结，以

期为TKI治疗进展的三线及以上治疗HER2阳性晚期乳腺癌患者提供一定的指导。

关键词：转移性乳腺癌；HER2阳性；马吉妥昔单抗；SOPHIA研究

一、前言

人表皮生长因子受体2（HER2）阳性乳腺癌占所有乳腺癌的15%~20%[1]，是最具侵袭性的乳腺癌亚型之一，早期易复发、转移且预后较差[2]。但随着第一个HER2靶向药物曲妥珠单抗的上市，HER2阳性晚期乳腺癌的治疗进入一个新时代。近20年来，随着其他抗HER2药物的相继问世，如帕妥珠单抗、曲妥珠单抗-美坦辛（T-DM1）、小分子酪氨酸激酶抑制剂（TKI）（如拉帕替尼、吡咯替尼、奈拉替尼）等[3]，HER2阳性晚期乳腺癌治疗药物的增加，使HER2阳性晚期乳腺癌患者的生存率不断提高[4]，中位总生存期（OS）约为5年，甚至部分患者（30%~40%）可存活8年[5]。对于部分HER2阳性晚期乳腺癌患者来说该病已成为慢性疾病，其主要治疗目标是缓解症状、提高生活质量、延长患者生存期。

以曲妥珠单抗为基础的抗HER2靶向治疗（如曲妥珠单抗、帕妥珠单抗联合紫杉类）是目前国内外公认的HER2阳性晚期乳腺癌一线治疗标准方案。T-DM1被国内外多部权威指南及共识推荐用于HER2阳性晚期乳腺癌患者的二线治疗[6-8]。但基于新型抗HER2抗体药物偶联物（ADC）曲妥珠单抗-德鲁替康（T-DXd）的DESTINY-Breast03 Ⅲ期研究结果[9]，T-DXd在二线治疗中显示出相较于T-DM1的临床优势，因此，2021欧洲肿瘤内科学会（ESMO）转移性乳腺癌指南、2022美国国立综合癌症网络（NCCN）指南和2022美国临床肿瘤学会（ASCO）指南，均推荐新增其为二线治疗药物[6,8,10]。在中国，鉴于药物价格及批准上市的问题，限制了T-DXd在中国的应用，2022中国临床肿瘤学会（CSCO）指南将其暂定为二线治疗推荐[7]。TKI，如吡咯替尼联合卡培他滨已被中国国家药品监督管理局（NMPA）批准为HER2阳性乳腺癌的二线治疗药物[11]。然而，目前对于三线及以上治疗，指南没有统一推荐标准，治疗原则应继续遵循抗HER2治疗原则，并结合患者特征、治疗情况、药物特异性毒性及国家具体的监管政策等选择药物[11]。除上述ADC类药物T-DXd和小分子TKI类药物（拉帕替尼、吡咯替尼、奈拉替尼等）外，一种新兴的抗HER2单克隆抗体（mAb）马吉妥昔单抗亦可作为三线及以上治疗HER2阳性晚期乳腺癌有效的治疗方案。

本文主要基于中国临床实践的抗HER2药物治疗进行策略探索，以期为三线及以上治疗HER2阳性晚期乳腺癌患者的治疗方案的优化提供参考。

二、基于中国临床实践的抗HER2药物治疗策略探索

（一）中国与西方国家抗HER2治疗格局的差异

2002年，曲妥珠单抗在中国上市，用于治疗HER2阳性晚期乳腺癌，并改变了患者的生存结局。随后，基于2015年公布的CLEOPATRA研究结果[12]，曲妥珠单抗和帕妥珠单抗双靶向联合紫杉类化疗被认为是目前HER2阳性晚期乳腺癌的首选一线治疗方案。但中国抗HER2治疗格局与西方国家不同，由于药物价格昂贵、治疗成本较高，很多复发转移患者并未接受曲妥珠单抗单靶向治疗或双靶向治疗。为优化抗HER2治疗策略，更好地指导我国临床实践，CSCO近年来考虑到不同省份或地区之间的发展差异、新药可及性的差异及医生治疗选择的不同，根据中国的临床经验，不断努力更新出台了符合中国国情的乳腺癌指南。

由于双靶向治疗药物治疗成本较高，曲妥珠单抗联合化疗亦被列为Ⅰ级推荐（Ⅰ A类证据）[7]。基于EMILIA研究和DESTINY-Breast03研究的结果，TDM-1和T-DXd目前被国际指南推荐为二线治疗药物[6,8]。对于中国HER2阳性晚期乳腺癌患者，吡咯替尼基于Ⅲ期临床研究（PHENIX和PHOEBE）[13-14]的获益和可及性，联合卡培他滨成为二线治疗的优选。对于三线及以上治疗的药物选择，目前没有标准推荐方案。在HER2阳性晚期乳腺癌患者的整个治疗过程中，持续的抗HER2治疗是至关重要的。此外，基于国内二线治疗现状，TKI治疗后该如何选择，已成为临床实践中面临的真实挑战。

（二）从肿瘤克隆株在治疗压力下的演变机制，探索抗HER2 TKI后的药物治疗选择

肿瘤细胞在药物治疗压力下，可能会发生细胞株克隆演变并产生耐药性[15]。初治患者的肿瘤克隆株多以野生株为主，而经过药物选择会产生多种变异克隆（包括耐药克隆），并存在动态克隆竞争。当患者停止初始药物治疗时，肿瘤可能会恢复到原来的野生型状态，并对初始治疗药物重新敏感[16-17]。这种肿瘤克隆演变过程已在其他类型的肿瘤中被证实，Siravegna等[18]发现肠癌患者在停止抗EGFR治疗后，耐药克隆相对于药物敏感克隆缺乏生长优势而衰减，药物敏感克隆又会重新出现，患者可能又恢复到接近初始肿瘤克隆株的状态，对抗EGFR治疗敏感，从而支持抗EGFR再挑战。Perera等[19]也提出"间歇治疗"以应对耐药问题。

有证据表明，HER2信号通路存在克隆演变，主要涉及可激活下游信号通路的细胞外蛋白过表达和细胞内点突变。曲妥珠单抗+帕妥珠单抗双靶向治疗产生的原发性耐药，可通过拉帕替尼、吡咯替尼、奈拉替尼等TKI药物逆转[20]。TKI可抑制HER2家族的多个靶点，并可以协助调节正常细胞的生长、分

化、迁移、凋亡等，并在一定程度上逆转耐药[20]，这可能有利于肿瘤恢复至与一线治疗接近的细胞株状态。临床前研究表明，拉帕替尼可诱导细胞质膜上非活性HER2受体的稳定和积累，或可重新激发HER2阳性肿瘤细胞对曲妥珠单抗的敏感性[21]。Gori等[22]通过临床研究发现，拉帕替尼联合卡培他滨治疗HER2阳性晚期乳腺癌，进展后重新恢复曲妥珠单抗治疗可改善患者的临床获益。这或许为曲妥珠单抗再挑战提供了实践依据。

由于HER2蛋白过表达在HER2阳性晚期乳腺癌中相对稳定，即使曲妥珠单抗治疗后出现疾病进展，HER2仍然是有效的治疗靶点[22]。因此，抗HER2 TKI药物治疗后需要引进一种更强效的抗HER2药物，以最大化患者的生存率。马吉妥昔单抗是一种新型抗HER2单克隆抗体，具有与曲妥珠单抗相似的HER2结合结构域和抗增殖作用。相较于曲妥珠单抗，马吉妥昔单抗对Fcγ受体（FcγR）的亲和力有所改变，抗体依赖细胞介导的细胞毒作用（ADCC）更强[23]。

（三）HER2阳性晚期乳腺癌TKI耐药后策略优化探讨

以吡咯替尼为代表的TKI是中国临床实践的二线标准治疗方案。在2019年美国临床肿瘤学会（ASCO）大会上，研究者公布了Ⅲ期PHENIX研究[13]的数据（n=279例），显示既往接受曲妥珠单抗治疗的HER2阳性转移性乳腺癌患者中，吡咯替尼联合卡培他滨组相比安慰剂联合卡培他滨组中位无进展生存期（mPFS）改善显著（11.1个月 vs 4.1个月，$P<0.001$）、客观缓解率（ORR）显著提高（68.6% vs 16.0%，$P<0.001$）[13]。

另一项吡咯替尼Ⅲ期PHOEBE研究，旨在评估吡咯替尼联合卡培他滨对经曲妥珠单抗治疗后出现转移的HER2阳性晚期乳腺癌患者的疗效与安全性（n=267例），中期分析结果显示，吡咯替尼联合卡培他滨组的mPFS显著优于拉帕替尼联合卡培他滨组（12.5个月 vs 6.8个月，HR=0.39，95%CI为0.27~0.56，$P<0.0001$），但在曲妥珠单抗耐药人群中，未观察到吡咯替尼联合卡培他滨中位总生存期（mOS）相较于拉帕替尼联合卡培他滨有明显的获益（34.5个月 vs 29.7个月，HR=0.94，95%CI为0.48~1.58）[14]。目前，《中国晚期乳腺癌规范诊疗指南》（2020版）、《中国临床肿瘤学会（CSCO）乳腺癌诊疗指南2022》及《中国抗癌协会乳腺癌诊疗指南与规范（2021年版）》均建议将吡咯替尼联合卡培他滨作为二线治疗选择，并作为Ⅰ级推荐（ⅠA级证据）[7,24-25]。

2022年Chang等[26]在Cancer Discovery发表一项研究，发现HER2阳性乳腺癌细胞株暴露于抗HER2 TKI后，会产生两种耐药持久体（drug tolerant persisters，DTPs），可重新激活mTORC1传导通路，激发细胞重新增殖的潜力并可能产生新的肿瘤，引发TKI药物耐药。但在临床实践中缺乏对TKI治疗失败的HER2阳性MBC患者的随访，仅少数研究对其进行了探索且数据有限。TH3RESA研究[27]纳入既往接受曲妥珠单抗和拉帕替尼治疗失败的HER2阳性MBC患者，后续接受T-DM1治疗，其中意向性治疗分析（intention-to-treat analysis，ITT）人群显示具有一定的生存获益。HER2CLIMB研究[28]中，图卡替尼在HER2阳性MBC ITT人群中也显示出一定的生存获益，其中5.6%的患者既往接受拉帕替尼治疗。但两项研究均缺乏具体分层数据，且入组人群前序治疗主要为拉帕替尼，缺乏除此以外的其他TKI治疗的证据。同时，两项研究均提示应重视T-DM1和图卡替尼的药物不良反应：接受T-DM1的患者中7%因不良事件导致治疗中止，≥3级血小板减少症发生率高于化疗（5% vs 2%）；接受图卡替尼治疗患者中5.7%因不良反应停药，≥3级不良事件包括腹泻（12.9%）、掌跖红肿综合征（13.1%）等。

SOPHIA-China研究[29]中72.4%的HER2阳性MBC患者既往接受吡咯替尼治疗，之后接受马吉妥昔单抗治疗。这是首个表明马吉妥昔单抗可将抗HER2 TKI治疗失败后患者的疾病进展风险降低42%（HR=0.58，P=0.038）的研究，且整体安全性可控。马吉妥昔单抗或可成为中国TKI失败后三线及以上患者的另一种治疗选择。

三、国内外指南对抗HER2 TKI失败后的治疗推荐共识与争议

2022美国国立综合癌症网络（NCCN）指南[6]推荐马吉妥昔单抗、曲妥珠单抗等抗HER2单抗联合化疗方案用于HER2阳性MBC患者三线及以上治疗，但对最佳治疗顺序和TKI治疗失败后如何治疗尚未做具体推荐。

在中国，吡咯替尼和拉帕替尼等TKI被推荐作为HER2阳性MBC患者的二线治疗药物。然而，大多数患者最终会出现二线TKI治疗无效，后续治疗方案不明确的情况，存在巨大的治疗需求。《中国临床肿瘤学会（CSCO）乳腺癌诊疗指南2022》[7]增加了TKI治疗失败患者分层，主要新增Ⅱ级推荐治疗方案，包括T-DXd、T-DM1等抗HER2 ADC药物，HP双靶向治疗联合其他化疗，换用另一类TKI联合化疗或参加临床研究；Ⅲ级推荐使用其他未使用过的抗HER2靶向药物。中国抗癌协会乳腺癌专业委员会（CACA-CBCS）2021指南[25]也建议在二线治疗后改用未使用的抗HER2治疗[25]。

当前国际上涉及的循证医学证据相对较少，指南对HER2阳性MBC二线及以上治疗推荐暂无统一标准。我国由于缺乏适合中国临床的大型研究证据；且对二线使用抗HER2 TKI药物（吡咯替尼）治疗后进展的患者，现有研究缺乏对其后线治疗的数据分析。因此，对于TKI治疗失败后用药选择及用药顺序尚无明确推荐，临床应用仍具有一定的挑战。

四、马吉妥昔单抗或可成为HER2阳性晚期乳腺癌三线的优选方案

马吉妥昔单抗是一种人鼠嵌合型Fc段工程改造的IgG1单克隆抗体，其可

变结构域与曲妥珠单抗相同，可与HER2胞外域Ⅳ结合；不同之处在于其对Fc区域的改造，即替换野生型IgG1 5个氨基酸（L235V、F243L、R292P、Y300L和P396L）。这种药物的特点是可增加激动型Fcγ Ⅲa受体CD16A的亲和力，降低抑制型Fcγ Ⅱb受体CD32B的亲和力，从而增强固有免疫和适应性免疫[30]。免疫效应细胞上表达的3种Fcγ受体（CD16A、CD32A和CD32B）可通过抗体细胞来调节活化[31]，其中CD16A可通过固有免疫细胞触发ADCC[32-33]。CD16A第158位氨基酸有两种类型（V/F），大量曲妥珠单抗研究发现，相较于CD16A-158VV基因型患者，携带F基因型患者的曲妥珠单抗临床获益较少。尤其是携带CD16A-158FF基因型的患者，接受曲妥珠单抗后无病生存期（DFS）显著低于V型携带者，且FF/FV基因型患者占HER2阳性乳腺癌患者的85%~90%[34-35]。临床前研究结果显示，相较于曲妥珠单抗，马吉妥昔单抗HER2受体结合能力不变，但Fc段CD16A-158F亲和力增加6.6倍、CD32B亲和力降低8.4倍、自然杀伤细胞（NK细胞）介导的ADCC更强[23]。此外，随着颗粒酶和穿孔素等细胞毒性颗粒的释放，释放出IFN-γ和TNF-α等促炎细胞因子，促炎环境可调节其他免疫细胞群，从而产生"疫苗"作用[36-37]。

马吉妥昔单抗Ⅰ期研究的结果表明，单药马吉妥昔单抗在表达HER2的肿瘤患者中具有良好的耐受性和活性，在60例患者中64%可评估、52%达疾病稳定、12%部分缓解，乳腺癌患者的mPFS为4.5个月[38]。基于马吉妥昔单抗独特的机理特征及Ⅰ期结果获益趋势，研究者开展了首个与曲妥珠单抗进行直接比较的Ⅲ期SOPHIA临床研究，研究结果于2021年1月在*JAMA Oncology*杂志和2021年SABCS大会上发布[39]。SOPHIA研究是一项国际、随机、阳性对照、开放标签的临床研究，入组患者为既往接受二线及以上抗HER2治疗的HER2阳性MBC患者（*n*=536例），按1:1随机分为马吉妥昔单抗联合化疗组（*n*=266）和曲妥珠单抗联合化疗组（*n*=270）。其主要终点为独立中心影像盲态评估（CBA）的无进展生存期（PFS）和OS，次要终点是研究者自评的PFS和ORR。截至2018年10月10日，共137例患者仍继续接受治疗，其中马吉妥昔单抗组79例，曲妥珠单抗联合化疗组58例。研究结果显示马吉妥昔单抗组相较于曲妥珠单抗组可显著改善患者PFS（5.8个月 *vs* 4.9个月，HR=0.76，*P*=0.033）、提高ORR（22% *vs* 16%，*P*=0.06）。在安全性方面，马吉妥昔单抗联合化疗的耐受性相对较好，不良反应与曲妥珠单抗组相当。接受马吉妥昔单抗和曲妥珠单抗治疗的患者分别有53.8%和52.6%发生3级以上不良事件（adverse events，AE），因AE导致停药率均较低（3% *vs* 2.6%）；16.3%和18.4%的患者出现严重不良事件（severe adverse events，SAE），两组常见SAE（≥5%）包括中性粒细胞减少症、贫血及疲劳。

基于SOPHIA研究的结果，2020年12月16日，美国食品药品监督管理局（FDA）批准马吉妥昔单抗联合化疗治疗既往接受抗HER2治疗的转移性HER2

阳性乳腺癌患者[40]。继而，2021年ESMO指南和NCCN指南推荐为相同适应证[8,41]。

对既往接受治疗的HER2阳性MBC中国患者而言，马吉妥昔单抗可能是一个有价值的选择。由于中国抗HER2治疗格局与西方国家的差异，马吉妥昔单抗（特别是三线及以上治疗）的疗效和安全性有待进一步验证。因此研究者开展了马吉妥昔单抗中国桥接研究，此项随机、开放、多中心、Ⅱ期临床研究，旨在评估马吉妥昔单抗联合化疗对比曲妥珠单抗联合化疗用于既往接受二线及以上抗HER2治疗后进展的HER2阳性MBC患者的有效性和安全性，并确认其结果是否与在国际SOPHIA研究中观察到的临床获益一致[29,42]。2020年2月—2021年2月，共33家临床中心参与，入组173例患者患者，最终纳入123例符合标准的HER2阳性MBC患者，1∶1随机分为马吉妥昔单抗联合化疗组（n=62例）和曲妥珠单抗联合化疗组（n=61例）。与SOPHIA研究不同的是，本研究纳入患者的既往治疗高度反映了中国HER2阳性MBC患者的治疗现状。几乎所有患者既往均接受曲妥珠单抗治疗，只有25.2%和11.4%的患者分别接受帕妥珠单抗和T-DM1治疗，83.7%的患者接受TKI药物治疗，其中绝大多数患者（72.4%）应用的是吡咯替尼；而SOPHIA研究几乎所有的患者既往均接受曲妥珠单抗和帕妥珠单抗治疗，超过91%的患者接受T-DM1治疗。

研究结果显示，SOPHIA-China研究符合桥接成功的一致性标准定义（HR<0.88）：通过盲法独立中心审查评估mPFS，马吉妥昔单抗组优于曲妥珠单抗组（5.5个月 vs 4.1个月，HR=0.69，P=0.128）；中位总生存期尚未达到；马吉妥昔单抗组较曲妥珠单抗组的客观缓解率和临床获益率均更高（25.5% vs 12.5%；32.7% vs 14.3%）。值得注意的是，马吉妥昔单抗治疗既往接受TKI的患者，相对PFS风险降低42%（HR=0.58，P=0.038），优于31%的ITT人群的。基于此，马吉妥昔单抗可成为Post-TKI的治疗选择。

安全性结果显示，研究药物相关的输注反应在马吉妥昔单抗组（12.9%）相较于曲妥珠单抗组（1.7%）更常见，但大多数输注反应为1级或2级，所有输注反应经适当治疗后均可恢复。接受马吉妥昔单抗和曲妥珠单抗治疗的患者分别有45.2%和41.7%发生3级以上AE，≥3级药物相关（马吉妥昔单抗或曲妥珠单抗）AE患者比例分别为21.0%和15.0%。两组常见SAE（≥5%）包括中性粒细胞减少症、白细胞计数减少、红细胞和淋巴细胞计数减少。因AE导致马吉妥昔单抗或曲妥珠单抗的停药率分别为16.1%和10.0%，但因AE导致所有药物的停药率在马吉妥昔单抗组明显降低（1.6% vs 10.0%），未观察到因AE导致的死亡。

在中国三线及以上治疗HER2阳性晚期乳腺癌患者中，大部分使用过TKI药物，进展后的治疗仍存争议。SOPHIA-China研究显示，既往接受吡咯替尼或拉帕替尼治疗的患者，接受马吉妥昔单抗治疗获益更多。《中国临床肿瘤学会（CSCO）乳腺癌诊疗指南2022》对于曲妥珠单抗治疗失败患者的治疗推荐中，Ⅲ级推荐新增了马吉妥昔单抗+化疗（2B类证据）[7]，表明马吉妥昔单抗也是TKI治疗失败患者的一种合理选择。

SOPHIA和SOPHIA-China研究在晚期乳腺癌患者中的获益，促进了马吉妥昔单抗在一、二线治疗中的探索。一项Ⅱ期、开放、单臂研究（MARGARTE）旨在评估马吉妥昔单抗联合图卡替尼和卡培他滨治疗HER2阳性MBC的疗效和安全性。另一项Ⅱ期MARGOT（NCT04425018）研究，旨在评估马吉妥昔单抗联合帕妥珠单抗和紫杉类方案对比标准方案（曲妥珠单抗、帕妥珠单抗和紫杉类）在HER2阳性乳腺癌新辅助治疗中的临床获益。此外，马吉妥昔单抗在中国HER2阳性MBC患者中的药代动力学研究也在进行（NCT04398108），期待在这些研究中看到更全面的结果。

五、总结与展望

HER2阳性乳腺癌是侵袭性较强的乳腺癌亚型之一，早期易复发、转移且整体预后较差。曲妥珠单抗作为首个上市的抗HER2靶向药物，显著改善了HER2阳性乳腺癌的预后。对于HER2阳性晚期乳腺癌，曲妥珠单抗+帕妥珠单抗联合化疗已成为一线治疗标准方案；吡咯替尼作为一种强效抗HER2 TKI已成为中国二线治疗标准方案。但三线及以上治疗，特别是TKI治疗失败后的方案选择成为中国临床实践中的一个重大挑战。

新型ADC已表现出良好的疗效和安全性，并可能在未来改变HER2阳性MBC患者的治疗格局。T-DM1被部分权威指南推荐为二线治疗药物，但DESTINY-Breast03 Ⅲ期研究结果显示T-DXd疗效优于T-DM1，ESMO MBC 2021[8]、NCCN 2022[6]和ASCO 2022[10]指南均推荐将T-DXd新增为HER2阳性晚期乳腺癌的二线治疗药物。因此，我国二线治疗未来可能会出现T-DXd、吡咯替尼、T-DM1三足鼎立的局面。然而，对于三线及以上治疗方案的选择，目前尚无统一标准，尤其是中国二线治疗使用TKI进展后的患者如何治疗仍存在巨大的需求。

根据肿瘤克隆株在治疗压力下的演变机制及SOPHIA-China研究数据，可以看出马吉妥昔单抗具有更强的ADCC，并且在中国乳腺癌治疗格局下为TKI耐药患者提供了一种理想的治疗选择，有望基于中国临床实践数据的验证，推动乳腺癌治疗新模式的发展，助力HER2阳性患者获得更好的长期生存。

参考文献

[1] Ahn S, Woo J W, Lee K, et al. HER2 status in breast cancer: changes in guidelines and complicating factors for interpretation[J]. J Pathol Transl Med, 2020, 54(1): 34-44.

[2] Cronin K A, Harlan L C, Dodd K W, et al. Population-based estimate of the prevalence of

HER-2 positive breast cancer tumors for early stage patients in the US[J]. Cancer Invest, 2010, 28(9): 963-968.

[3] Yan Y, Li Q, Li J. Round table discussion: strategies for the treatment of HER2-positive advanced breast cancer in the rising age of antibody-drug conjugates[J]. Transl Breast Cancer Res, 2022, 3: 18.

[4] Bredin P, Walshe J M, Denduluri N. Systemic therapy for metastatic HER2-positive breast cancer[J]. Semin Oncol, 2020, 47(5): 259-269.

[5] Martínez-Sáez O, Prat A. Current and Future Management of HER2-Positive Metastatic Breast Cancer[J]. JCO Oncol Pract, 2021, 17(10): 594-604.

[6] National Comprehensive Cancer Network. NCCN Guideline with Evidence Blocks(Version 4.2022)[R/OL]. https://www.nccn.org/guidelines/guidelines-detail?category=1&id=1419.

[7] 中国临床肿瘤学会指南工作委员会. 中国临床肿瘤学会(CSCO)乳腺癌诊疗指南 2022[M]. 北京: 人民卫生出版社, 2022.

[8] Gennari A, André F, Barrios C H, et al. ESMO Clinical Practice Guideline for the diagnosis, staging and treatment of patients with metastatic breast cancer[J]. Ann Oncol, 2021, 32(12): 1475-1495.

[9] Cortés J, Kim S B, Chung W P, et al. LBA1 Trastuzumab deruxtecan (T-DXd) vs trastuzumab emtansine (T-DM1) in patients (Pts) with HER2+ metastatic breast cancer (mBC): Results of the randomized phase III DESTINY-Breast03 study[J]. Ann Oncol, 2021, 32(suppl 5): S1287-S1288.

[10] Giordano S H, Franzoi M A B, Temin S, et al. Systemic Therapy for Advanced Human Epidermal Growth Factor Receptor 2-Positive Breast Cancer: ASCO Guideline Update[J]. J Clin Oncol, 2022, 40(23): 2612-2635.

[11] Miglietta F, Bottosso M, Griguolo G, et al. Major advancements in metastatic breast cancer treatment: when expanding options means prolonging survival[J]. ESMO Open, 2022, 7(2): 100409. Erratum in: ESMO Open, 2022, 7(3): 100472.

[12] Swain S M, Baselga J, Kim S B, et al. Pertuzumab, trastuzumab, and docetaxel in HER2-positive metastatic breast cancer[J]. N Engl J Med, 2015, 372(8): 724-734.

[13] Jiang Z F, Yan M, Hu X C, et al. Pyrotinib combined with capecitabine in women with HER2+ metastatic breast cancer previously treated with trastuzumab and taxanes: A randomized phase III study[J]. J Clin Oncol, 37(suppl 15): 1001.

[14] Xu B, Yan M, Ma F, et al. Pyrotinib plus capecitabine versus lapatinib plus capecitabine for the treatment of HER2-positive metastatic breast cancer (PHOEBE): a multicentre, open-label, randomised, controlled, phase 3 trial[J]. Lancet Oncol, 2021, 22(3): 351-360.

[15] Hu Z, Li Z, Ma Z, et al. Multi-cancer analysis of clonality and the timing of systemic spread in paired primary tumors and metastases[J]. Nat Genet, 2020, 52(7): 701-708.

[16] Chennamadhavuni A, Kasi P M. Circulating Tumor DNA in Identifying Resistant Sub-Clones Post EGFR Blockade: Implications for EGFR Rechallenge[J]. Front Oncol, 2022, 12: 847299.

[17] Niida A, Mimori K, Shibata T, et al. Modeling colorectal cancer evolution[J]. J Hum Genet, 2021, 66(9): 869-878.

[18] Siravegna G, Mussolin B, Buscarino M, et al. Clonal evolution and resistance to EGFR

blockade in the blood of colorectal cancer patients[J].Nat Med,2015,21(7):795-801. Erratum in:Nat Med,2015,21(7):827.

[19] Perera M,Roberts M J,Klotz L,et al. Intermittent versus continuous androgen deprivation therapy for advanced prostate cancer[J]. Nat Rev Urol,2020,17(8):469-481.

[20] Yang X,Wu D,Yuan S. Tyrosine Kinase Inhibitors in the Combination Therapy of HER2 Positive Breast Cancer[J]. Technol Cancer Res Treat,2020,19:1533033820962140.

[21] Scaltriti M,Verma C,Guzman M,et al. Lapatinib,a HER2 tyrosine kinase inhibitor, induces stabilization and accumulation of HER2 and potentiates trastuzumab-dependent cell cytotoxicity[J].Oncogene,2009,28(6):803-814.

[22] Gori S,Montemurro F,Spazzapan S,et al. Retreatment with trastuzumab-based therapy after disease progression following lapatinib in HER2-positive metastatic breast cancer[J]. Ann Oncol,2012,23(6):1436-1441.

[23] Nordstrom J L,Gorlatov S,Zhang W,et al. Anti-tumor activity and toxicokinetics analysis of MGAH22,an anti-HER2 monoclonal antibody with enhanced Fcγ receptor binding properties[J]. Breast Cancer Res,2011,13(6):R123.

[24] 国家肿瘤质控中心乳腺癌专家委员会,中国抗癌协会乳腺癌专业委员会,中国抗癌协会肿瘤药物临床研究专业委员会.中国晚期乳腺癌规范诊疗指南(2020版)[J].中华肿瘤杂志,2020,42(10):781-797.

[25] 中国抗癌协会乳腺癌专业委员会.中国抗癌协会乳腺癌诊治指南与规范(2021年版)[J].中国癌症杂志,2021,31(10):954-1040.

[26] Chang C A,Jen J,Jiang S,et al. Ontogeny and Vulnerabilities of Drug-Tolerant Persisters in HER2+ Breast Cancer[J]. Cancer Discov,2022,12(4):1022-1045.

[27] Krop I E,Kim S B,González-Martín A,et al. Trastuzumab emtansine versus treatment of physician's choice for pretreated HER2-positive advanced breast cancer (TH3RESA):a randomised,open-label,phase 3 trial[J]. Lancet Oncol,2014,15(7):689-699.

[28] Murthy R K,Loi S,Okines A,et al. Tucatinib,Trastuzumab,and Capecitabine for HER2-Positive Metastatic Breast Cancer[J]. N Engl J Med,2020,382(7):597-609.

[29] Zhang Q,Ouyang Q,Li W,et al. Efficacy and safety of margetuximab plus chemotherapy vs. trastuzumab plus chemotherapy in Chinese patients with pretreated HER2-positive advanced metastatic breast cancer:results from a randomized,open-label,multicenter,phase II bridging study[J]. Transl Breast Cancer Res,2022,3:31.

[30] Stavenhagen J B,Gorlatov S,Tuaillon N,et al. Fc optimization of therapeutic antibodies enhances their ability to kill tumor cells in vitro and controls tumor expansion in vivo via low-affinity activating Fcgamma receptors[J]. Cancer Res,2007,67(18):8882-8890.

[31] Nimmerjahn F,Ravetch J V. Fcgamma receptors as regulators of immune responses[J]. Nat Rev Immunol,2008,8(1):34-47.

[32] Chen X,Song X,Li K,et al. FcγR-Binding Is an Important Functional Attribute for Immune Checkpoint Antibodies in Cancer Immunotherapy[J]. Front Immunol,2019,10:292.

[33] Muntasell A,Cabo M,Servitja S,et al. Interplay between Natural Killer Cells and Anti-HER2 Antibodies:Perspectives for Breast Cancer Immunotherapy[J]. Front Immunol,2017,8:1544.

[34] Musolino A,Naldi N,Bortesi B,et al. Immunoglobulin G fragment C receptor polymorphisms and clinical efficacy of trastuzumab-based therapy in patients with HER-2/neu-positive

metastatic breast cancer[J]. J Clin Oncol, 2008, 26(11): 1789-1796.

[35] James L C, Keeble A H, Khan Z, et al. Structural basis for PRYSPRY-mediated tripartite motif (TRIM) protein function[J]. Proc Natl Acad Sci U S A, 2007, 104(15): 6200-6205.

[36] Gall V A, Philips A V, Qiao N A, et al. Trastuzumab Increases HER2 Uptake and Cross-Presentation by Dendritic Cells[J]. Cancer Res, 2017, 77(19): 5374-5383.

[37] Abès R, Teillaud J L. Modulation of tumor immunity by therapeutic monoclonal antibodies[J]. Cancer Metastasis Rev, 2011, 30(1): 111-124.

[38] Bang Y J, Giaccone G, Im S A, et al. First-in-human phase 1 study of margetuximab (MGAH22), an Fc-modified chimeric monoclonal antibody, in patients with HER2-positive advanced solid tumors[J]. Ann Oncol, 2017, 28(4): 855-861.

[39] Rugo H S, Im S A, Cardoso F, et al. Efficacy of Margetuximab vs Trastuzumab in Patients With Pretreated ERBB2-Positive Advanced Breast Cancer: A Phase 3 Randomized Clinical Trial[J]. JAMA Oncol, 2021, 7(4): 573-584.

[40] Food and Drug Administration. Margetuximab approval letter[EB/OL]. (2020-12).https://www.accessdata.fda.gov/drugsatfda_docs/appletter/2020/761150Orig1s000ltr.pdf.

[41] William J, Meena S, Jame Abraham, et al. NCCN Clinical Practice Guidelines in Oncology Breast Cancer(Version 8.2021)[R]. Plymouth: National Comprehensive Cancer Network, 2021.

[42] Wang T, Cao X, He Y, et al. Innovation drug approvals based on a bridging study: from concept to practice[J]. Transl Breast Cancer Res, 2022, 3: 2.

英文摘要

Strategies for the treatment of HER2⁺ advanced breast cancer based on clinical practice in Chinese patients: a roundtable discussion

Abstract: Human epithelial growth factor receptor 2-positive (HER2⁺) breast cancer is easy to relapse and metastasize in the early stage, and usually has more aggressive clinical behavior and worse patient survival outcomes as compared with estrogen receptor-positive (ER⁺), HER2-negative (HER2⁻) breast cancer. The HER2+ breast cancer has been significantly enhanced by trastuzumab and other multiple novel HER2 anti-tumor drugs. The dual combination regimen of trastuzumab + pertuzumab has been established as the standard first-line therapy for advanced HER2⁺ patients, and pyrotinib with capecitabine is the preferred second-line treatment in Chinese patients. However, no third- or later-line regimens are currently recommended, and thus, the treatment needs of these patients remain unmet. Margetuximab is a human/mouse chimeric anti-HER2 immunoglobulin G1 (IgG1) monoclonal antibody (mAb) based on the murine precursor of trastuzumab, has shown greater efficacy than trastuzumab in terms of its natural killer (NK) cell-mediated antibody-dependent cell-mediated cytotoxicity (ADCC) effect and may become the preferred solution for HER2⁺ metastatic breast cancer (mBC) following progression on second-line therapy with small molecule tyrosine kinase inhibitors (TKIs). This paper explores discussion of therapeutic strategies of anti-HER2 drugs based on Chinese clinical practice, and summarizes the consensus and controversy in the post-anti-HER2 TKIs guideline recommendations, so as to provide certain guidance to HER2+ mBC patients pretreated with TKIs in the third or later lines.

Keywords: Metastatic breast cancer (mBC); human epithelial growth factor receptor 2-positive (HER2⁺); margetuximab; SOPHIA trial

扫码或通过下方链接阅读全文
https://dx.doi.org/10.21037/tbcr-22-49

第十章 圆桌讨论："曲妥珠单抗-德鲁替康"治疗乳腺癌的临床前景——回顾性和前瞻性观点

梁旭，严颖，宋国红

北京大学肿瘤医院乳腺肿瘤内科

摘要：创新的靶向治疗极大地改变了乳腺癌的治疗前景。以曲妥珠单抗-德鲁替康（T-DXd）为代表的抗体药物偶联物（ADC）是其中最为成功的治疗手段。新一代的ADC具有革命性的设计，其应用也带来了前所未有的临床结果。DESTINY-Breast01和DESTINY-Breast03这两项试验改变了人表皮生长因子受体2（HER2）阳性转移性乳腺癌的标准治疗。与此同时，T-DXd在合并脑转移的HER2阳性患者中大量增加的临床数据对现有中枢神经系统（CNS）受累疾病的治疗理念提出了重大挑战。DESTINY-Breast系列试验的结果已被迅速推广到乳腺癌的一线治疗和早期治疗之中。DESTINY-Breast04试验的阳性结果也将开启HER2低表达乳腺癌治疗时代的大门。乳腺癌治疗领域的专家正面对着一个拥有海量数据和快速变化的世界。因此，圆桌讨论是医疗领域专业人士分享信息和交流治疗方案的一个重要途径。在本次圆桌讨论中，中国的乳腺癌治疗专家齐聚一堂，共同探讨了T-DXd的重要临床进展及其对临床实践的影响。会议内容被记录在案并被整理成这篇综述，这将有助于我们更好地理解现有的数据并确立乳腺癌治疗的后续研究方向。

关键词：HER2阳性；乳腺癌；HER2低表达；曲妥珠单抗-德鲁替康；抗体药物偶联物；脑转移；DESTINY-Breast试验

一、引言

近几十年，创新的靶向药物大大推动了乳腺癌的治疗[1]。专家们已开始探索一类被称为抗体药物偶联物（ADC）的新靶向疗法，这一治疗方案极大地影响了癌症治疗的临床前景[2]，其中曲妥珠单抗-德鲁替康（T-DXd，DS-8201）是最成功的ADC之一。T-DXd是一种革命性创新的抗人表皮生长因子受体2（HER2）药物，其具有多方面的特点，其在实现更强抗肿瘤作用的同时保持可控的安全性。科学家们已将人源化抗HER2 IgG1单克隆抗体（mAb）开发成了曲妥珠单抗（trastuzumab，T）这一生物仿制药，并且每个mAb包含约8个被称为DXd的新型拓扑异构酶Ⅰ抑制剂有效载荷分子，其通过稳定的肿瘤特异性可裂解四肽连接子（linker）与曲妥珠单抗形成偶联[3]（图10-1）。相较于前期的ADC，这一设计为T-DXd带来了优势。首先，其在HER2表达的肿瘤中有着更大的杀伤范围，在临床前试验中，T-DXd可以杀灭HER2免疫组化（IHC）结果为1+、2+和3+的细胞，而T-DM1仅对HER2 IHC3+细胞起效[4]；

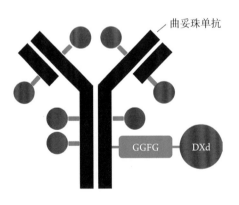

T-DXd的特性
- 药物-抗体比（drug to antibody ratio，DAR）高达8
- 临床前研究证实这一药物具有较强的旁观者杀伤效应
- 连接子性质稳定，有效载荷的半衰期短

图10-1　新一代抗HER2抗体药物偶联物T-DXd的特性

其次，得益于可裂解连接子和可渗透膜的有效载荷的特性，T-DXd药物具有强大的旁观者杀伤效应，使其可以杀灭HER2表达的肿瘤细胞周围的HER2阴性肿瘤细胞，具有作用于HER2的异质性[5]；再次，由疏水性连接子（肿瘤特异性的柔性降解连接子）所赋予的稳定偶联效果增强了T-DXd的靶向性。最后，其有效载荷的半衰期较短，仅为1.37 h[6]，确保了有效载荷在被释放后不会导致毒素的积聚。T-DXd药物的设计为现有的ADC开发树立了新的标准。目前，已有5篇有关T-DXd的论文发表在《新英格兰医学杂志》上，并有3个适应证获批。

近期，使用T-DXd开展的一系列DESTINY-Breast试验引发了专家的极大兴趣（图10-2）。其中，DESTINY-Breast01是第一个令人印象深刻的试验，实现了HER2阳性复发转移性乳腺癌三线及以上治疗在当时最长的中位无进展生存期（mPFS），达到19.4个月[7-8]。不久之后，研究人员的评估结果表明，在DESTINY-Breast03试验中，HER2阳性转移性乳腺癌（MBC）的mPFS创造了长达25.1个月的新纪录[9]。T-DXd不仅显著提高了HER2阳性转移性乳腺癌的治疗效果，而且还将重新定义关于HER2低表达乳腺癌的治疗模式。第一三共制药株式会社网站发布的报告显示，无论激素受体（HR）的表达情况如何，

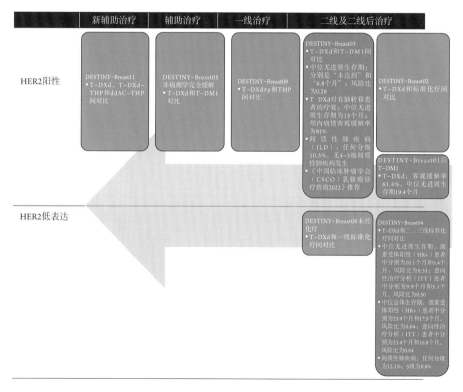

图10-2　T-DXd在乳腺癌治疗中的关键临床试验信息汇总图

DESTINY-Breast04研究都达到了无进展生存期（PFS）和总生存期（OS）的共同主要终点[10-11]。

　　虽然临床试验数据带来了很大的希望，但临床实践本身却是十分复杂的。在T-DXd被中国国家药品监督管理局批准之前，将其作为曲妥珠单抗治疗失败患者的二线治疗推荐是否合理？对于抗HER2酪氨酸激酶抑制剂（TKI）和ADC治疗失败的患者，优化的序贯疗法是什么？T-DXd对脑转移患者的效果如何？随着DESTINY-Breast09、DESTINY-Breast11和DESTINY-Breast05试验的开展，T-DXd作为一线治疗、新辅助治疗或辅助治疗的药物前景如何？对于HER2低表达且HR阳性的患者，内分泌治疗（endocrine therapy，ET）和化疗转换的理想时间窗口是什么？对于HR+的MBC患者，衡量后线治疗效果的最佳指标是什么，是客观缓解率（ORR）、缓解持续时间（DOR）、PFS、OS，还是其他？对于HER2低表达的MBC患者，应采取什么样的治疗策略？迄今为止，上述这些问题都还没有明确的答案。为此，乳腺癌治疗领域的肿瘤科和外科医生们聚在一起开展了一场圆桌讨论会，共同探讨了T-DXd取得的重大进展及其在临床实践的意义。本篇综述是对这场圆桌讨论会议内容的高度总结。

二、基于DESTINY-Breast03试验取得的成功，阐述T-DXd在临床实践中的现状

　　DESTINY-Breast03是一项Ⅲ期临床试验，旨在比较T-DXd和T-DM1对HER2阳性MBC的疗效，达到了PFS的主要终点[9]。该试验共招募了524例先前接受了曲妥珠单抗治疗的患者，其中60%的患者接受了帕妥珠单抗（pertuzumab）的治疗。T-DXd治疗组的结果显示其PFS（T-DXd组和T-DM1组分别为"未达到"和"6.8个月"，风险比为0.28）和ORR（T-DXd组和T-DM1组者分别为79.7%和34.2%）都获得了显著改善。不成熟的OS数据也表现出有改善的趋势（T-DXd组和T-DM1组12个月生存率分别为94.1%和85.9%，风险比为0.56）。间质性肺疾病（interstitial lung disease，ILD）是最受关注的导致T-DXd停药的不良事件，其在T-DXd组和T-DM1组的发生率分别为10.5%和1.9%。在该试验中未报告有发生4级和5级ILD的事件。这表明，此前接受治疗线数更少或对ILD管理意识较高的人群在接受T-DXd治疗期间可能更少发生因ILD导致的致命后果。基于这些令人信服的结果，《中国临床肿瘤学会（CSCO）乳腺癌诊疗指南2022》[12]推荐T-DXd作为曲妥珠单抗治疗失败患者新的标准治疗（standard of care，SOC）药物（推荐等级为Ⅱ级，证据水平为1A）。T-DXd也被推荐作为抗HER2 TKI治疗失败患者的可选治疗方案（推荐等级Ⅱ级，证据水平2A）。由于吡咯替尼（pyrotinib）已成为应用于转移性HER2阳性乳腺癌的二线治疗药物，因此T-DXd一旦在中国上市就可能成为TKI耐药患者的首选治疗药物。

专家意见

所有与会专家都认为DESTINY-Breast03试验的数据非常充分，足以提示将T-DXd用作HER2阳性MBC的二线治疗药物。值得注意的是，首次治疗后的mPFS和ORR结果与PHT方案在CLEOPATRA试验中的数据相近[13]。在2022年美国临床肿瘤大会（ASCO 2022）上发布的一项最新的安全性分析中，对T-DXd的一般安全描述是"一致的"和"可耐受的"。T-DXd的治疗持续时间更长，但T-DXd的校正暴露发生率（exposure-adjusted incidence rate，EAIR）要低于T-DM1。相较于临床试验的结果，接受T-DXd治疗患者的ILD发生率并未增加。根据更长时间随访的结果，该药在这一方面的安全性信息得以被更新，再次显示了T-DXd在临床使用中的良好获益-风险比。然而，对T-DXd产生耐药的机制目前还不清楚。目前还没有数据显示对T-DXd进展的最佳序贯治疗方案。专家们提出了一个值得探索的想法，即可以根据T-DXd的耐药机制来制定策略：①对于因HER2降解或损失而导致的耐药，在细胞膜内部发挥作用的抗HER2的TKI可能是更好的选择；②对于因有效载荷引起的耐药，改用另一种ADC可能是有效的；③对于PI3K信号通路发生改变的癌症，TKI的疗效会受到影响，但T-DM1不受影响；鉴于EMILIA试验得到的生物标志物分析的证据，T-DM1会是更好的选择[14]。因此，如果能发现PAM通路发生改变，那么新的ADC可能是有效的治疗药物。

三、T-DXd对脑转移性乳腺癌的治疗：稳定性或活动性的脑转移

2021年SABCS会议上发布的DESTINY-Breast03试验的最新结果引发了关于在临床中使用T-DXd治疗HER2阳性MBC伴中枢神经系统（CNS）转移的讨论[15]。两组共有36例患者存在可检出的脑部病变。在T-DXd组中，有10例患者表现出了完全缓解（complete response，CR）；17例患者的CNS病灶在放射影像缩小>30%。这些数据表明，T-DXd对HER2阳性脑转移（brain metastasis，BM）患者的疗效明显。还有一些小样本量的临床试验验证了T-DXd在活动性BM患者中的疗效。TUXEDO-1试验的数据显示，该药的颅内缓解率为73.3%（5/6），mPFS为14个月（95%CI为11.0~NR）[16]。DEBBRAH研究所考察的是T-DXd在HER2阳性或HER2低表达的晚期乳腺癌伴CNS转移患者中的疗效。T-DXd对活动性BM乳腺癌患者的颅内ORR为44.4%（4/9）[17]。另一项回顾性研究[18]发现，T-DXd在10例此前接受治疗的进展期BM患者中的CNS-ORR达到70%。需要指出的是，在Duke & Dana Farber的研究中[19]，T-DXd对合并有难治性软脑膜转移的HER2阳性乳腺癌患者也表现出了良好的疗效，6例患者中有5例获得了CNS-ORR。基于T-DXd对BM患者的疗效，DESTINY-Breast12试验（NCT04739761）招募了新诊断或已处于晚期的HER2阳性BM乳腺癌患者。截至目前，图卡替尼（tucatinib）已经在HER2CLIMB试验中表现出了对活动性

BM的良好疗效；与此同时，HER2CLIMB-04试验（NCT0453998）对T-DXd和图卡替尼的联合用药进行研究，希望T-DXd联合图卡替尼能改善对合并CNS转移的HER2阳性MBC患者的治疗效果。这些试验结果将进一步阐明T-DXd对合并BM乳腺癌患者的疗效，尤其是活动性BM患者（图10-3）。

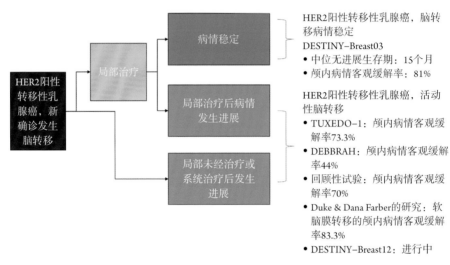

图10-3　T-DXd在HER2阳性脑转移患者中的临床数据汇总图

专家意见

对于此前接受过治疗的病情稳定的BM患者，T-DXd的疗效是非常有潜力的。然而，对稳定性或活动性BM的定义还不明确。专家认为，活动性脑转移的定义是有症状和进行性的，而稳定性脑转移被认为是无症状或非进行性的。临床试验结果表明，在无症状的BM患者中，未进行局部治疗的抗HER2治疗可以获得较好的效果[20]。还有一些试验则探讨了ADC和TKI之间的联合治疗[21-22]。

软脑膜转移患者的预后较差。对于软脑膜转移的治疗建议实际上是基于专家意见得出的。对于发生了软脑膜转移的乳腺癌患者而言，目前还没有有效的治疗方案[23]。乳腺癌患者可能在有或没有实质病变的情况下发生软脑膜转移；病情进展的评估应根据是否出现新的脑部或脑膜病灶来判定[24-25]。目前还没有较强的证据表明抗HER2药物对软脑膜转移乳腺癌患者的疗效（无论是孤立发生的，还是与脑转移同步发生的），也未单独评估该药物对脑实质和脑膜的疗效。尽管T-DXd对HER2阳性乳腺癌患者的数据仅来自少量的样本，但颅内ORR方面的数据还是很有潜力的。考虑到样本量的限制，最好能设计一个多中心临床试验来研究这一特殊的转移亚型。同时，对发生了脑或软脑膜病变的乳腺癌患者而言，真实世界研究也可能帮助我们更好地认识现有的治疗方案。T-DXd作为一个很好的选择，也值得在更大的样本量中进行研究。

四、T-DXd在HER2阳性乳腺癌治疗中的前景

HER2阳性乳腺癌的一线治疗方案、新辅助治疗方案和辅助治疗方案一直在变化[26]。凭借着良好的治疗效果，T-DXd很有希望进入到前线药物之列。

DESTINY-Breast09（NCT04784715）是将T-DXd作为MBC一线治疗药物的第一项全球性试验。这项试验招募的是HER2阳性MBC的女性患者，接受T-DXd和帕妥珠单抗的联合用药治疗或T-DXd单独用药，以便与现行的标准治疗方案进行对比。这项头对头研究Ⅲ期试验的结果将揭晓答案，即对于HER2阳性的MBC女性患者而言，T-DXd单独用药或联合用药的方案是否可以成为更有效的一线治疗方案。

DESTINY-Breast05（NCT04622319）是一项Ⅲ期随机开放标签的研究，其研究对象是尚未获得病理学完全缓解（pCR）的高危HER2阳性乳腺癌患者，旨在比较T-DXd与T-DM1这两种ADC作为这类患者辅助治疗方案的效果。该试验的主要终点是无浸润性疾病生存期（iDFS）。

DESTINY-Breast11（NCT05113251）试验旨在评估T-DXd作为高危HER2阳性早期乳腺癌患者术前系统性治疗的效果。按照1∶1∶1的比例将约624例患者随机分组接受T-DXd单药治疗，或T-DXd序贯曲妥珠单抗和帕妥珠单抗联合紫杉醇（THP）的双重阻断治疗，或使用剂量密集方案多柔比星和环磷酰胺序贯曲妥珠单抗、帕妥珠单抗联合紫杉醇（ddAC-THP）的标准治疗。该试验的主要终点为pCR。

正在进行中的DESTINY-Breast07（NCT04538742）是另一项探索性试验，旨在探索T-DXd与其他抗癌药物联合治疗HER2阳性MBC患者的安全性和疗效。

专家意见

考虑到DESTINY-Breast03作为二线治疗所取得的巨大成功，DESTINY-Breast09的研究结果是值得期待的。然而，大部分与会专家认为，一线治疗方案的选择应考虑到抗肿瘤活性、耐受性和安全性。患者OS的获益与其本身的耐受性和依从性有关，接受抗HER2治疗的患者获得了更长的OS。现有的数据和临床指南表明，对于一线抗HER2治疗中对曲妥珠单抗敏感的患者，双抗体方案是SOC；只有当长期的随访结果证实T-DXd能为患者带来更好的疗效和生活质量时，上述结论才会被改变。

目前，在新辅助治疗方案中，曲妥珠单抗+帕妥珠单抗的化疗方案可以实现接近60%的病理学完全缓解率[27-29]。DESTINY-Breast11试验中尝试使用T-

DXd进行新辅助治疗，但该试验面临着一定的挑战。但有些患者可能在前两次的新辅助治疗疗程中对曲妥珠单抗+帕妥珠单抗的治疗没有反应，改用T-DXd的做法可能是一种值得探索的尝试。

五、HER2低表达乳腺癌治疗的新时代

作为一种新兴的乳腺癌治疗概念，HER2低表达将由ADC所获得的数据来定义[30]。HER2低表达的患者占所有乳腺癌患者的45%~55%[31]。对于这类患者而言，还没有获批抗HER2治疗方案，并且这些HER2低表达的患者还曾被认为是HER2阴性的。人们已经多次尝试将此前的抗HER2药物用于HER2低表达患者的治疗，但都没能取得较好的疗效[32-36]。如今，T-DXd的相关数据让人们看到了新的希望，本节总结了T-DXd治疗HER2低表达乳腺癌的临床数据（表10-1）。

J101这项Ⅰb期研究旨在评估T-DXd在HER2低表达MBC治疗中的安全性和有效性；其结果表明T-DXd的ORR为37.0%（95%CI为24.3%~51.3%）。在此前接受大量治疗的患者的DOR为10.4个月。目前已有两项Ⅲ期试验对HER2低表达的患者进行了探索[37]。

DESTINY-Breast04试验[38]的对象是HER2低表达的晚期乳腺癌患者，对比了医生选择的治疗方案（TPC）与T-DXd方案的疗效和安全性。本试验共登记了480例激素受体（HR）阳性患者和60例激素受体阴性的HER2低表达患者（低表达的标准为HER2 IHC 1+或HER2 IHC 2+，且ISH-）。患者应接受过一线或二线化疗，且至少一线的ET，并经研究者评估被认定为未从ET中受益（若HR阳性）。T-DXd组的PFS和OS较TPC组有所改善，差异具有统计学意义和临床意义，并且该疗效优势在HR阳性人群或全部人群中是一致的。HR阳性人群的mPFS在T-DXd组中为10.1个月、TPC组中为5.4个月（风险比0.51，P<0.001）；总人群中的mPFS，T-DXd组和TPC组分别为9.9个月和5.1个月（风险比0.50，P<0.001）。HR+人群的中位OS在T-DXd组中为23.9个月、TPC组中为17.5个月（风险比0.64，P=0.003）；总人群中的OS，T-DXd组和TPC组分别为23.4个月和16.8个月（风险比0.64，P=0.001）。

值得指出的是，一项探索性的DAISY试验得出的报告给出了"HER2超低表达"的新概念[39]。179例此前经过治疗的患者被招募到该试验中，患者根据HER2表达情况被分配进入三个队列中的一个。HER2 IHC 3+或HER2 IHC 2+、且HER2 ISH+被判定为HER2过表达（n=68）；HER2 IHC 2+且HER2 ISH-、HER2 IHC 1+被判定为HER2低表达（n=73）；HER2 IHC为0患者被判定为HER2阴性。在HER2过表达（n=38）的队列中，T-DXd实现了71.0%的ORR；在HER2低表达的队列和HER2阴性的队列中，T-DXd治疗的ORR分别为37.5%和30.0%。该项试验首次表明了T-DXd可能会对HER2超低表达的患者有效。

表10-1 T-DXd用于治疗HER2低表达乳腺癌的关键临床进展数据汇总

试验	患者	干预方案	结局
J101	HER2低表达的转移性乳腺癌患者，n=54	T-DXd（5.4 mg/kg或6.4 mg/kg）[a]	客观缓解率，37%；中位无进展生存期，10.4个月
DESTINY-Breast04	HER2低表达的转移性乳腺癌患者 激素受体阳性（HR+，n=494）或激素受体阴性（HR-，n=63）内分泌治疗（ET）和新辅助治疗（CHT）的药效	T-DXd和标准化疗间对比[b]	中位无进展生存期，激素受体阳性（HR+）患者中分别为10.1个月和5.4个月，风险比为0.51，P<0.001；意向性治疗分析（ITT）患者中分别为9.9个月和5.1个月，风险比为0.5，P<0.001 中位总生存期，激素受体阳性（HR+）患者中分别为23.9个月和17.5个月，风险比为0.64，P=0.003；意向性治疗分析（ITT）患者中分别为23.4个月和16.8个月，风险比为0.64，P=0.001
DESTINY-Breast08（模块4和模块5）	HER2低表达的激素受体阳性转移性乳腺癌患者 模块4，n=6；模块5，n=6	T-DXd+阿那曲唑（模块4） T-DXd+氟维司群（模块5）	Ⅱ期推荐剂量（RP2D）
DAISY	转移性乳腺癌 队列2：HER2低表达组，n=44 队列3：HER2免疫组化结果为0，n=44	T-DXd	队列2：客观缓解率37.5%，中位无进展生存期6.7个月 队列3：客观缓解率29.7%，中位无进展生存期4.2个月
DS8201-A-U105	HER2低表达的转移性乳腺癌患者，n=16	T-DXd+纳武利尤单抗	客观缓解率，50%；中位无进展生存期，7.0个月；总生存期，19.5个月
BEGONIA组6	HER2低表达的转移性三阴性乳腺癌（mTNBC）患者，此前未接受过新辅助治疗，n=21	T-DXd+度伐利尤单抗（组6）	客观缓解率，66.7%
DESTINY-Breast06	HER2低表达[c]的激素受体阳性转移性乳腺癌患者 内分泌治疗（ET）和无新辅助治疗（CHT）的药效，n=850	T-DXd和标准化疗[d]间对比	无进展生存期和总生存期，未报道
TALENT	HER2低表达的激素受体阳性早期乳腺癌患者，n=58	T-DXd±阿那曲唑作为新辅助治疗方案	病理学完全缓解，未报道

注：a，按每3周1次，每次5.4 mg/kg的剂量给药T-DXd（除非另有说明）；b，DESTINY-Breast04中医生选择的治疗药物包括卡培他滨（capecitabine）、艾立布林（eribulin）、吉西他滨（gemcitabine）、紫杉醇或白蛋白结合型紫杉醇；c，HER2免疫组化结果为>0且<1+的也包括在内；d，DESTINY-Breast06中医生选择的治疗药物包括卡培他滨、紫杉醇或白蛋白结合型紫杉醇。

　　DESTINY-Breast06（NCT04494425）试验则以HER2低表达、HR阳性、此前已接受过至少两线ET（或者6个月内接受了CDK4/6抑制剂治疗且出现了病情进展）、复发转移后未接受过化疗的乳腺癌患者为研究对象，对T-DXd与医生选择的化疗方案进行对照评价。该试验计划招募700例HER2低表达（IHC 1+或IHC 2+，且ISH-）和150例HER2超低表达（HER2 IHC>0或HER2 IHC<1+）的患者。这项研究的结果可能为T-DXd作为对ET难治的HER2低表达晚期乳腺癌患者的新疗法提供证据。这些结果也有助于我们了解T-DXd治疗HER2超低表达患者的获益。

　　DESTINY-Breast08（NCT04556773）试验的目的是评估T-DXd和其他药物联合治疗HER2低表达的晚期乳腺癌的安全性和有效性。

　　通过上述数据，T-DXd的适用患者范围将超越HER2阳性这一条件的限制，并开启HER2低表达治疗的新时代。

专家意见

　　HER2低表达的检测面临着很大的挑战，很难区分HER2 IHC 0和HER2 IHC 1+[40]。人们正在探索解决这些问题的新方法，如人工智能成像[41]、HER2 mRNA[42]等。HER2的异质性是精确检测出HER2低表达的另一个难点。例如，在同一例患者中的两个蜡块HER2复测的读数可能不同。值得探索的是，如果在一次HER2检测中对2个蜡块进行评分，HER2低表达的诊断率可能会提高，从而使更多的患者从T-DXd治疗中获益。鉴于目前用于检测HER2抗原的HER2 mAb的敏感性较低，需要有更多的证据来证明HER2超低表达的患者是否可以从T-DXd治疗中获益。IHC检测是一种半定量的方法，也许真正的定量方法可能会给HER2低表达患者是否可以从T-DXd治疗中获益提供更多证据。在T-DXd获批用于HER2低表达乳腺癌的治疗后，仍需要有更多关于治疗模式和疗效的真实世界数据来阐明其在治疗中的地位。针对HER2低表达的乳腺癌，专家们还讨论了T-DXd与其他抗肿瘤药联合用药的方案。对于HR阳性且HER2低表达乳腺癌患者，T-DXd和ET的联合应用可能会起到效果。在2022年ASCO年会上发布的DESTINY-Breast08研究指出，T-DXd与阿那曲唑（anastrozole）或氟维司群（fulvestrant）联合用药未导致剂量限制毒性的出现，但此次发布会并没有给出疗效数据。DAISY试验[43]已证实T-DXd的疗效是与HER2的表达水平相关的。相较于HER2阳性的患者，HER2低表达的患者在PFS或ORR方面的获益较少，但这些HER2低表达患者却可能从T-DXd的联合用药中获益。由于HR阳性早期乳腺癌患者的pCR率相对较低，因此也可以考虑更激进的做法，就是将T-DXd作为HER2低表达的早期乳腺癌患者的新辅助治疗药物。据报道，已有一项试验对T-DXd在HER2低表达早期乳腺癌患者的新辅助治疗（联用或不联用阿那曲唑）中的作用进行了探索[44]。

T-DXd在HER2低表达的HR阳性MBC中的临床地位很快就会随着DESTINY-Breast04的数据得到进一步明确。HER2低表达的HR阳性MBC患者现在被视作HER2阴性的患者，通常会首先使用CDK4/6抑制剂作为一线或二线的治疗方案，然后再采用PI3K或mTOR抑制剂加ET进行治疗。当患者对ET难治时，还将采取一线或二线的化疗方案，其中包括小分子药物的组合疗法，也可以是紫杉烷或卡培他滨的单药治疗，之后可以使用T-DXd药物。对于HR阳性MBC，另一种ADC戈沙妥珠单抗（sacituzumab govitecan）治疗HR阳性MBC患者的试验结果也在2022年的ASCO年会上发布[45]。因此，这两种ADC之间的使用顺序也会是非常值得探讨的。

参与讨论的专家（以姓氏拼音首字母为序）：
陈佳艺、郝春芳、江泽飞、梁旭、刘强、刘月平、孙涛、王坤、王树森、王涛、王晓稼、闫敏、严颖、殷咏梅、袁芃、张清媛

参考文献

[1] Corti C，Giugliano F，Nicolò E，et al. Antibody-Drug Conjugates for the Treatment of Breast Cancer[J]. Cancers (Basel)，2021，13(12)：2898.

[2] Tarantino P，Carmagnani Pestana R，Corti C，et al. Antibody-drug conjugates：Smart chemotherapy delivery across tumor histologies[J]. CA Cancer J Clin，2022，72(2)：165-182.

[3] Yver A，Agatsuma T，Soria J C. The art of innovation：clinical development of trastuzumab deruxtecan and redefining how antibody-drug conjugates target HER2-positive cancers[J]. Ann Oncol，2020，31(3)：430-434.

[4] Ogitani Y，Aida T，Hagihara K，et al. DS-8201a，A Novel HER2-Targeting ADC with a Novel DNA Topoisomerase I Inhibitor，Demonstrates a Promising Antitumor Efficacy with Differentiation from T-DM1[J]. Clin Cancer Res，2016，22(20)：5097-5108.

[5] Ogitani Y，Hagihara K，Oitate M，et al. Bystander killing effect of DS-8201a，a novel anti-human epidermal growth factor receptor 2 antibody-drug conjugate，in tumors with human epidermal growth factor receptor 2 heterogeneity[J]. Cancer Sci，2016，107(7)：1039-1046.

[6] Nagai Y，Oitate M，Shiozawa H，et al. Comprehensive preclinical pharmacokinetic evaluations of trastuzumab deruxtecan (DS-8201a)，a HER2-targeting antibody-drug conjugate，in cynomolgus monkeys[J]. Xenobiotica，2019，49(9)：1086-1096.

[7] Modi S，Saura C，Yamashita T，et al. Trastuzumab Deruxtecan in Previously Treated HER2-Positive Breast Cancer[J]. N Engl J Med，2020，382(7)：610-621.

[8] Krop I E，Saura C，Yamashita T，et al. Abstract GS1-03：[Fam-] trastuzumab deruxtecan (T-DXd；DS-8201a) in subjects with HER2-positive metastatic breast cancer previously treated with T-DM1：A phase 2，multicenter，open-label study (DESTINY-Breast01)[J]. Cancer Res，2020，80(suppl 4)：GS1-03.

[9] Cortés J，Kim S B，Chung W P，et al. Trastuzumab Deruxtecan versus Trastuzumab Emtansine for Breast Cancer[J]. N Engl J Med，2022，386(12)：1143-1154.

[10] Sankyo D. ENHERTU® Significantly Improved Both Progression-Free and Overall Survival in DESTINY-Breast04 Trial in Patients with HER2 Low Metastatic Breast Cancer [Z/OL]. https://daiichisankyo.us/documents/364091/12104058/DESTINY-Breast04+TLR+Press+Release+FINAL.pdf/f544740c-11fa-8b0c-549d-07b8d545fe91.

[11] Modi S, Jacot W, Yamashita T, et al. Trastuzumab deruxtecan (T-DXd) versus treatment of physician's choice (TPC) in patients (pts) with HER2-low unresectable and/or metastatic breast cancer (mBC): Results of DESTINY-Breast04, a randomized, phase 3 study[J]. J Clin Oncol, 2022, 40(suppl 17): LBA3.

[12] Jiang Z, Li J, Chen J, et al. Chinese society of clinical oncology (CSCO) Breast Cancer Guidelines 2022[J]. Transl Breast Cancer Res, 2022, 3: 13

[13] Baselga J, Cortés J, Kim S B, et al. Pertuzumab plus trastuzumab plus docetaxel for metastatic breast cancer[J]. N Engl J Med, 2012, 366(2): 109-119.

[14] Baselga J, Lewis Phillips G D, Verma S, et al. Relationship between Tumor Biomarkers and Efficacy in EMILIA, a Phase III Study of Trastuzumab Emtansine in HER2-Positive Metastatic Breast Cancer[J]. Clin Cancer Res, 2016, 22(15): 3755-3763.

[15] Hurvitz S, Kim S-B, Chung W-P, et al. GS3-01 - Trastuzumab deruxtecan (T-DXd; DS-8201a) vs. trastuzumab emtansine (T-DM1) in patients (pts) with HER2+ metastatic breast cancer (mBC): subgroup analyses from the randomized phase 3 study DESTINY-Breast03[C/OL]. 2021 San Antonio Breast Cancer Symposium, 2021. https://www.abstractsonline.com/pp8/#!/10462/presentation/649

[16] Bartsch R, Berghoff A S, Furtner J, et al. 165MO Trastuzumab-deruxtecan (T-DXd) in HER2-positive breast cancer patients (pts) with active brain metastases: Primary outcome analysis from the TUXEDO-1 trial[J]. Ann Oncol, 2022, 33: S194-S223.

[17] Batista M V, Cortez P, Ruiz M, et al. Abstract PD4-06: Trastuzumab deruxtecan in patients with HER2[+] or HER2-low-expressing advanced breast cancer and central nervous system involvement: Preliminary results from the DEBBRAH phase 2 study[J]. Cancer Res, 2022, 82(suppl 4): PD4-06.

[18] Kabraji S, Ni J, Sammons S, et al. Preclinical and Clinical Efficacy of Trastuzumab Deruxtecan in Breast Cancer Brain Metastases[J]. Clin Cancer Res, 2023, 29(1): 174-182.

[19] Alder L, Trapani D, Swearingen A V, et al. Abstract 5257: Durable clinical and radiographic responses in a series of patients with HER2+ Breast Cancer (BC) Leptomeningeal Disease (LMD) treated with trastuzumab deruxtecan (T-DXd)[J]. Cancer Res, 2022, 82(suppl 12): 5257.

[20] Yan M, Ouyang Q, Sun T, et al. Pyrotinib plus capecitabine for patients with human epidermal growth factor receptor 2-positive breast cancer and brain metastases (PERMEATE): a multicentre, single-arm, two-cohort, phase 2 trial[J]. Lancet Oncol, 2022, 23(3): 353-361.

[21] Borges V F, Ferrario C, Aucoin N, et al. Tucatinib Combined With Ado-Trastuzumab Emtansine in Advanced ERBB2/HER2-Positive Metastatic Breast Cancer: A Phase 1b Clinical Trial[J]. JAMA Oncol, 2018, 4(9): 1214-1220.

[22] Abraham J, Montero A J, Jankowitz R C, et al. Safety and Efficacy of T-DM1 Plus Neratinib in Patients With Metastatic HER2-Positive Breast Cancer: NSABP Foundation Trial FB-10[J]. J Clin Oncol, 2019, 37(29): 2601-2609.

[23] Pellerino A, Internò V, Mo F, et al. Management of Brain and Leptomeningeal Metastases

from Breast Cancer[J]. Int J Mol Sci, 2020, 21(22): 8534.

[24] Figura N B, Rizk V T, Armaghani A J, et al. Breast leptomeningeal disease: a review of current practices and updates on management[J]. Breast Cancer Res Treat, 2019, 177(2): 277-294.

[25] Abouharb S, Ensor J, Loghin M E, et al. Leptomeningeal disease and breast cancer: the importance of tumor subtype[J]. Breast Cancer Res Treat, 2014, 146(3): 477-486.

[26] Yan Y, Li Q, Li J. Round table discussion: strategies for the treatment of HER2-positive advanced breast cancer in the rising age of antibody-drug conjugates[J]. Transl Breast Cancer Res, 2022, 3: 18.

[27] Hurvitz S A, Martin M, Symmans W F, et al. Neoadjuvant trastuzumab, pertuzumab, and chemotherapy versus trastuzumab emtansine plus pertuzumab in patients with HER2-positive breast cancer (KRISTINE): a randomised, open-label, multicentre, phase 3 trial[J]. Lancet Oncol, 2018, 19(1): 115-126.

[28] Antonio S, Cancer B. A Randomized Controlled Phase III Trial of Entinostat, a Class I Selective Histone Deacetylase Inhibitor, in Combination with Exemestane in Patients with Hormone Receptor Positive Advanced Breast Cancer Disclosure[Z]. Research grants: Taizhou EOC Pharma, 2021.

[29] Shitara K, Bang Y J, Iwasa S, et al. Trastuzumab Deruxtecan in Previously Treated HER2-Positive Gastric Cancer[J]. N Engl J Med, 2020, 382(25): 2419-2430.

[30] Marchiò C, Annaratone L, Marques A, et al. Evolving concepts in HER2 evaluation in breast cancer: Heterogeneity, HER2-low carcinomas and beyond[J]. Semin Cancer Biol, 2021, 72: 123-135.

[31] Tarantino P, Hamilton E, Tolaney S M, et al. HER2-Low Breast Cancer: Pathological and Clinical Landscape[J]. J Clin Oncol, 2020, 38(17): 1951-1962.

[32] Fehrenbacher L, Cecchini R S, Geyer Jr C E, et al. NSABP B-47/NRG Oncology Phase III Randomized Trial Comparing Adjuvant Chemotherapy With or Without Trastuzumab in High-Risk Invasive Breast Cancer Negative for HER2 by FISH and With IHC 1+ or 2+[J]. J Clin Oncol, 2020, 38(5): 444-453.

[33] Press M F, Finn R S, Cameron D, et al. HER-2 gene amplification, HER-2 and epidermal growth factor receptor mRNA and protein expression, and lapatinib efficacy in women with metastatic breast cancer[J]. Clin Cancer Res, 2008, 14(23): 7861-7870.

[34] Burris H A, Rugo H S, Vukelja S J, et al. Phase II study of the antibody drug conjugate trastuzumab-DM1 for the treatment of human epidermal growth factor receptor 2 (HER2)-positive breast cancer after prior HER2-directed therapy[J]. J Clin Oncol, 2011, 29(4): 398-405.

[35] Gianni L, Lladó A, Bianchi G, et al. Open-label, phase II, multicenter, randomized study of the efficacy and safety of two dose levels of Pertuzumab, a human epidermal growth factor receptor 2 dimerization inhibitor, in patients with human epidermal growth factor receptor 2 negative metastatic breast cancer[J]. J Clin Oncol, 2010, 28(7): 1131-1137.

[36] Krop I E, LoRusso P, Miller K D, et al. A phase II study of trastuzumab emtansine in patients with human epidermal growth factor receptor 2-positive metastatic breast cancer who were previously treated with trastuzumab, lapatinib, an anthracycline, a taxane, and capecitabine[J]. J Clin Oncol, 2012, 30(26): 3234-3241.

[37] Modi S, Park H, Murthy R K, et al. Antitumor Activity and Safety of Trastuzumab

Deruxtecan in Patients With HER2-Low-Expressing Advanced Breast Cancer: Results From a Phase Ib Study[J]. J Clin Oncol, 2020, 38(17): 1887-1896.

[38] Modi S, Jacot W, Yamashita T, et al. Trastuzumab Deruxtecan in Previously Treated HER2-Low Advanced Breast Cancer[J]. N Engl J Med, 2022, 387(1): 9-20.

[39] Venetis K, Crimini E, Sajjadi E, et al. HER2 Low, Ultra-low, and Novel Complementary Biomarkers: Expanding the Spectrum of HER2 Positivity in Breast Cancer[J]. Front Mol Biosci, 2022, 9: 834651.

[40] Fernandez A I, Liu M, Bellizzi A, et al. Examination of Low ERBB2 Protein Expression in Breast Cancer Tissue[J]. JAMA Oncol, 2022, 8(4): 1-4.

[41] Gustavson M, Haneder S, Spitzmueller A, et al. Abstract PD6-01: Novel approach to HER2 quantification: Digital pathology coupled with AI-based image and data analysis delivers objective and quantitative HER2 expression analysis for enrichment of responders to trastuzumab deruxtecan (T-DXd; DS-8201), specifically in HER2-low patients[J]. Cancer Res, 2021, 81(suppl 4): PD6-01.

[42] Eiger D, Agostinetto E, Saúde-Conde R, et al. The Exciting New Field of HER2-Low Breast Cancer Treatment[J]. Cancers (Basel), 2021, 13(5): 1015.

[43] Diéras V, Deluche E, Lusque A, et al. Abstract PD8-02: Trastuzumab deruxtecan (T-DXd) for advanced breast cancer patients (ABC), regardless HER2 status: A phase II study with biomarkers analysis (DAISY)[J]. Cancer Res, 2022, 82(suppl 4): PD8-02.

[44] Hurvitz S A, Wang L S, Chan D, et al. TRIO-US B-12 TALENT: Phase II neoadjuvant trial evaluating trastuzumab deruxtecan with or without anastrozole for HER2-low, HR+ early-stage breast cancer[J]. J Clin Oncol, 2022, 40(suppl 16): TPS623.

[45] Rugo H S, Bardia A, Marmé F, et al. Primary results from TROPiCS-02: A randomized phase 3 study of sacituzumab govitecan (SG) versus treatment of physician's choice (TPC) in patients (Pts) with hormone receptor–positive/HER2-negative (HR+/HER2-) advanced breast cancer[J]. J Clin Oncol, 2022, 40(suppl 17): LBA1001.

英文摘要

A round table discussion: clinical landscape of trastuzumab deruxtecan in breast cancer: a retrospective and prospective view

Abstract: The treatment landscape of breast cancer has been greatly changed by the innovative targeting therapies. Antibody-drug conjugates (ADCs) with a representative of trastuzumab deruxtecan (T-DXd) are the most successful ones. The revolutionary next-generation design of ADC transformed to the unprecedented clinical data. The DESTINY-BREAST01 and DESTINY-BREAST03 trials have changed the standard of care for HER2-positve metastatic breast cancer (MBC). At the same time the clinical data of T-DXd in HER2-postive patients with brain metastasis (BM) is numerously gaining and challenging the current treatment concept for central nerve system (CNS) involved disease. The DESTINY-BREAST series trials have quickly expanded to first-line (1L) and early setting of breast cancer. The newly reported positive result of DESTINY-BREAST04 trial has also opening the door of human epidermal growth factor receptor 2 (HER2)-low era. The breast cancer experts are facing a world of massive data and rapidly changing. Therefore, round table discussion meeting is a great way to share the information and options of among oncologists. This time, the breast cancer experts in China gathered to discuss the important clinical advances of T-DXd and its impact to clinical practice. The meeting minutes were recorded and organized as the review article. This would provide insights to better understanding of the current data and shape the further research directions of breast cancer.

Keywords: HER2-postive; breast cancer; HER2-low; trastuzumab deruxtecan (T-DXd); brain metastasis (BM)

扫码或通过下方链接阅读全文

https://dx.doi.org/10.21037/tbcr-22-45

第十一章　抗体药物偶联物不良反应的管控与治疗

莫雪莉

北京大学首钢医院乳腺疾病科

　　早年前，免疫学之父Paul Ehrlich就提出了通过"Magic Bullet"将毒性药物靶向递送至微生物或肿瘤细胞的概念。抗体技术的进步使得研发和制造针对特定靶点的高亲和度的人源化抗体成为可能[1]。到目前为止，全球有14款抗体药物偶联物（ADC）上市，超过400项临床试验在研究中，其中一半在血液肿瘤领域，而实体肿瘤主要聚焦于乳腺癌、泌尿上皮肿瘤和肺癌。中国目前获批的主要有恩美曲妥珠单抗（T-DM1）、曲妥珠单抗-德鲁替康（T-DXd）、维迪西妥单抗。

　　首先从ADC药物的结构和机制来认识它。ADC类药物主要由3个部分组成（图11-1）：①抗体，一般为针对肿瘤细胞表面靶抗原设计的特异性单克隆抗体；②高活性细胞毒素；③连接子，可使毒素和抗体以共价键方式稳定连接，稳定的linker仅在目标细胞中裂解并释放毒素。

　　作用机制方面，注射进体内的ADC与靶细胞抗原结合形成复合物，ADC-抗原复合物经内吞作用进入细胞。ADC药物裂解，细胞毒性药物释放至胞质，通过破坏DNA或抑制微管聚合发挥作用。靶细胞凋亡，当目标细胞死亡时，活跃的小分子细胞毒素也可能杀死周围的肿瘤细胞，即旁观者杀伤效应。

　　目前美国食品药品监督管理局（FDA）批准的十余种ADC的主要靶点是HER2，有效载体包括微管蛋白抑制剂、拓扑异构酶Ⅰ抑制剂等。

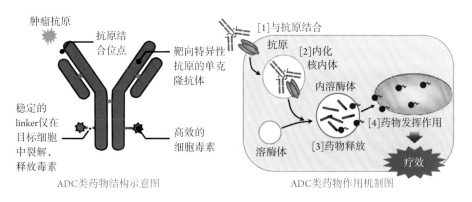

ADC类药物结构示意图　　　　　　　　ADC类药物作用机制图

图11-1　ADC类药物结构示意与作用机制图

　　ADC研发的初衷就是实现有效载荷的靶向递送，扩大化疗治疗窗口并减少与化疗相关的不良反应。从ADC药物的结构和机制上看，不难发现ADC比靶向药物疗效更强，比化疗耐受性更好，作为最早获批的T-DM1，其相关研究数据最多。2020年，在缺乏头对头研究数据的情况下，一项纳入7个T-DM1随机对照研究的网络荟萃分析显示，T-DM1与其他已获批准治疗HER2阳性晚期乳腺癌的靶向联合化疗方案进行比较，其中联合方案中靶向药物包括拉帕替尼、来那替尼或帕妥珠单抗等，其总生存期（OS）和无进展生存期（PFS）数据显示了T-DM1更优的疗效趋势，且整体耐受性良好[2]。

　　安全性方面，笔者总结了几个经典的临床研究（表11-1）。从表中可以看出，ADC的不良反应发生率普遍低于以化疗为基础的联合治疗方案。值得注意的是，ADC的不良反应与化疗药物不同。

表11-1　多项临床研究中ADC的不良反应发生率

Ⅲ期临床研究	治疗地位	组别	总体不良反应发生率	≥3级不良反应发生率
KRISTINE[1]	BC新辅助	T-DM1+帕妥珠单抗 vs 多西他赛+卡铂+曲妥珠单抗+帕妥珠单抗	96.0% vs 100.0%	31.8% vs 67.6%
MARIANNE[2]	HER2+LA/MBC一线	T-DM1+安慰剂 vs T-DM1+帕妥珠单抗 vs 紫杉烷+曲妥珠单抗	98.9% vs 98.6% vs 98.6%	45.4% vs 46% vs 54%
EMILIA[3]	HER2+LA/MBC二线	T-DM1 vs 卡培他滨+拉帕替尼	95.9% vs 97.7%	41% vs 57%
TH3RESA[4]	HER2+LA/MBC三线	T-DM1 vs 医生选择的治疗方案	89% vs 94%	32% vs 43%

在EMILIA研究中[3]，拉帕替尼联合卡培他滨组的患者≥3级的不良事件（AE）主要集中在腹泻（79.7%）、手足综合征（16.4%）、恶心呕吐（4.5%）、中性粒细胞减少（4.3%）、低血钾（4.1%）、疲劳（3.5%）、黏膜炎（2.3%），而T-DM1相关的≥3级不良事件更多的是血小板减少（12.9%）、转氨酶升高（2.9%）及贫血（2.7%）。可以发现，使用ADC的患者生活质量更好。

ADC的不良反应主要来源于靶点、有效载荷、连接子的稳定性。其治疗相关毒性根据是否与作用靶点特异性结合，分为在靶毒性（靶点依赖性）和脱靶毒性（非靶点依赖性）[4]。已有的临床研究结果显示，ADC的主要不良反应包括胃肠道毒性、血液学毒性、肝脏毒性、肺脏毒性、神经系统毒性和眼部毒性，通常具有剂量限制性[4]。

不同ADC的不良反应有所不同，除常见不良反应外，不同药物出现的需要特殊关注的不良反应的管控同样是保证患者治疗安全性的重要措施。

一、ADC常见的不良反应

（一）恶心、呕吐

恶心、呕吐是T-DXd常见的AE，戈沙妥珠单抗虽较为常见，但大多数是1级和2级。DESTINY-Breast03研究[5]报告了T-DXd的总不良反应发生率和≥3级不良反应发生率，其中恶心的发生率分别为72.8%（187/257）和6.6%（17/257），呕吐的发生率分别为44.0%（113/257）和1.6%（4/257），按照NCCN指南将其列为具有中等致吐风险药物，需要进行止吐预防和治疗，同时需要酌情进行方案的个体优化。防治措施要从第1个治疗周期开始，兼顾急性反应和迟发性反应的预防，降低突破性恶心和呕吐的发生率。

（二）中性粒细胞减少

中性粒细胞减少是戈沙妥珠单抗的常见不良反应，ASCENT研究[6]结果显示，任何级别中性粒细胞减少的发生率为63%，而3级为34%、4级为17%，发热性粒细胞减少症为6%。3~4级中性粒细胞减少症的中位发病时间为21天，中位持续时间为6天。DESTINY-Breast03研究[5]中T-DXd所有级别的中性粒细胞减少发生率和≥3级的中性粒细胞减少发生率分别为42.8%（110/257）和19.1%（49/257），没有出现发热性粒细胞减少症。出现3、4级中性粒细胞减少需要暂停治疗，粒细胞集落刺激因子（G-CSF）治疗可以缩短和降低该不良反应的持续时间和严重程度。对于既往发生发热性中性粒细胞减少的患者，考虑预防使用G-CSF；出现4级发热性中性粒细胞减少患者，后续治疗中需要降低1个剂量[7]。

（三）疲乏

疲乏在T-DXd和戈沙妥珠单抗治疗中较为常见[5-6]。癌症相关的疲劳可能是癌症本身或癌症治疗的结果，它可以持续存在并干扰机体的正常功能。当患者出现疲劳时，我们应该鉴别出可治疗的一些原因，如疼痛、抑郁、失眠、营养缺乏、合并症等，并进行相应管理，鼓励患者尽可能保持身体活动，以减轻疲劳相关症状，还考虑接受社会心理干预。如果发生T-DXd相关疲劳，可以考虑减少T-DXd的剂量[7]。

二、ADC特别需要关注的不良反应

（一）血小板减少

血小板减少是乳腺癌治疗常见的不良反应。2021年欧洲肿瘤内科学会（ESMO）公布的EMILIA研究探索性分析表明，T-DM1引起血小板减少是乳腺癌治疗，尤其亚洲人群常见的不良反应（总体不良反应发生率为52.5%，≥3级不良反应发生率为39.3%），全球人群30.4%（≥3级不良反应发生率为13.9%）。而不同药物引起血小板减少的机制也有区别（图11-2）。

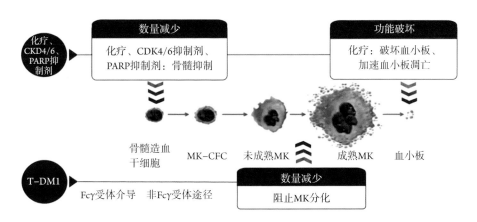

骨髓造血干细胞分化为原始巨核细胞，这些细胞进一步产生未成熟巨核细胞、成熟巨核细胞，成熟巨核细胞脱落形成血小板。MK，巨核细胞；MK-CFC，巨核细胞集落。

图11-2　不同药物引起血小板减少的机制图

其中，T-DM1引起的血小板减少多为1级或2级，3级及以上通常无症状且可管控。血小板降低呈现周期性规律，在下一次用药前可恢复至基本正常水平；或经过适当的剂量调整也可恢复，因此，大多患者可继续治疗。尽管亚洲人群血小板减少发生率高，但一项纳入6个研究共计884例患者的荟萃分析显示，使用T-DM1的亚洲人群和非亚洲人群的3级和4级出血率相当，分别为1.0%和2.2%。并且，在T-DM1相关出血事件中，大部分为鼻出血，且均为1级或2级。

因此，在T-DM1给药期间，应规范血小板的监测，出现血小板减少时，及时按照说明书停药或减量。剂量调整方案如下：出现≥2级血小板减少时，如经常规升血小板治疗效果不佳，应尽早请血液专科医生会诊，必要时给予针对性的检查，如骨髓穿刺、血小板生成素（TPO）抗体、血小板抗体检测等，明确可能的病因，给予对症处理。

如果怀疑免疫性血小板减少症，可考虑使用激素、丙球蛋白或其他针对性诊疗方案。其中，重组人血小板生成素（rhTPO）作为第1代促血小板生成剂，对巨核细胞的各个阶段均有刺激作用，参与促进巨核细胞增殖、分化、成熟和释放有功能的血小板。需要注意的是，rhTPO大剂量、长时间连续给药可引起巨核系生成血小板障碍，停药后可能会发生比治疗前更严重的血小板减少现象，考虑和rhTPO产生中和性抗体有关。

对于持续性血小板减少患者，中国临床经验显示，第2代促血小板生成剂艾曲波帕可与远端的TPO受体的跨膜区结合，激活JAK/STAT等通路，启动TPO信号传递，诱导巨核细胞增殖和分化，从而使血小板恢复至2级或正常，且具有不产生中和性抗体的优点。基于《中国乳腺癌抗体药物偶联物安全性管理专家共识》，将ADC治疗相关血小板减少的常规对症处理流程总结如下（图11-3）。

此外，《美国临床肿瘤学会临床实践指南》（2018版）提出，对于实体瘤患者，当血小板<10×10^9/L时，须预防性输注血小板；更高阈值的血小板输注适用于有局部活动性出血的情况，可见于坏死性肿瘤患者。《中国肿瘤化疗相关性血小板减少症专家共识》（2019版）认为，当WHO出血分级≥2级，推荐输注血小板；0~1级且血小板计数达到预防性输注指征的患者，也可输注血小板。因此，使用T-DM1的患者须定期监测血常规，包括基线、每种联合方案治疗周期的第1天及末次药物用药30天后。对于血小板计数<10×10^9/L的患者和正在接受抗凝治疗的患者，在本品治疗期间，也须做好监测工作。在患者教育方面，应关注以下情况（图11-4）。

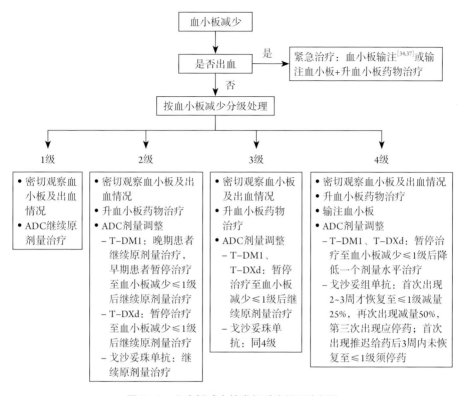

图11-3 血小板减少的常规对症处理流程图

 • 每次用药前（即每3周）必须监测血常规及行外周血涂片检查；根据自身情况与医生沟通血小板恢复情况，酌情增加血常规监测频率，如每周监测

 • 进食软食，避免吃粗硬的食物，预防胃肠道出血

 • 如发生出血（包括瘀斑、瘀点），或血小板计数恢复缓慢，请及时联系医生，且必要时须转诊至血液专科医生

 • 遵医嘱，不得擅自更改药物的剂量或停药，避免服用引起血小板降低的药物，如阿司匹林

 • 用软毛牙刷刷牙，避免挤压鼻子、掏鼻孔
• 禁止热敷

 • 预防感染，特别是病毒感染，如上呼吸道感染、麻疹、水痘、风疹等

• 注意休息，避免剧烈活动及碰伤，平时应穿着稍微宽大的衣服，保护皮肤完整性和清洁卫生

图11-4 患者注意事项图

（二）间质性肺疾病

T-DXd的 I 期研究[8]于2015年启动，旨在探索T-DXd在包括乳腺癌、胃癌和肺癌等HER2阳性晚期实体瘤患者中的安全性、临床剂量和初步疗效，该 I 期临床分为剂量爬坡和剂量扩展两个阶段，确定了乳腺癌、胃癌、肺癌和结直肠癌等疾病作为其主要适应证，以5.4 mg/kg的推荐剂量，开启里程碑式的DESTINY系列研究。 I 期临床研究DS-8201-A-J101纳入118例既往使用T-DM1治疗的HER2阳性乳腺癌患者，在使用至少一剂建议扩大剂量的T-DXd中发现20例（16.9%）患者出现和药物相关的间质性肺疾病/肺炎，其中1例发生3级AE，2例出现与治疗相关的肺炎死亡。2021年，DESTINY-Breast01研究[9]报道了184例T-DM1耐药（或难治）的HER2阳性不可切除和/或转移性乳腺癌患者中使用推荐剂量的T-DXd治疗结果，25例（13.6%）患者出现治疗相关的ILD，其中2.7%发生≥3级AE，4例患者死于和治疗相关的肺炎。在DESTINY-Breast03研究[5]中，由于纳入了T-DXd相关ILD管理和监测指南来有效地识别和治疗，任何级别的药物相关ILD发生率是10.5%（27/257），低于DESTINY研究的发生率，未再观察到4级或5级与T-DXd相关的ILD事件，并且ILD事件发生率在总人群、亚洲与非亚洲人群之间无差异。

目前，ADC药物相关的ILD机制尚不清楚，推测HER2在肺的支气管和细支气管上皮中的表达或T-DXd对肺的直接细胞毒作用可能与ILD的发生有关。然而，在动物模型中也观察到了非靶点相关的T-DXd被肺泡巨噬细胞摄取，这提示肺组织有效载荷释放可能参与了T-DXd相关ILD的发生[10]，因此仍需进一步的研究来确定T-DXd相关ILD发生的危险因素和机制。尽管与T-DXd相关的ILD大多数事件是低级别事件，但在某些情况下也可能发展为致命事件。基于《中国乳腺癌抗体药物偶联物安全性管理专家共识》，在T-DXd和T-DM1治疗期间，应监测并及时评估呼吸道症状和体征，如有新发或加重的呼吸道或其他相关症状（如咳嗽、呼吸困难、发热），以及新的影像学变化，应告知患者可能的风险和出现症状后立即报告的必要性。一旦疑诊为ILD，应严格调整剂量或中止用药，可考虑开始糖皮质激素治疗，同时请呼吸科会诊以确认方案。总结ADC治疗相关ILD的常规对症处理流程如下（图11-5）。

总而言之，ADC主要由精准靶向抗体+高效能小分子载药构成，实现了ADC"高效低毒"的设想，使相对长效的治疗成为可能。血小板减少是ADC的常见不良反应，不同药物引起血小板减少的机制存在差异：化疗、CDK4/6、PARP抑制剂主要是骨髓抑制；而T-DM1则是阻止巨核细胞分化，不影响血小板功能；T-DM1引起的血小板减少多为1级或2级，且大多可恢复。可根据血小板减少分级，采取相应的处理方案（调整剂量、输注血小板、rhTPO等），密切监测，加强患者教育。间质性肺疾病是ADC值得关注的另一类不良反应，

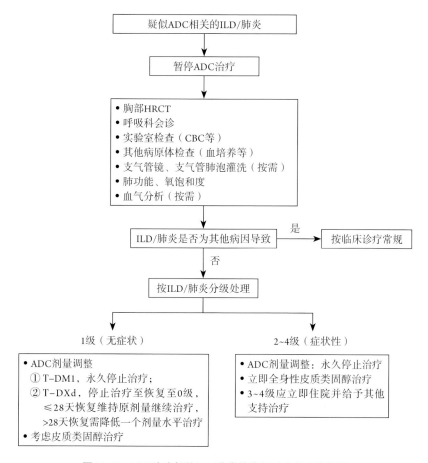

图11-5 ADC治疗相关ILD/肺炎的常规对症处理流程图

须在临床应用中密切监测症状，一旦出现疑似ILD，应暂停用药、鉴别诊断、分级处理。不良反应的监测和管理是保证患者治疗顺利进行、提高患者生存质量的重要保障。

参考文献

[1] Strebhardt K，Ullrich A. Paul Ehrlich's magic bullet concept：100 years of progress[J]. Nat Rev Cancer，2008，8(6)：473-480.

[2] Paracha N，Reye A，Diéras V，et al. Evaluating the clinical effectiveness and safety of various HER2-targeted regimens after prior taxane/trastuzumab in patients with previously treated，unresectable，or metastatic HER2-positive breast cancer：a systematic review and network

meta-analysis[J]. Breast Cancer Res Treat, 2020, 180(3): 597-609.

[3] Verma S, Miles D, Gianni L, et al. Trastuzumab emtansine for HER2-positive advanced breast cancer[J]. N Engl J Med, 2012, 367(19): 1783-1791. Erratum in: N Engl J Med, 2013, 368(25): 2442.

[4] Hinrichs M J M, Dixit R. Antibody Drug Conjugates: Nonclinical Safety Considerations[J]. AAPS J, 2015, 17(5): 1055-1064.

[5] Cortés J, Kim S B, Chung W P, et al. Trastuzumab Deruxtecan versus Trastuzumab Emtansine for Breast Cancer[J]. N Engl J Med, 2022, 386(12): 1143-1154.

[6] Bardia A, Hurvitz S A, Tolaney S M, et al. Sacituzumab Govitecan in Metastatic Triple-Negative Breast Cancer[J]. N Engl J Med, 2021, 384(16): 1529-1541.

[7] Rugo H S, Bianchini G, Cortes J, et al. Optimizing treatment management of trastuzumab deruxtecan in clinical practice of breast cancer[J]. ESMO Open, 2022, 7(4): 100553.

[8] Tamura K, Tsurutani J, Takahashi S, et al. Trastuzumab deruxtecan (DS-8201a) in patients with advanced HER2-positive breast cancer previously treated with trastuzumab emtansine: a dose-expansion, phase 1 study[J]. Lancet Oncol, 2019, 20(6): 816-826.

[9] Modi S. Trastuzumab deruxtecan in previously treated HER2-positive metastatic breast cancer: Plain language summary of the DESTINY-Breast01 study[J]. Future Oncol, 2021, 17(26): 3415-3423.

[10] Kumagai K, Aida T, Tsuchiya Y, et al. Interstitial pneumonitis related to trastuzumab deruxtecan, a human epidermal growth factor receptor 2-targeting Ab-drug conjugate, in monkeys[J]. Cancer Sci, 2020, 111(12): 4636-4645.

第三部分

个案报道

第十二章　1例多线抗体药物偶联物治疗的 HER2阳性转移性乳腺癌

李雨萌，赵燕南，王碧芸

复旦大学附属肿瘤医院乳腺及泌尿肿瘤内科

摘要：15%~20%的乳腺癌人表皮生长因子受体2（HER2）呈现过表达状态[1]，而HER2阳性分子亚型的肿瘤呈现高度侵袭性的生物学特性，且与不良预后、高转移率及化疗/激素治疗抵抗相关。抗HER2靶向药物的出现显著延缓了HER2阳性乳腺癌的进展，延长生存期并改善预后。其中抗体药物偶联物（ADC）的应用进一步提高疗效，为患者带来获益。现将笔者所在科室于2013年开始治疗的1例HER2阳性转移性乳腺癌的病例报告如下。

一、病例资料

患者，女，确诊年龄为35岁，2011年1月，于外院行"右侧乳腺癌根治术"，术后病理检查提示：右乳浸润性导管癌，多灶，Ⅱ级，最大灶尺寸为4.5 cm×4 cm×1.5 cm，LN4/12。免疫组化检查示：ER（−）、PR（−）、HER2（+/++）。荧光原位杂交（FISH）结果示：HER2阳性。术后分期为pT2N2M0，ⅢA期。术后行TAC方案（环磷酰胺+吡柔比星+多西他赛）化疗1个疗程，此后予AC方案（环磷酰胺+吡柔比星）化疗3个疗程，序贯多西他赛+曲妥珠单抗治疗4个疗程，具体剂量不详，之后使用曲妥珠单抗行辅助治疗1年，末次使用时间为2012年4月。定期复查，期间患者病情稳定。

2014年2月，该患者于外院行PET-CT检查，结果提示考虑胸骨转移。无病生存期（DFS）37个月。诊断为右乳癌术后，胸骨转移。一线给予wPH（曲妥珠单抗+紫杉醇）方案治疗4个周期，并局部放疗30次，后调整为XH方案（曲妥珠单抗+卡培他滨）维持治疗，无进展生存期（PFS）为23个月。后续先后给予恩美曲妥珠单抗（T-DM1）、拉帕替尼+卡培他滨、吡咯替尼+卡培他滨、吡咯替尼+曲妥珠单抗+脂质体紫杉醇、艾立布林+贝伐珠单抗、吉西他滨+曲妥珠单抗+帕妥珠单抗等方案的联合使用（表12-1），取得了较长时间的疾病控制。

表12-1　患者治疗情况

治疗阶段、线数	治疗方案	最佳疗效评价	PFS（月）
右侧乳腺癌根治术			
辅助治疗	TAC/AC-TH		
复发转移			
一线	wPH-XH	non-CR/non-PD	23
二线	X	non-CR/non-PD	7
三线	T-DM1	SD	8
四线	TH	PD	3
五线	Lap+X	PR	6
六线	吡咯替尼+X	SD	6
七线	吡咯替尼+H+脂质体紫杉醇	PD	2.8
八线	NH	SD	5.5
九线	mFOLFOX+贝伐珠单抗	PR	7.2
十线	艾立布林+贝伐珠单抗	PD	1.9
十一线	wGEM+PH	SD	4.3
十二线	T-DXd	PR	19.7
十三线	RC-48	SD	4

注：A，多柔比星脂质体；C，环磷酰胺；T，紫杉类药物；H，曲妥珠单抗；P，帕妥珠单抗；X，卡培他滨；N，长春瑞滨；Lap，拉帕替尼；FOLFOX，奥沙利铂+5-氟尿嘧啶；GEM，吉西他滨；PFS，无进展生存期；SD，疾病稳定；PD，疾病进展；PR，部分缓解；non-CR：非完全缓解；non-PD：非疾病进展。

　　2017年12月，该患者双肺结节进行性增大，行肺穿刺活检，病理检查提示为（肺）低分化癌，结合病史符合乳腺癌转移。免疫组化检查提示：ER（-），PR（-），HER2（3+），Ki-67（20%）。FISH提示为HER2阳性。基因检测发现PIK3CA突变，HER2基因扩增。基于曲妥珠单抗-德鲁替康（T-DXd）最新研究结果，多线抗HER2治疗耐药后，我们建议给予T-DXd治疗。2020年12月7日起予以T-DXd（5.4 mg/kg，3周使用1次）治疗，PFS达19.7个月（图12-1）。进展后换用维迪西妥单抗（2.5 mg/kg，2周使用1次）治疗8个周期，复查肺部病灶疾病稳定（图12-2）。近期患者出现双侧小脑及大脑多发转移瘤，目前行全脑放疗中。

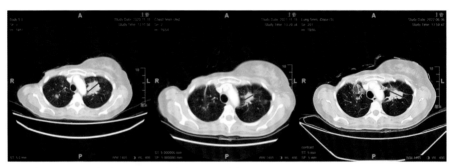

2020年11月18日基线（左肺）　2021年11月18日治疗1年（左肺）　2022年6月7日进展（左肺）

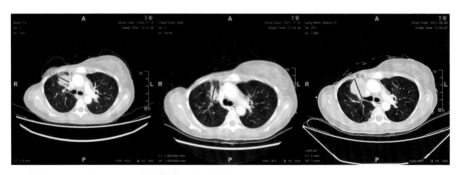

2020年11月18日基线（右肺）　2021年11月18日治疗1年（右肺）　2022年6月7日进展（右肺）

图12-1 T-DXd治疗的患者PET-CT图

二、讨论

　　此例患者为中年女性，分子亚型为HER2阳性型。患者术后接受规范化疗以及曲妥珠单抗辅助治疗1年，停药后1年余出现胸骨转移，据此判断患者对曲妥珠单抗敏感，一线予以wPH方案治疗，以及卡培他滨维持治疗。患者先后

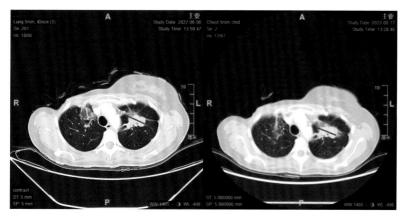

2022年6月7日基线（左肺上叶）　　　　　2022年8月17日治疗2个月（左肺上叶）

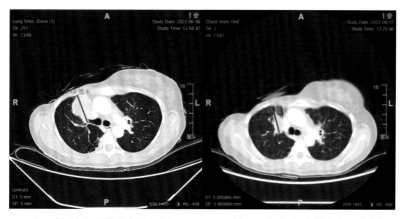

2022年6月7日基线（右肺下叶）　　　　　2022年8月17日治疗2个月（右肺下叶）

图12-2　RC48治疗的患者PET-CT图

出现肺、肝、脑部转移，接受了包括T-DM1、拉帕替尼、吡咯替尼、曲妥珠单抗+帕妥珠单抗、艾立布林+贝伐珠单抗、T-DXd及维迪西妥单抗等多线治疗，获得了8年余的总生存时间。此例患者的治疗成功，也提示全程抗HER2治疗对于HER2阳性转移性乳腺癌患者的重要性。

（一）晚期一线治疗方案的选择

　　曲妥珠单抗是HER2阳性乳腺癌治疗的标准药物之一，显著改变了HER2阳性乳腺癌的结局，能显著延长HER2阳性晚期乳腺癌患者的无进展生存时间（PFS）和总生存期（OS）[2]。其中，紫杉类药物联合曲妥珠单抗曾是一线治疗的优选方案。基于CLEOPATRA研究结果，曲妥珠单抗+帕妥珠单抗+紫杉烷类成为国际指南推荐的一线治疗标准方案[3]。但是在2014年帕妥珠单抗尚不可及，此例患者接受了一线紫杉醇联合曲妥珠单抗方案，并序贯卡培他滨维持治疗，获得了近2年的PFS。

（二）疾病进展后二线治疗方案的选择

一线曲妥珠单抗疾病进展后，按照国际指南二线推荐T-DM1方案治疗[4]。T-DM1是将HER2靶向作用的曲妥珠单抗和微管抑制作用的细胞毒性药物emtansine结合，特异地靶向作用于HER2阳性肿瘤细胞，实现细胞毒杀伤，最终导致细胞凋亡[5]。EMILIA研究纳入曲妥珠单抗联合紫杉类药物进展的HER2阳性转移性乳腺癌患者，比较了T-DM1与当时标准方案拉帕替尼联合卡培他滨的疗效与不良反应。结果显示，与拉帕替尼联合卡培他滨相比，T-DM1显著延长了PFS（6.4个月 vs 9.6个月，$P<0.001$）和OS（25.1个月 vs 30.9个月，$P<0.001$），由此奠定了其长达10年的二线标准治疗地位。

由于2017年T-DM1仍未在国内上市，此例患者在接受曲妥珠单抗联合紫杉醇方案进展后，参与了在抗HER2和细胞毒性化疗药物经治的局部晚期或转移性乳腺癌患者中研究注射用Trastuzumab-MCC-DM1的一项多中心的、开放的、双队列研究，二线T-DM1治疗获得8个月的PFS，与既往临床试验数据相似。

（三）ADC药物治疗进展后的选择

T-DXd相较于T-DM1具有更加优化的结构设计。T-DXd通过新型可酶解的连接子连接人源化HER2抗体和拓扑异构酶Ⅰ抑制剂DXd。DXd与伊立替康的活性代谢物SN-38相比，其抑制效力高出10倍，同时避免了与紫杉醇等抗微管类药物的交叉耐药。T-DXd的药物-抗体比为8，远高于T-DM1的平均3.5，高载药量具有更强的抗肿瘤作用。T-DXd保留了曲妥珠单抗的抗体依赖细胞介导的细胞毒作用（ADCC），增强了免疫细胞对肿瘤细胞的杀伤作用；T-DXd偶联的载药在裂解子裂解后释放，杀灭HER2高表达肿瘤细胞，同时通过跨膜作用，发挥旁观者杀伤效应，对旁邻肿瘤细胞产生杀伤作用。T-DXd在与T-DM1的头对头研究DESTINY-Breast03中大获全胜，研究者评估的中位PFS达到25.1个月，T-DM1组为7.2个月，T-DXd较T-DM1降低了73%的疾病进展或死亡风险（HR=0.28；95%CI为0.22~0.37；$P<0.001$）。目前T-DXd在国外已经获批二线治疗适应证[6]，相信不久之后，也会成为国内HER2阳性晚期乳腺癌二线治疗的重要选择。

该患者在既往接受包括T-DM1在内的多线抗HER2治疗后，使用T-DXd仍能达到部分缓解（PR）的疗效及19.7个月的PFS。这也提示使用两种不同机制的有效载荷，可降低耐药的发生率，提高疗效。目前，ADC药物进展后再使用不同载荷的ADC药物的证据仍有限，DESTINY–Breast03研究中，T–DXd组和T–DM1组中分别有2例及3例既往接受ADC药物治疗患者；ACE–Breast–01研究是新型ADC药物ARX788的Ⅰ期临床爬坡研究，其中共入组了6例既往接受ADC药物的患者，ARX788未观察到比其他ADC更明显的交叉耐药，其结果提示由于不同ADC之间的载体和连接子有所不同，某种ADC进展后换用另一种ADC可能仍是有效的。

　　既往研究显示，在HER2阳性乳腺癌患者中，PIK3CA突变可能导致PI3K/AKT通路异常激活，导致下游信号的旁路激活，表现出对多数抗HER2药物的耐药，如曲妥珠单抗、帕妥珠单抗、拉帕替尼等[7]。此例患者PIK3CA突变，可能是其产生抗HER2治疗耐药的原因之一。对于合并PIK3CA突变的HER2阳性患者，可定向释放细胞毒性载荷的ADC显示出一定的疗效，也为这类患者的后续治疗提供了探索方向。此外，既往研究也提示，在抗HER2靶向治疗基础上联合亚型特异性PI3K抑制剂alpelisib有望逆转耐药，提高疗效，其结论有待后续研究告诉我们答案。

参考文献

[1] Cronin K A, Harlan L C, Dodd K W, et al. Population-based estimate of the prevalence of HER-2 positive breast cancer tumors for early stage patients in the US[J]. Cancer Invest, 2010, 28(9): 963-968.

[2] 中国抗癌协会乳腺癌专业委员会.中国抗癌协会乳腺癌诊治指南与规范(2021年版)[J].中国癌症杂志, 2021, 31(10): 954-1040.

[3] Swain S M, Miles D, Kim S B, et al. Pertuzumab, trastuzumab, and docetaxel for HER2-positive metastatic breast cancer (CLEOPATRA): end-of-study results from a double-blind, randomised, placebo-controlled, phase 3 study[J]. Lancet Oncol, 2020, 21(4): 519-530.

[4] Giordano S H, Franzoi M A B, Temin S, et al. Systemic Therapy for Advanced Human Epidermal Growth Factor Receptor 2-Positive Breast Cancer: ASCO Guideline Update[J]. J Clin Oncol, 2022, 40(23): 2612-2635.

[5] Corti C, Giugliano F, Nicolò E, et al. Antibody–drug conjugates for the treatment of breast cancer[J]. Cancers, 2021, 13(12): 2898.

[6] FDA. FDA grants regular approval to fam-trastuzumab deruxtecan-nxki for breast cancer[EB/OL]. (2022-05-11). https://www.fda.gov/drugs/resources-information-approved-drugs/fda-grants-regular-approval-fam-trastuzumab-deruxtecan-nxki-breast-cancer.

[7] Loibl S, von Min'ckwitz G, Schneeweiss A, et al. PIK3CA mutations are associated with lower rates of pathologic complete response to anti-human epidermal growth factor receptor 2 (her2) therapy in primary HER2-overexpressing breast cancer[J]. J Clin Oncol, 2014, 32(29): 3212-3220.

第十三章　1例HER2低表达脑转移患者对T-DXd疗效显著的个案报道

郑秋帆，王树森

中山大学肿瘤防治中心肿瘤内科

摘要： 我们报道了一例人表皮生长因子受体2（HER2）低表达的乳腺癌脑转移患者接受曲妥珠单抗-德鲁替康（T-DXd）治疗的疗效。该患者在左乳癌术后3年余出现多发远处转移，在复发转移后的2.5年间接受了五线的治疗。随后出现了活动性脑转移并伴有明显的颅脑症状，六线接受T-DXd治疗，未行放疗，颅脑症状得到快速缓解，最佳疗效评价为部分缓解，无进展生存期（PFS）超过18个月，直到颅外疾病进展时颅内病灶一直控制良好。T-DXd可能是HER2低表达乳腺癌脑转移患者的有效治疗方案，未来值得进一步探索。

关键词： 乳腺癌，HER2低表达，脑转移，T-DXd

一、病例资料

（一）治疗经过

患者，女，43岁，2015年3月因体检发现左乳肿块，2015年3月31日在外院行"左乳肿物切除活检术+左乳癌保乳术+前哨淋巴结活检术"，术后病理检查提示：左乳浸润性癌，非特殊类型，Ⅱ级，肿物最大径20 mm。免疫组化检查结果：ER（90%+），PR（60%+），HER2（1+），Ki-67（20%+）。前哨淋巴结未见癌转移（0/5）；各切缘均未见癌。术后病理分期为pT1N0（sn）M0Ⅰa期Luminal B型（HER2阴性）。术后于2015年4月14日—2015年8月4日行TC方案（多西他赛+环磷酰胺）辅助治疗6个疗程，于2015年8月31日—2015年10月13日行三维适形放疗28次，过程顺利。随后一直予托瑞米芬辅助内分泌治疗。

2018年4月外院CT检查提示双肺、纵隔淋巴结、骨转移。随后转至我院就诊，于2018年5月10日行EBUS-TBNA下4R组淋巴结穿刺活检，病理检查结果明确淋巴结现癌转移，无病生存期（DFS）约37个月。一线治疗于2018年6月2日开始行哌柏西利+来曲唑+戈舍瑞林方案治疗，同时联合唑来膦酸行护骨治疗。2019年4月发现双肺、纵隔淋巴结病灶增大，考虑疾病进展，一线治疗无进展生存期（PFS）约10个月。二线治疗予依维莫司+氟维司群+戈舍瑞林治疗，PFS≈3个月。三线治疗开始改行化疗，于2019年7月5日—2020年2月8日行白蛋白紫杉醇单药方案化疗11个疗程，2020年3月复查发现双侧胸膜新发病灶，双侧胸腔积液，左侧额顶叶多发结节，考虑转移；三线治疗PFS约8个月。因颅脑转移病灶较小，且无症状，暂未行局部治疗。四线治疗继续行姑息化疗，考虑患者既往未接受过蒽环类药物治疗，遂于2020年3月20日—2020年4月9日行EC方案（表柔比星+环磷酰胺）化疗，2个疗程后疗效评价为疾病稳定（stable disease，SD）。因患者遗传性肿瘤易感基因检测结果提示：BRCA2基因检出疑似致病变异（c.8954-5A>G，杂合），于2020年5月9日—2020年9月28日改行奥拉帕利+阿特珠单抗治疗。2020年10月21日影像学检查提示：额部病灶较前增大，伴明显水肿带形成。2020年10月25日因癫痫发作于急诊行脱水等对症处理，并于放疗科预约全脑放疗。等待放疗期间，患者于2020年10月30日开始接受曲妥珠单抗-德鲁替康（T-DXd）治疗。治疗后患者诉头痛等症状明显好转，并拒绝行全脑放疗。T-DXd治疗2个疗程后复查，额部病灶较前明显缩小。此后患者继续T-DXd治疗，至2022年5月6日患者复查提示颅外病灶进展，停止T-DXd治疗，PFS约18个月。T-DXd治疗期间，患者颅内病灶持续缓解（图13-1）。

（二）病例特点

患者乳腺癌发病年龄非常年轻（36岁），初诊分期早（Ⅰa期），分型较好（ER/PR高表达，HER2阴性，Ki-67不高），辅助治疗规范。术后3年左右出现疾病复发，属于早复发人群；且初始转移是以全身多发远处转移为主的

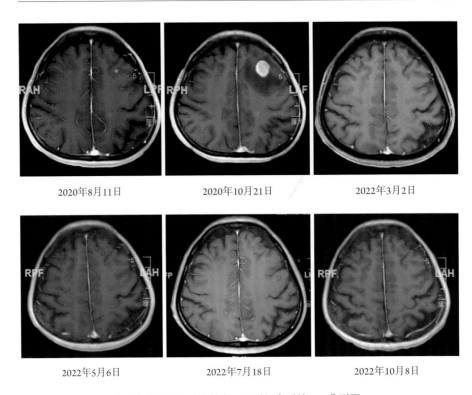

| 2020年8月11日 | 2020年10月21日 | 2022年3月2日 |
| 2022年5月6日 | 2022年7月18日 | 2022年10月8日 |

图13-1　左额叶病灶在不同时间点时的MRI典型图

复发模式；并对内分泌治疗出现获得性耐药；以上因素均提示患者总体预后偏差。

复发转移后的一、二线治疗为内分泌+靶向治疗，PFS均不尽如人意，这与其内分泌获得性耐药的特点吻合。三线治疗更换为化疗，化疗疗效基本稳定。后续检测出携带BRCA2胚系变异，这解释了患者乳腺癌发病年龄早的原因。然而，患者接受PARP抑制剂奥拉帕利+免疫治疗的PFS仅为5个月，疗效不尽如人意。值得注意的是，患者HER2低表达，合并活动性脑转移，并伴有明显的颅脑症状，六线治疗接受T-DXd治疗后症状得到快速缓解，最佳疗效评价为PR，PFS超过18个月，且颅内病灶一直控制良好。考虑到HER2免疫组化1+的肿瘤仍有可能存在HER2基因的扩增，作者还对患者乳腺癌标本做HER2基因FISH检测，结果仍为HER2阴性（图13-2）。

连续计数浸润性癌30个肿瘤细胞，平均HER2基因拷贝数/细胞为3.1，平均CEP17拷贝数/细胞为2.6，HER2/CEP17比值为1.06。

图13-2　HER2基因FISH检测结果（放大倍数1000×）

二、讨论

晚期乳腺癌脑转移的发生率为15%~20%，且呈上升趋势[1]；不同亚型乳腺癌发生脑转移的风险明显不同，其中HER2阳性型的风险最高，约为30%；三阴型次之，约为25%；HR+/HER2阴性型约为10%，并且在HER2零表达与HER2低表达亚组中差异不大[2]。然而，由于其庞大的患者基数，HR+/HER2阴性型乳腺癌脑转移患者的数量是所有亚型中最多的。

乳腺癌脑转移的治疗手段主要有手术、放疗、药物治疗和对症支持治疗。总体而言，治疗方式取决于患者的预后、是否出现症状、可切除性、转移肿瘤的数量和大小、既往治疗及颅外病灶控制情况等因素。手术仅在需要快速缓解症状，或是病灶相对孤立且颅外病灶控制良好的情况下才考虑施行。对于活动性脑转移，尤其是有症状的患者，放疗是最常用的局部治疗手段，包括全脑放疗和立体定向放疗。然而，对于放疗后进展的患者和稳定性脑转移的患者，药物治疗仍是最主要的治疗手段。但除了HER2阳性乳腺癌有抗HER2靶向治疗外，其他亚型的药物治疗效果并不理想。HER2阴性脑转移患者的药物治疗仍存在未被满足的临床需求。

约60%的HER2阴性晚期乳腺癌存在HER2低表达，即IHC 1+或IHC 2+且FISH-[3-4]。传统的抗HER2靶向治疗对HER2低表达乳腺癌无效[5-6]。T-DXd（DS-8201）是靶向HER2的新一代抗体药物偶联物，由曲妥珠单抗和新型拓扑异构酶Ⅰ抑制剂的载荷DXd通过可选择性切割的连接子组合而成[7]。T-DXd从Ⅰ期剂量递增研究开始即展现出卓效的疗效和可接受的安全性[8]。随后在Ⅰ

期剂量扩展阶段和Ⅱ期关键研究DESTINY-Breast01中均证实，T-DXd在曲妥珠单抗和T-DM1经治的HER2阳性乳腺癌中疗效显著[9-10]；并在DESTINY-Breast03研究中超越T-DM1[11]，从而树立HER2阳性晚期乳腺癌二线治疗的新标准。此外，在T-DXd的Ⅰ期剂量扩展队列中还入组了54例HER2低表达晚期乳腺癌患者[12]，这些患者的中位线数为7.5。T-DXd治疗的客观缓解率达37%，中位缓解持续时间达10.4个月，中位PFS达11.1个月；T-DXd在HER2低表达患者中初步展现出有前景的抗肿瘤活性。随后的DESTINY-Breast04研究进一步证实，与标准治疗相比，无论激素受体状态如何，T-DXd均能明显提高患者的PFS和OS[13]。这是第一个在HER2低表达患者中获得阳性结果的Ⅲ期临床试验，这一里程碑式突破也为HER2低表达乳腺癌患者带来新的治疗模式。然而，尽管在剂量扩展队列和DESTINY-Breast04研究中均有少量稳定性脑转移患者入组，但HER2低表达脑转移患者的疗效数据一直未见报道。

值得注意的是，T-DXd在HER2阳性乳腺癌脑转移中的疗效确切。DESTINY-Breast01研究中纳入了24例经治的稳定性脑转移患者，T-DXd治疗的客观缓解率达58.3%，中位PFS为18.1个月，中位缓解持续时间为16.9个月，颅内缓解率也达到47.1%[14]。DESTINY-Breast03研究的亚组分析也显示，T-DXd治疗稳定脑转移患者（n=43）的中位PFS达15.0个月，客观缓解率达67.4%，并且颅内缓解率达64%[11]。此外，一项Ⅱ期TUXEDO-1研究显示，T-DXd在活动性脑转移（新发或局部治疗后进展）患者（n=15）中的颅内缓解率达到73.3%，其中2例患者（13.3%）获得颅内完全缓解[15]。这些结果提示，无论是脑转移还是无脑转移的患者，无论颅内还是颅外病灶，无论稳定性还是活动性脑转移中，T-DXd均有明确的疗效。

在本例个案中，我们首次报道了一例HER2低表达脑转移患者T-DXd的疗效。本例HER2低表达患者出现活动性脑转移并伴有明显的颅脑症状，六线治疗接受T-DXd治疗后症状得到快速缓解，最佳疗效评价为PR，PFS超过18个月，直到颅外疾病进展时颅内病灶一直控制良好。T-DXd可能是HER2低表达乳腺癌脑转移患者的有效治疗方案，未来值得进一步探索T-DXd在HER2低表达乳腺癌脑转移中的疗效。同时，我们清楚地看到，随着乳腺癌的进一步细分和靶向药物的不断创新，脑转移的药物治疗前景将变得更加广阔。

参考文献

[1] Kennecke H, Yerushalmi R, Woods R, et al. Metastatic behavior of breast cancer subtypes[J]. J Clin Oncol, 2010, 28(20): 3271-3277.

[2] de Calbiac O, Lusque A, Mailliez A, et al. Comparison of Management and Outcomes in ERBB2-Low vs ERBB2-Zero Metastatic Breast Cancer in France[J]. JAMA Netw Open, 2022, 5(9): e2231170.

[3]　Schettini F，Chic N，Brasó-Maristany F，et al. Clinical，pathological，and PAM50 gene expression features of HER2-low breast cancer[J]. NPJ Breast Cancer，2021，7(1)：1.

[4]　Tarantino P，Hamilton E，Tolaney S M，et al. HER2-Low Breast Cancer：Pathological and Clinical Landscape[J]. J Clin Oncol，2020，38(17)：1951-1962.

[5]　Burris H A，Rugo H S，Vukelja S J，et al. Phase II study of the antibody drug conjugate trastuzumab-DM1 for the treatment of human epidermal growth factor receptor 2 (HER2)-positive breast cancer after prior HER2-directed therapy[J]. J Clin Oncol，2011，29(4)：398-405.

[6]　Fehrenbacher L，Cecchini R S，Geyer Jr C E，et al. NSABP B-47/NRG Oncology Phase III Randomized Trial Comparing Adjuvant Chemotherapy With or Without Trastuzumab in High-Risk Invasive Breast Cancer Negative for HER2 by FISH and With IHC 1+ or 2[J]. J Clin Oncol，2020，38(5)：444-453.

[7]　Ogitani Y，Aida T，Hagihara K，et al. DS-8201a，A Novel HER2-Targeting ADC with a Novel DNA Topoisomerase I Inhibitor，Demonstrates a Promising Antitumor Efficacy with Differentiation from T-DM1[J]. Clin Cancer Res，2016，22(20)：5097-5108.

[8]　Doi T，Shitara K，Naito Y，et al. Safety，pharmacokinetics，and antitumour activity of trastuzumab deruxtecan (DS-8201)，a HER2-targeting antibody-drug conjugate，in patients with advanced breast and gastric or gastro-oesophageal tumours：a phase 1 dose-escalation study[J]. Lancet Oncol，2017，18(11)：1512-1522.

[9]　Tamura K，Tsurutani J，Takahashi S，et al. Trastuzumab deruxtecan (DS-8201a) in patients with advanced HER2-positive breast cancer previously treated with trastuzumab emtansine：a dose-expansion，phase 1 study[J]. Lancet Oncol，2019，20(6)：816-826.

[10]　Modi S，Saura C，Yamashita T，et al. Trastuzumab Deruxtecan in Previously Treated HER2-Positive Breast Cancer[J]. N Engl J Med，2020，382(7)：610-621.

[11]　Cortés J，Kim S B，Chung W P，et al. Trastuzumab Deruxtecan versus Trastuzumab Emtansine for Breast Cancer[J]. N Engl J Med，2022，386(12)：1143-1154.

[12]　Modi S，Park H，Murthy R K，et al. Antitumor Activity and Safety of Trastuzumab Deruxtecan in Patients With HER2-Low-Expressing Advanced Breast Cancer：Results From a Phase Ib Study[J]. J Clin Oncol，2020，38(17)：1887-1896.

[13]　Modi S，Jacot W，Yamashita T，et al. Trastuzumab Deruxtecan in Previously Treated HER2-Low Advanced Breast Cancer[J]. N Engl J Med，2022，387(1)：9-20.

[14]　Jerusalem G，Park Y H，Yamashita T，et al. Trastuzumab Deruxtecan in HER2-Positive Metastatic Breast Cancer Patients with Brain Metastases：A DESTINY-Breast01 Subgroup Analysis[J]. Cancer Discov，2022，12(12)：2754-2762.

[15]　Bartsch R，Berghoff A S，Furtner J，et al. Trastuzumab deruxtecan in HER2-positive breast cancer with brain metastases：a single-arm，phase 2 trial[J]. Nat Med，2022，28(9)：1840-1847.

第十四章　MRG002治疗TKI失败HER2阳性晚期乳腺癌长期获益1例

冀辰辰，张少华，江泽飞

中国人民解放军总医院第五医学中心肿瘤内科

摘要：MRG002是我国自主研发的一种新型抗人表皮生长因子受体2（HER2）的抗体药物偶联物（ADC）药物，由抗HER2单克隆抗体MAB802、缬氨酸-瓜氨酸连接子、细胞毒性药物MMAE连接组成。目前MRG002在HER2阳性晚期乳腺癌的治疗处于临床试验阶段。I期研究结果已证实MRG002的有效性，我们将报道1例MRG002 II期临床研究中的患者既往治疗及目前获益情况。该患者42岁确诊乳腺癌，接受AC新辅助治疗4个周期后行乳腺癌改良根治术，术后在应用曲妥珠单抗辅助治疗的过程中复发，无病生存期不足1年。晚期阶段经历曲妥珠单抗、拉帕替尼、吡咯替尼、帕妥珠单抗等多线抗HER2靶向治疗，经筛选入组MRG002 II期临床试验，获得超过1年的无进展生存获益，靶病灶接近完全缓解（CR）状态，且总体耐受性良好。提示我们对于HER2基因驱动的晚期乳腺癌患者，持续抗HER2治疗可带来持续的生存获益。

关键词：晚期乳腺癌；抗HER2靶向治疗；MRG002；二代测序；病例报告

一、引言

乳腺癌已经成为全球发病率最高的恶性肿瘤，其中人表皮生长因子受体2（HER2）阳性乳腺癌恶性程度高，预后差，占所有乳腺癌的20%~30%[1-2]。随着曲妥珠单抗、帕妥珠单抗、酪氨酸激酶抑制剂（TKI）等靶向药物的出现，HER2阳性患者预后得到了显著改善[3-4]。但传统抗HER2治疗难免会出现耐药的问题，这也促进了一系列新型抗HER2药物的研发。靶向HER2单抗和抗体药物偶联物（ADC）的发展和应用，满足了曲妥珠单抗、TKI治疗失败患者的临床需求，开启了抗HER2靶向治疗新时代[5]。《中国临床肿瘤学会（CSCO）乳腺癌诊疗指南2022》推荐TKI治疗失败后的可选方案包括：抗HER2 ADC药物，HP联合其他化疗，另一类TKI联合化疗，严格设计的临床研究[6-7]。目前国内针对HER2阳性晚期乳腺癌的多项ADC类药物临床研究正在积极开展。其中"评价MRG002治疗HER2阳性、不可切除的局部晚期或转移性乳腺癌的Ⅱ期临床研究"于2021年6月启动入组。

MRG002是由抗HER2单克隆抗体MAB802与强效细胞毒小分子甲基澳瑞他汀E（microtubule disrupting monomethyl auristatin E，MMAE）通过可裂解的缬氨酸-瓜氨酸连接子（valine-citrulline linker）连接组成[8]。其作用机制是MAB802通过特异性地识别并结合肿瘤细胞表面的HER2抗原，将药物内吞进入细胞内，经蛋白酶降解后释放细胞毒性药物MMAE；MMAE进入细胞质后通过结合微管蛋白并抑制其聚合，从而阻断细胞有丝分裂等生理功能，进而抑制肿瘤细胞增殖。Ⅰ期研究结果显示MRG002在HER2阳性乳腺癌后线治疗中具有良好的疗效，其中84%患者TKI治疗失败，可评估的55例既往中位治疗五线的患者，客观缓解率达55%，并且药物整体安全性良好。

我们在此报告1例HER2阳性晚期乳腺癌患者在经过曲妥珠单抗、帕妥珠单抗、TKI等多重抗HER2治疗后，应用MRG002仍能长期获益。

二、病例资料

患者，女，2015年9月，患者确诊为左乳浸润性癌，肿瘤5 cm，查体见橘皮样改变，临床分期为T4N1M0；免疫组化检查结果示：ER（−），PR（−），HER2（3+），Ki-67（30%）。后接受表柔比星130 mg（86.7 mg/m²，第1天，3周使用1次）联合环磷酰胺900 mg（600 mg/m²，第1天，3周使用1次）新辅助治疗6个周期，未使用靶向治疗，疗效评价为部分缓解（PR）。于2015年12月9日行左乳癌改良根治术，病理检查提示：浸润性癌，Ⅲ级，肿瘤大小为3.5 cm×3.0 cm×1.0 cm，符合化疗后2级改变。腋窝淋巴结见转移3/12。

免疫组化与穿刺病理检查结果一致，为ER（-），PR（-），HER2（3+），Ki-67（35%）。术后完成4个周期多西他赛110 mg（73.3 mg/m²，第1天，3周使用1次）联合曲妥珠单抗（首剂8 mg/kg，之后6 mg/kg，3周使用1次）辅助治疗，后继续使用曲妥珠单抗至2016年11月。期间于2016年3月—5月完成左胸壁及左锁骨上下区放疗（50 Gy/25F）。患者于2016年11月发现左侧胸壁斑片状红肿，行左胸壁皮肤活检，病理结果为乳腺癌浸润，免疫组化结果同样为ER（-），PR（-），HER2（3+），Ki-67（35%）。无病生存期（DFS）仅11个月。

2016年12月，患者接受拉帕替尼1 000 mg（qd）联合卡培他滨3 500 mg（2 333.3 mg/m²，第1~14天，3周使用1次）治疗，直至2019年4月因新发右肺下结节停药，期间胸壁皮肤红肿消退，疗效评价为完全缓解（CR），至疾病进展时间（TTP）为28个月。2019年4月行右肺下结节楔形切除术，术后病理结果示：肺组织中见肿瘤浸润，大小为1.4 cm×1.1 cm，符合乳腺癌转移的特征。免疫组化检查结果与术后病理检查结果一致。同时，我们对患者肺转移肿瘤组织进行二代测序（NGS）。结果提示4个肿瘤相关体细胞突变，包括2个拷贝数扩增（ERBB2、VEGFA）和2个点突变（MSH6，R128fs*11；TP53，C124fs*25）。后于2019年5月更换为长春瑞滨40 mg（25.6 mg/m²，第1、8天，3周使用1次）联合吡咯替尼400 mg（每天1次）治疗，因输注长春瑞滨后出现不能耐受乏力、食欲差、便秘与腹泻交替等不良反应，仅用药1个周期，后口服单药吡咯替尼至2020年8月，因新发右乳肿物及右腋窝、锁骨下淋巴结转移停药，疗效评价为疾病稳定（SD），TTP为15个月。考虑到患者未曾使用帕妥珠单抗，我们给予白蛋白紫杉醇400 mg（258.1 mg/m²，第1、8天，3周使用1次）联合曲妥珠单抗420 mg（3周使用1次）、帕妥珠单抗440 mg（3周使用1次）行6个周期的解救治疗。由于患者化疗耐受性差，后继续行曲妥珠单抗联合帕妥珠单抗治疗至2021年7月，总体疗效评价为SD，TTP为11个月。

笔者所在中心正在开展"评价MRG002治疗HER2阳性、不可切除的局部晚期或转移性乳腺癌的Ⅱ期临床研究"，患者筛选成功入组。靶病灶为右乳肿物，基线时MRI示病灶尺寸为4.4 cm×2.8 cm（图14-1A）。患者自2021年8月使用试验药物MRG002至末次随访时间2022年10月，累计用药15个周期。起始用药剂量为148 mg（2.6 mg/kg），期间因全身骨痛2级不良反应减量2次，分别为于第3个周期调整剂量为123 mg（2.2 mg/kg），第6个周期再次减量至95 mg（1.8 mg/kg）。治疗4个周期时疗效评价为PR（图14-1B），10个周期时靶病灶接近CR（图14-1C），后续随访持续近CR状态。该患者最主要的不良反应包括全身骨痛、中性粒细胞减少、丙氨酸氨基转移酶升高，为1、2级，未发生3级及以上不良事件（表14-1）。

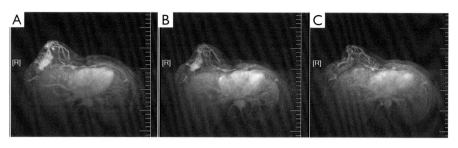

（A）用药前乳腺MRI所示病灶；（B）4个周期MRG002治疗后；（C）10个周期MRG002治疗后。

图14-1 使用MRG002治疗后不同周期显示图

表14-1 不同治疗阶段方案及疗效评价汇总表

治疗阶段	治疗方案	最佳疗效评价	治疗时间
新辅助治疗（$cT_4N_1M_0$）	AC×6 表柔比星联合环磷酰胺	PR	3个月
辅助治疗	TH×4→H 多西他赛联合曲妥珠单抗 序贯 曲妥珠单抗		DFS=11个月
解救治疗	拉帕替尼联合卡培他滨	CR	TTP=28个月
	长春瑞滨联合吡咯替尼	SD	TTP=15个月
	白蛋白紫杉醇联合曲妥珠单抗、帕妥珠单抗 序贯 曲妥珠单抗、帕妥珠单抗	SD	TTP=11个月
	MRG002	CR	使用中 （>14个月）

注：AC，表柔比星联合环磷酰胺；T，多西他赛；H，曲妥珠单抗；PR，部分缓解；CR，完全缓解；SD，疾病稳定；DFS，无病生存期；TTP，至疾病进展时间。

三、讨论

乳腺癌抗HER2靶向药物经历了从无到有，从单一大分子抗体到多种作用机制药物的新局面，随着EMILIA[9]、DESTINY-Breast03研究[10]结果的公布，ADC药物逐渐成为HER2阳性晚期乳腺癌治疗的新选择。MRG002作为一种新型抗HER2 ADC药物，对经过多线抗HER2治疗的患者仍显示良好的抗肿瘤活性。回顾该患者诊疗在经历了大分子单抗（曲妥珠单抗、帕妥珠单抗），小分子TKI（拉帕替尼、吡咯替尼）的治疗后（图14-2），应用ADC药物仍能获益，表明晚期HER2阳性患者可从阻断抗HER2通路中持续获益。

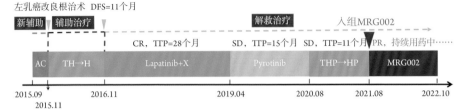

图14-2　整体治疗时间表

AC，表柔比星联合环磷酰胺；T，多西他赛/白蛋白紫杉醇；H，曲妥珠单抗；P，帕妥珠单抗；X，卡培他滨。

　　乳腺癌领域针对HER2阳性患者已经获批的ADC药物包括T-DM1和DS-8201。T-DM1是首个针对乳腺癌的ADC药物，通过非还原性硫醚接头将曲妥珠单抗与微管抑制剂美坦新（DM1）连接而成[11-12]。基于EMILIA与TH3RESA研究[13]的结果，T-DM1作为国际指南中抗HER2二线治疗标准方案。直至DESTINY-Breast03研究[10]结果公布，DS-8201成功挑战T-DM1的二线治疗地位，与T-DM1相比，DS-8201降低72%疾病进展或死亡风险。DS-8201由曲妥珠单抗、可裂解四肽连接子和新型拓扑异构酶Ⅰ抑制剂（DXd）组成，药物–抗体比高达8，还可穿过细胞膜对旁邻细胞产生杀伤作用，具有高效的旁观者杀伤效应[14]。而国内自主研发的ADC药物MRG002是由糖修饰曲妥珠单抗、可裂解的vc连接子和微管抑制剂MMAE组成。从作用机制看，MRG002与T-DM1都是通过抑制微管蛋白发挥作用，但MRG002却具有类似于DS-8201的旁观者杀伤效应。该患者在晚期后线阶段仍获得超过1年的无进展生存期（PFS）也印证了MRG002的良好抗肿瘤活性。

　　本病例也展示出基因组学技术对于临床诊疗决策的指导。该患者NGS检测提示ERBB2、VEGFA扩增及MSH6 R128fs*11、TP53 C124fs*25点突变。ERBB2扩增表明该患者为HER2基因驱动，对抗HER2治疗敏感[15]，是该患者接受抗HER2治疗持续获益的原因之一。而对于HER2阳性乳腺癌领域，尚未有研究支持VEGFA扩增的患者在临床中应用抗VEGFA药物。TP53是乳腺癌中常见的突变基因，既往研究提示TP53是预后不良的生物标志物[16-17]，但其预测价值仍存在争议。

　　本病例在曲妥珠单抗、帕妥珠单抗、TKI等多线抗HER2治疗后接受MRG002治疗仍获得超过1年的无进展生存获益，一方面是因为MRG002具有强大的抗肿瘤疗效，另一方面是该患者肿瘤负荷不大且对抗HER2治疗较敏感，在复发转移阶段接受的三线抗HER2治疗均能达到1~2年的生存获益。对于既往接受曲妥珠单抗、TKI治疗的难治性乳腺癌，后续治疗并没有标准推荐，参加严格设计的临床研究成为一个合理选择。同时，期待MRG002临床试验总体的疗效及安全性数据，指导HER2阳性晚期乳腺癌患者临床实践。

四、结论

本文报告了一例经曲妥珠单抗、帕妥珠单抗、拉帕替尼、吡咯替尼治疗的HER2阳性晚期乳腺癌患者，多线抗HER2治疗失败后入组MRG002临床研究。该患者通过参加严格设计的临床研究接受新药治疗，达到长期获益。本病例提示HER2阳性患者可通过持续抗HER2治疗获得更长的无进展生存期（PFS），此外，NGS可指导乳腺癌个体化治疗，推动精准治疗的发展。

参考文献

[1]　Slamon D J，Clark G M，Wong S G，et al. Human breast cancer：correlation of relapse and survival with amplification of the HER-2/neu oncogene[J]. Science，1987，235(4785)：177-182.

[2]　Slamon D J，Godolphin W，Jones L A，et al. Studies of the HER-2/neu proto-oncogene in human breast and ovarian cancer[J]. Science，1989，244(4905)：707-712.

[3]　Choong G M，Cullen G D，O'Sullivan C C. Evolving standards of care and new challenges in the management of HER2-positive breast cancer[J]. CA Cancer J Clin，2020，70(5)：355-374.

[4]　Li J，Wang S，Wang Y，et al. Disparities of Trastuzumab Use in Resource-Limited or Resource-Abundant Regions and Its Survival Benefit on HER2 Positive Breast Cancer：A Real-World Study from China[J]. Oncologist，2017，22(11)：1333-1338.

[5]　Beck A，Goetsch L，Dumontet C，et al. Strategies and challenges for the next generation of antibody-drug conjugates[J]. Nat Rev Drug Discov，2017，16(5)：315-337.

[6]　Jiang Z，Li J，Chen J，et al. Chinese society of clinical oncology (CSCO) Breast Cancer Guidelines 2022[J]. Transl Breast Cancer Res，2022，3：13.

[7]　Bian L，Li F，Jiang Z. Thoughts on therapy strategy in the era of "after anti-HER2 TKI" in CSCO BC Guidelines 2022 [J]. Transl Breast Cancer Res，2022，3：26.

[8]　Li H，Zhang X，Xu Z，et al. Preclinical evaluation of MRG002，a novel HER2-targeting antibody-drug conjugate with potent antitumor activity against HER2-positive solid tumors[J]. Antib Ther，2021，4(3)：175-184.

[9]　Verma S，Miles D，Gianni L，et al. Trastuzumab emtansine for HER2-positive advanced breast cancer[J]. N Engl J Med，2012，367(19)：1783-1791.

[10]　Cortés J，Kim S B，Chung W P，et al. Trastuzumab Deruxtecan versus Trastuzumab Emtansine for Breast Cancer[J]. N Engl J Med，2022，386(12)：1143-1154.

[11]　Lewis Phillips G D，Li G，Dugger D L，et al. Targeting HER2-positive breast cancer with trastuzumab-DM1，an antibody-cytotoxic drug conjugate[J]. Cancer Res，2008，68(22)：9280-9290.

[12]　Peddi P F，Hurvitz S A. Trastuzumab emtansine：the first targeted chemotherapy for treatment of breast cancer[J]. Future Oncol，2013，9(3)：319-326.

[13] Krop I E, Kim S B, González-Martín A, et al. Trastuzumab emtansine versus treatment of physician's choice for pretreated HER2-positive advanced breast cancer (TH3RESA): a randomised, open-label, phase 3 trial[J]. Lancet Oncol, 2014, 15(7): 689-699.

[14] Ogitani Y, Aida T, Hagihara K, et al. DS-8201a, A Novel HER2-Targeting ADC with a Novel DNA Topoisomerase I Inhibitor, Demonstrates a Promising Antitumor Efficacy with Differentiation from T-DM1[J]. Clin Cancer Res, 2016, 22(20): 5097-5108.

[15] Yi Z, Rong G, Guan Y, et al. Molecular landscape and efficacy of HER2-targeted therapy in patients with HER2-mutated metastatic breast cancer[J]. NPJ Breast Cancer, 2020, 6: 59.

[16] Shahbandi A, Nguyen H D, Jackson J G. TP53 Mutations and Outcomes in Breast Cancer: Reading beyond the Headlines[J]. Trends Cancer, 2020, 6(2): 98-110.

[17] Silwal-Pandit L, Vollan H K M, Chin S F, et al. TP53 mutation spectrum in breast cancer is subtype specific and has distinct prognostic relevance[J]. Clin Cancer Res, 2014, 20(13): 3569-3580.

第十五章 新型抗体药物偶联物用于多线抗HER2治疗持续获益的晚期乳腺癌病例1例

李峰，张少华，边莉，江泽飞

中国人民解放军总医院第五医学中心肿瘤内科

摘要： 抗人表皮生长因子受体2（HER2）靶向药物的不断更新，为HER2阳性晚期乳腺癌后线治疗提供了更多机会。对于多线抗HER2治疗耐药的患者，在个体层面上持续寻找最佳抗HER2药物，对优化患者预后和生活质量至关重要。本文报告1例HER2阳性晚期乳腺癌患者，在多线抗HER2治疗后接受新型ADC药物DS-8201治疗并再次获益。该患者2011年确诊为HER2阳性乳腺癌，2014年出现肝、肺、骨、淋巴结多发转移。后续分别行曲妥珠单抗、拉帕替尼、恩美曲妥珠单抗（T-DM1）、吡咯替尼、帕妥珠单抗等多线抗HER2治疗并具有持续的临床获益，2017年确诊脑转移行脑转移病灶切除术。2021年10月患者在多线抗HER2治疗失败后，接受了新型抗体药物偶联物（ADC）药物DS-8201治疗并再次获益，至末次随访时仍在用药。同时我们也应用二代测序技术探索血液及脑组织中循环肿瘤DNA（circulating tumor DNA，ctDNA）变化情况，寻找可能与药物疗效相关的分子标志物。

关键词： 晚期乳腺癌；TKI失败；DS-8201；二代测序；ctDNA；病例报告

一、引言

人表皮生长因子受体2（HER2）阳性乳腺癌复发率高，转归差。抗HER2靶向药物的出现显著改善了HER2阳性乳腺癌患者的预后。对于晚期乳腺癌，标准的一线治疗包括曲妥珠单抗、帕妥珠单抗联合化疗方案[1]。曲妥珠单抗治疗失败后，国际指南均推荐抗HER2抗体药物偶联物（ADC）恩美曲妥珠单抗（T-DM1）作为二线治疗，然而，在南美、东欧、亚洲的一些国家，由于费用高昂，T-DM1尚不可及。考虑到医保政策、药物可及性等因素，很多国家和地区将小分子酪氨酸激酶抑制剂（TKI）作为二线治疗的首选药物[1]。尽管抗HER2靶向药物获益显著，但多数患者最终仍会出现耐药。对于多线抗HER2治疗后的患者，"持续抗HER2治疗"的理念已得到广泛认可[2]，然而目前并无指南建议可以遵循，因此，对于此类患者，需要更趋优化的个体化治疗。

随着新药研发的深入，新型ADC药物为改善患者不良预后带来了新的选择。DS-8201（T-DXd）在结构设计和药学机制方面具有多重独特优势。通过连接子将曲妥珠单抗和拓扑异构酶Ⅰ抑制剂（DXd）连接起来，和曲妥珠单抗具有相同的结合HER2受体的能力，并通过HER2介导的内吞作用将载药送至肿瘤细胞。Ⅰ期研究（DS-8201-A-J101）中对于既往治疗中位线数为7的HER2阳性晚期乳腺癌患者，接受DS-8201治疗后仍可获得59.5%的客观缓解率（ORR），无进展生存期（PFS）达22.1个月[3]。Ⅱ期DESTINY-Breast01研究纳入T-DM1治疗失败后HER2阳性晚期乳腺癌患者，中位线数为6，应用DS-8201可达到60.9%的ORR和16.4个月的PFS[4]。DESTINY-Breast03研究直接比较DS-8201和T-DM1在二线阶段的疗效和安全性，与T-DM1相比，DS-8201具有高度统计学意义和临床意义的PFS改善（研究者评估的PFS 25.1个月 vs 7.2个月，HR=0.26，$P=6.5×10^{-24}$）[5]。

DS-8201在HER2阳性晚期乳腺癌后线治疗中显示出强劲的抗肿瘤活性，我们报告1例在中国人民解放军总医院第五医学中心肿瘤内科接受治疗的HER2阳性晚期乳腺癌患者，在多线抗HER2靶向治疗持续获益后，接受DS-8201治疗并再次获益。

二、病例资料

患者，女，确诊年龄41岁，2011年1月行穿刺活检确诊为右乳浸润性导管癌，非特殊型，Ⅱ级。免疫组化检查示：ER（-）、PR（-）、HER2

（+++），Ki-67（60%），右腋窝淋巴结转移癌。接受新辅助治疗AC方案（多柔比星脂质体+环磷酰胺）4个周期，疗效评价为疾病稳定（SD）。随后行右乳癌改良根治术，术后病理检查示：浸润性导管癌，Ⅱ级，肿块大小3 cm×2 cm×1 cm，淋巴结转移3/24。术后病理分期：pT2N1M0。术后行TH方案（白蛋白紫杉醇+曲妥珠单抗）辅助治疗4个周期，右胸壁及右锁骨上淋巴结放疗（Dt 50 Gy/25F），继续使用曲妥珠单抗治疗直至满1年。

2014年11月，患者肝、肺、骨和右锁骨下淋巴结转移，淋巴结活检提示转移病灶分型与乳腺原发病灶一致，无病生存期（DFS）41个月。结合当时临床诊疗指南及临床实践，一线治疗给予TXH（多西他赛+卡培他滨+曲妥珠单抗）方案治疗，疗效评价为PR，6个周期后调整为XH方案维持治疗，至疾病进展时间（TTP）为6个月。此后患者依次接受了拉帕替尼、T-DM1、阿帕替尼、吡咯替尼、帕妥珠单抗等单药或联合治疗，均取得显著获益（表15-1），

表15-1　患者治疗情况

治疗阶段、线数	治疗方案	疗效评价	治疗时间（月）
新辅助治疗	AC	SD	4
右乳癌改良根治术			
辅助治疗	TH-H		
复发转移			
一线	TXH-XH	PR	TTP=6
二线	N+L	PR	TTF=6
三线	H+L	PR	TTP=4
四线	T-DM1	SD	TTP=6
五线	阿帕替尼	PR	TTP=12
新发脑转移，脑转移病灶切除术			
六线	吡咯替尼	PR	TTP=29
七线	NPH	PR	TTP=20
八线	DS-8201	PR	持续治疗中

注：A，多柔比星脂质体；C，环磷酰胺；T，紫杉类药物；H，曲妥珠单抗；X，卡培他滨；N，长春瑞滨；L，拉帕替尼；P，帕妥珠单抗；SD，疾病稳定；PR，部分缓解；TTP，至疾病进展时间；TTF，至治疗失败时间。

期间因新发脑转移行脑转移病灶切除术。在多线抗HER2靶向治疗失败并伴有脑转移的情况下，参考新型ADC药物在后线治疗的有效性，2021年10月给予患者DS-8201（5.4 mg/kg，第1天，3周使用1次）解救治疗，2个周期后复查肺部病灶的疗效评价为PR，颅内仍是无瘤状态，目前持续给药中，总体耐受性良好（图15-1和图15-2）。

征得患者同意后，我们获取了患者外周血样本及脑转移病灶病理切片，用二代测序（NGS）技术检测样本中循环肿瘤DNA（ctDNA）变化情况，寻找可能与ADC药物疗效相关的分子标志物。通过对比血浆和血细胞样本及肿瘤组织中DNA的单核苷酸变异（single nucleotide variants，SNV），我们发现10个肿瘤相关的体细胞变异，包括4个拷贝数扩增（ERBB2、CCNE1、MLL4、CDK12）和6个点突变（TP53，p.P153Afs*28；MED12，p.P644T；GNAS，p.R595Q；ITM2A，p.I84M；MLL4，p.G28S；CDK12，pR449K）（图15-3）。

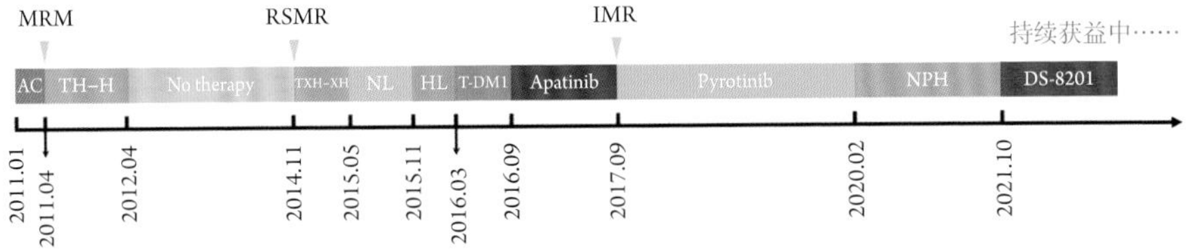

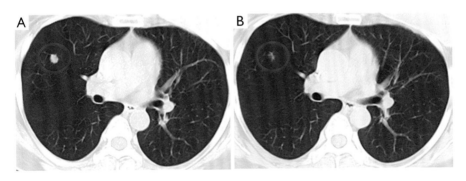

AC，盐酸阿霉素脂质体+环磷酰；TH，白蛋白结合型紫杉醇+曲妥珠单抗；TXH，多西他赛+卡培他滨+曲妥珠单抗；NL，长春瑞滨+拉帕替尼；MRM，乳腺改良根治术；RSMR，右侧锁骨下淋巴结穿刺活检术；IMR，脑转移瘤切除术。

图15-1 患者治疗时间表

（A）DS-8201治疗前；（B）DS-8201治疗2个周期后。

图15-2 肺部病灶变化情况

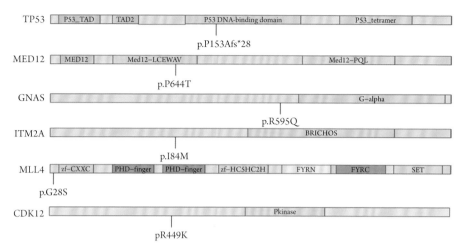

TP53，p.P153Afs*28；MED12，p.P644T；GNAS，p.R595Q；ITM2A，p.I84M；MLL4，p.G28S；CDK12，pR449K。

图15-3 血液及脑组织标本基因检测结果，点突变分布图

三、讨论

目前，抗HER2靶向药物已广泛应用于HER2阳性晚期乳腺癌。然而，在多线抗HER2治疗后，后续方案的选择往往会成为临床医生面临的困境。该患者使用曲妥珠单抗、拉帕替尼、T-DM1、吡咯替尼、帕妥珠单抗治疗期间均取得长期获益，说明对抗HER2靶向治疗敏感。既往研究表明，晚期HER2阳性乳腺癌患者的预后可通过持续抗HER2治疗得到改善[2]。同时，几项随机对照研究证实DS-8201在HER2阳性晚期乳腺癌多线抗HER2治疗失败后的良好疗效及安全性[3-4]，基于此，我们将新型ADC药物DS-8201作为后续治疗方案的首选。令人欣慰的是，该患者在应用DS-8201后再次获益。

脑转移是HER2阳性晚期乳腺癌的常见转移部位，由于对化疗、靶向治疗都不敏感，治疗手段匮乏，效果欠佳，预后较差，至今仍是临床治疗难题。该患者脑转移病灶已行手术切除，影像学显示颅内无瘤状态，但抗肿瘤治疗的选择仍需兼顾对脑转移的控制。近年来，针对HER2阳性乳腺癌脑转移，新的研究进展层出不穷，不仅是TKI为HER2阳性乳腺癌脑转移患者带来治疗选择，新型抗HER2 ADC药物DS-8201也显示出针对脑转移癌治疗的潜力。DESTINY-Breast01研究入组了24例无症状脑转移患者，ORR达58.3%，中位PFS长达18.1个月[4]。DESTINY-Breast03研究纳入23.8%的无症状脑转移患者，中位PFS为15.0个月，ORR达63.9%，进一步表明DS-8201对无症状脑转移患者的临床价值[5]。一项Ⅱ期TUXEDO-1研究进一步证实DS-8201对活动性脑转移的显著

活性[6]，该研究共纳入15例HER2阳性乳腺癌活动性脑转移患者，中位PFS为14个月，ORR达到73.3%，与PERMEATE研究中吡咯替尼对脑转移病灶的有效率相当[7]。这些临床研究数据也为本例脑转移患者在晚期多线治疗后使用DS-8201提供了充分的循证支持。究其机制，一方面可能是化疗药物所致血脑屏障的破坏使其通透性增加[8]，另一方面可能是由于DS-8201的强效载药特性，其药物-抗体比（DAR）高达8，并能发挥旁观者杀伤效应，大幅提高抗肿瘤杀伤作用，针对脑转移具有显著疗效。

在精准医学时代，我们可通过NGS技术，对肿瘤患者进行ctDNA检测分析，筛选出疗效相关的潜在靶点，指导个性化治疗。我们对该患者进行NGS检测，可以看到脑组织基因突变的敏感性明显高于血浆，这可能是肿瘤的异质性所致，笔者还捕获了周期蛋白依赖性激酶12（cyclin-dependent kinases 12，CDK12）与HER2共同扩增的现象。CDK12基因位于染色体17（17q12），距HER2基因约200 kb，既往研究显示CDK12扩增与曲妥珠单抗和拉帕替尼耐药相关[9]，该基因在乳腺癌治疗中经常与HER2共同扩增。Ⅰ期KN026-CHN-001研究表明HER2/CDK12共同扩增是预测新型双特异性抗体KN026良好疗效的标志[10]，但其生物学机制有待进一步研究。同时，CCNE1基因扩增是提示HER2阳性乳腺癌曲妥珠单抗耐药的一种机制[11]，因此换用与曲妥珠单抗作用机制不同的抗HER2药物DS-8201可能是克服耐药的理想选择。

本病例展示了DS-8201用于多线抗HER2治疗失败的晚期乳腺癌伴脑转移患者的显著疗效和良好耐受性，我们将进一步探索预测DS-8201疗效的潜在靶点。

四、结论

我们报告了1例伴脑转移的HER2阳性晚期乳腺癌患者，既往在多线抗HER2靶向治疗中获益，但均已治疗失败，接受新型ADC药物DS-8201再次获益。从此病例中可以看出，对于HER2通路依赖型患者，需要"持续抗HER2治疗"。多线靶向治疗失败后无指南可遵循，此时的最佳治疗方案是个体化治疗，新的临床研究数据及精准检测技术都可为后续诊疗提供依据和参考。

参考文献

[1] Jiang Z, Li J, Chen J, et al. Chinese society of clinical oncology (CSCO) Breast Cancer Guidelines 2022[J]. Transl Breast Cancer Res, 2022, 3: 13.

[2] Sharial M S N M, Crown J, Hennessy B T. Overcoming resistance and restoring sensitivity to HER2-targeted therapies in breast cancer[J]. Ann Oncol, 2012, 23(12): 3007-3016.

[3] Tamura K, Tsurutani J, Takahashi S, et al. Trastuzumab deruxtecan (DS-8201a) in patients with advanced HER2-positive breast cancer previously treated with trastuzumab emtansine: a

dose-expansion, phase 1 study[J]. Lancet Oncol, 2019, 20(6): 816-826.

[4]　Modi S, Saura C, Yamashita T, et al. Trastuzumab Deruxtecan in Previously Treated HER2-Positive Breast Cancer[J]. N Engl J Med, 2020, 382(7): 610-621.

[5]　Cortés J, Kim S B, Chung W P, et al. Trastuzumab Deruxtecan versus Trastuzumab Emtansine for Breast Cancer[J]. N Engl J Med, 2022, 386(12): 1143-1154.

[6]　Bartsch R, Berghoff A S, Furtner J, et al. Trastuzumab deruxtecan in HER2-positive breast cancer with brain metastases: a single-arm, phase 2 trial[J]. Nat Med, 2022, 28(9): 1840-1847.

[7]　Yan M, Ouyang Q, Sun T, et al. Pyrotinib plus capecitabine for patients with human epidermal growth factor receptor 2-positive breast cancer and brain metastases (PERMEATE): a multicentre, single-arm, two-cohort, phase 2 trial[J]. Lancet Oncol, 2022, 23(3): 353-361.

[8]　Gerstner E R, Fine R L. Increased permeability of the blood-brain barrier to chemotherapy in metastatic brain tumors: establishing a treatment paradigm[J]. J Clin Oncol, 2007, 25(16): 2306-2312.

[9]　Filippone M G, Gaglio D, Bonfanti R, et al. CDK12 promotes tumorigenesis but induces vulnerability to therapies inhibiting folate one-carbon metabolism in breast cancer[J]. Nat Commun, 2022, 13(1): 2642.

[10]　Zhang J, Ji D, Cai L, et al. First-in-human HER2-targeted Bispecific Antibody KN026 for the Treatment of Patients with HER2-positive Metastatic Breast Cancer: Results from a Phase I Study[J]. Clin Cancer Res, 2022, 28(4): 618-628.

[11]　Scaltriti M, Eichhorn P J, Cortés J, et al. Cyclin E amplification/overexpression is a mechanism of trastuzumab resistance in HER2+ breast cancer patients[J]. Proc Natl Acad Sci, 2011, 108(9): 3761-3766.

第十六章　恩美曲妥珠单抗用于多线抗HER2治疗原发耐药的HER2阳性晚期乳腺癌1例

石晶

中国医科大学附属第一医院肿瘤内科

一、引言

对于人表皮生长因子受体2（HER2）阳性局部晚期乳腺癌患者来说，术前新辅助治疗已经成为一种常规选择。尽管化疗联合双靶向治疗的有效率非常高，但仍有少部分患者会在新辅助治疗阶段出现耐药或疾病进展。学术界一直在争论，对于新辅助治疗过程中出现疾病进展且仍处于可切除状态的患者是应该尽快接受手术治疗，还是在给予手术前尝试另一种潜在的有效药物。笔者所在科室于2020年12月将恩美曲妥珠单抗（T-DM1）应用于1例双靶向新辅助治疗期间出现疾病进展，且术后短期内局部复发的患者，现报告如下。

二、病例资料

（一）一般资料

患者，女，50岁，2020年1月，因"发现左乳肿物"，于外院治疗。乳腺增强MRI（外院）：左乳中央区肿块（直径2.4 cm），BI-RADS 5类，左腋下淋巴结肿大。其他影像学检查未见远处转移。

左乳肿物+左腋窝肿大淋巴结穿刺病理检查示（外院）：（左乳）浸润性导管癌（Ⅱ级）。免疫组化检查示：ER（约40%中等+），PR（约1%弱+），

HER2（3+），Ki-67（约30%+）；HER2 FISH提示基因扩增（簇状分布）。左
腋窝淋巴结：见恶性细胞。诊断结果为左乳腺癌（cT2N1M0 ⅡA期）。2020年
1月至2020年4月于外院行TCbHP（多西他赛+卡铂联合曲妥珠单抗+帕妥珠
单抗）方案化疗5个周期（具体剂量不详）。5个周期化疗后自觉左乳肿物增
大，局部皮肤出现红肿，遂来笔者所在医院（中国医科大学附属第一医院）
进一步就诊。超声检查提示：左乳腺12点实质性占位3.63 cm×2.22 cm×3.21 cm
（BI-RADS 6类）；左乳腺3点多发低回声，最大灶尺寸为1.5 cm×0.67 cm×
1.29 cm（BI-RADS 4B类，性质待定）；左腋窝多发淋巴结，最大灶尺寸为
2.13 cm×0.86 cm（5级）。乳腺MRI：左乳头后方肿块（3.87 cm，BI-RADS
6类），左乳头、乳晕、皮肤受累可能大；左乳头水平外象限多发点状及局灶
性强化灶（BI-RADS 4B类），左腋窝多发淋巴结肿大。其余影像学检查未见
远处转移。该患者治疗后肿块增大，但腋窝淋巴结有所缩小且MRI提示其内可
见液性改变，其肿块大小变化不足以判断疾病进展。考虑到该患者出现局部皮
肤改变，且MRI提示新出现乳头，乳晕，皮肤受累可能性大，故综合判断为疾
病进展（图16-1）。修订诊断结果为左乳腺癌（cT4N1M0 ⅢB期）。

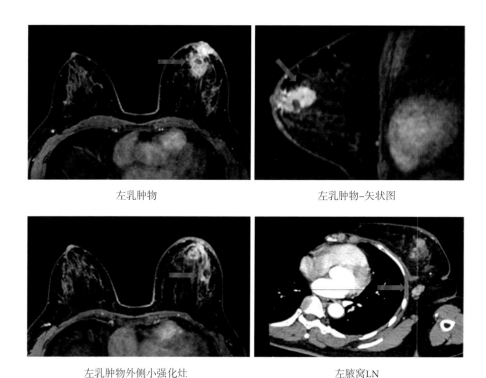

左乳肿物　　　　　　　　　　　　　左乳肿物-矢状图

左乳肿物外侧小强化灶　　　　　　　　　　左腋窝LN

新辅助治疗后MRI：左乳头后方肿块，乳头，乳晕，皮肤受累可能性大。LN，淋巴结。

图16-1　左乳疾病进展CT图

2020年5月再次行左乳12点肿物及左腋窝淋巴结穿刺行病理检查，提示：（左乳）浸润性导管癌（Ⅱ级）。化疗后免疫组化检查示：ER（40%中阳），PR（－），HER2（3+），Ki-67（约40%），CD31（+），P63（－），CD34（+），CK5/6（－），D2-40（+），E-cadherin（+），GATA3（+），弹力纤维（+），左腋窝淋巴结转移癌。对再活检病理标本进一步行二代测序（NGS）检测，结果提示HER2基因扩增，未检出其他有意义突变。于2020年5月27日行左乳腺癌改良根治术，术中见肿物6 cm×5 cm（局部皮肤颜色改变），术后病理检查示：左乳浸润性导管癌（Ⅱ级），Miller-Payne分级Ⅱ级，ER（30%中~强阳），PR（－），HER2（3+），Ki-67（约40%），左腋窝淋巴结转移癌（2/19枚），皮肤安全缘未见癌。术后建议：尽快局部放疗联合T-DM1辅助治疗，因经济原因患者拒绝。术后7天开始给予吡咯替尼（400 mg，每天1次）联合希罗达（1 500 mg，每天2次，第1~14天，21天为1个周期）。治疗后出现Ⅰ度乏力及Ⅲ度腹泻，对症治疗后好转。因术后治疗不良反应严重及局部伤口愈合不理想，未能及时行辅助放疗。

患者于2020年10月15日行常规乳腺超声提示：左胸壁低回声（1.54 cm×0.73 cm），血流显示（BI-RADS4A类），未见腋窝及锁骨上下淋巴结肿大，其他影像学检测未见远处转移。2020年10月28日行胸壁肿物切除术。术后病理：转移性浸润导管癌Ⅲ级，未见脉管及神经侵犯。免疫组化检查示：ER（60%中阳），PR（<1%弱阳），C-erb-2（3+），CK5/6（－），P63（－），E-cadherin（+），GATA3（+），Ki-67（90%），P120（+），CD56（－），Synaptophysin（－）。2020年11月11日行胸肌皮肤扩大切除术+左胸壁肿物切除术。病理检查示：皮肤安全缘未见癌细胞，左胸壁肿物脂肪肌肉组织中见大量多核巨细胞及炎细胞浸润，肉芽肿性炎伴脂肪坏死。

2020年12月行放疗前常规检查乳腺超声提示：左锁骨上下，内乳及右（对侧）腋窝可见淋巴结回声（5级）。肺部、腹部及颅脑部增强CT检查，肝脏增强MRI检查，骨发射型计算机断层扫描（emission computed tomography，ECT）均未见其他远处转移（图16-2）。

该患者于2020年12月开始应用T-DM1方案治疗共9个周期。具体为：T-DM1 260 mg，第1天，每28天1次，因Ⅲ度血小板减少，2个周期后减量（200 mg，第1天，每28天1次）。2个周期后疗效评价为PR，予以继续治疗，4个周期疗效评价为PR，8个周期疗效评价为近CR，左锁骨下淋巴结明显缩小，其他病灶几乎消失（图16-3）。

2021年8月11日始给予同侧胸壁，锁骨上下，内乳及对侧腋窝根治性放疗，继续T-DM1治疗，患者后因经济原因拒绝继续T-DM1，末次使用时间为2021年12月31日。改为来曲唑单药治疗。末次随访时间为2022年9月，患者疾病状态持续稳定。

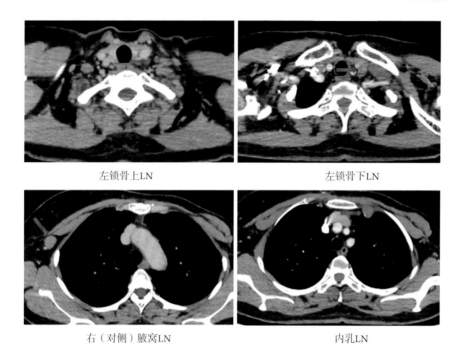

左锁骨上LN　　　　　　　　　　　左锁骨下LN

右（对侧）腋窝LN　　　　　　　　　内乳LN

术后1个月出现同侧（左）锁骨上，下，内乳及对侧（右）腋窝淋巴结转移。LN，淋巴结。

图16-2　骨ECT图

2020-12基线

左锁骨上LN　　　　　　　　　　　左锁骨下LN

左内乳　　　　　　　　　　　　　右（对侧）腋窝LN

2021–1 2nd PR

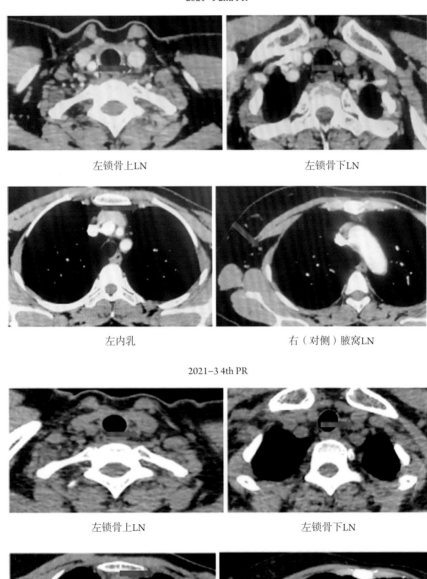

左锁骨上LN　　　　　　　　　　　左锁骨下LN

左内乳　　　　　　　　　　　右（对侧）腋窝LN

2021–3 4th PR

左锁骨上LN　　　　　　　　　　　左锁骨下LN

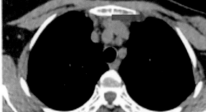

左内乳　　　　　　　　　　　右（对侧）腋窝LN

2021-7 8th 近CR

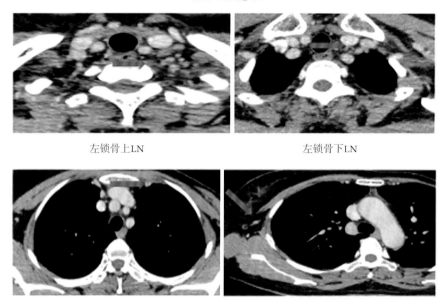

左锁骨上LN　　　　　　　　　　　　　左锁骨下LN

左内乳　　　　　　　　　　　　　右（对侧）腋窝LN

应用T-DM1后左锁骨下淋巴结明显缩小，其他病灶近乎消失。LN，淋巴结。

图16-3　使用T-DM1治疗后病灶变化图

（二）不良反应

应用T-DM1 2个周期后出现Ⅲ度血小板减少，对症治疗后好转，药物减量后曾出现Ⅳ度血小板减少，无出血等并发症状，其他无明显不良反应。

三、讨论

该患者为ER阳性且HER2阳性局部晚期乳腺癌患者，标准新辅助治疗后局部淋巴结明显缩小，由于出现乳腺囊性改变，乳腺体积增大且新增局部皮肤改变，当时判断为疾病进展。实际上，这种情况的疗效判断充满了挑战。《实体瘤疗效评价标准（1.1版）》（RECIST V1.1）指出即使靶病灶发生中央空洞或坏死，也应该持续测量靶病灶的最长直径[1]。肿块出现囊性改变且体积增大有可能是治疗有效的表现，尤其是接受抗血管治疗时。判断为疾病进展意味着曲妥珠单抗+帕妥珠单抗双靶向新辅助治疗耐药，不仅涉及到该患者是否继续应用双靶向辅助治疗，还涉及到再次进展后是否再进行双靶向治疗，须慎重考虑。

对于少数HER2阳性、新辅助疗效不理想且可手术的患者，尽快接受手术治疗是目前的常规措施，但无法确保术后辅助治疗的有效性。对于该例患者，还存在疗效判断准确性的问题。所以，实际上还可以选择继续原来的新辅助治疗方案，也可以在新辅助疗效不理想换药后继续新辅助治疗，可参考晚期二线治疗方案，应用抗HER2抗体药物偶联物（ADC）或者抗HER2酪氨酸激酶抑制剂（TKI）[2-3]。

本例患者当时选择了尽快接受手术治疗，术后病理检查提示存在明显的肿瘤残留，Miller-Payne分级为Ⅱ级。按照《中国临床肿瘤学会（CSCO）乳腺癌诊疗指南2020》，该患者须进行T-DM1辅助治疗。患者因经济原因拒绝，并在术后应用吡咯替尼联合希罗达辅助治疗。该方案为二线治疗方案，并非标准辅助治疗推荐的方案，属于个体化方案。该患者术后5个月出现局部复发，既说明该辅助治疗方案无效，也说明了在疾病进展的情况下局部手术不能给患者带来获益。该病例深刻体现了"早期不急拿刀"和有效的系统治疗对患者术后病情控制的重要价值。

对于新辅助治疗效果不理想，尤其是新辅助治疗过程中出现疾病进展的患者，术后放疗是一种非常重要的手段。该患者首次手术后短期内出现复发，与未能及时进行局部放疗有很大的关系。

该患者首次手术后5个月出现局部复发，接受再次根治性切除术后仅1.5个月就出现同侧锁骨上下侧、内乳及对侧腋窝淋巴结转移。对于术后短期局部复发的患者来说，找到有效药物再行局部治疗尤为重要。该患者第二次局部复发后，接受了T-DM1的治疗，获得了非常好的疗效，极大延长了该患者的无进展生存时间。T-DM1属于ADC类药物，其独特的结构和作用机制为HER2阳性患者，尤其是抗HER2治疗原发耐药患者，提供了非常理想的选择。随着ADC药物的增多，相信会给患者带来更多更好的选择。

参考文献

[1] Eisenhauer E A, Therasse P, Bogaerts J, et al. New response evaluation criteria in solid tumours: revised RECIST guideline (version 1.1)[J]. Eur J Cancer, 2009, 45(2): 228-247.

[2] Xu B, Yan M, Ma F, et al. Pyrotinib plus capecitabine versus lapatinib plus capecitabine for the treatment of HER2-positive metastatic breast cancer (PHOEBE): a multicentre, open-label, randomised, controlled, phase 3 trial[J]. Lancet Oncol, 2021, 22(3): 351-360.

[3] Verma S, Miles D, Gianni L, et al. Trastuzumab emtansine for HER2-positive advanced breast cancer[J]. N Engl J Med, 2012, 367(19): 1783-1791. Erratum in: N Engl J Med, 2013, 368(25): 2442.

第十七章　T-DXd应用于多线治疗失败的HER2阳性晚期乳腺癌获益1例

田璨，欧阳取长

湖南省肿瘤医院乳腺内科

摘要：在人表皮生长因子受体2（HER2）阳性晚期乳腺癌的临床治疗中，抗HER2靶向药物如曲妥珠单抗、酪氨酸激酶抑制剂（TKI）（吡咯替尼等）、抗体药物偶联物（ADC）类药物[如恩美曲妥珠单抗（T-DM1）、曲妥珠单抗-德鲁替康（T-DXd）]的应用显著改善了患者的无进展生存期（PFS）和总生存期（OS）[1]，为HER2阳性乳腺癌患者带来生存转机。然而，有些患者在接受靶向治疗过程中先后出现曲妥珠单抗及TKI耐药，对于此类多重靶向治疗耐药的患者仍然需要持续抗HER2治疗。本科室于2015年4月接诊一例年轻、HER2阳性型复发转移性乳腺癌患者，历经7次疾病进展，经过持续抗HER2治疗，在出现脑膜转移的情况下，经过T-DXd治疗临床症状明显缓解，为患者带来生存获益。

关键词：乳腺癌；脑转移；曲妥珠单抗；吡咯替尼；ADC药物；T-DXd

一、引言

人表皮生长因子受体2（HER2）阳性乳腺癌因其恶性度高、侵袭性强、预后较差，一直是乳腺癌治疗中的重点和难点。曲妥珠单抗等抗HER2治疗药物的出现，极大地改善了HER2阳性乳腺癌患者的预后。事实上，抗HER2靶向治疗贯穿HER2阳性乳腺癌的治疗全程，包括新辅助治疗、术后辅助治疗及晚期解救治疗。随着临床研究的不断深入，从过去曲妥珠单抗的单靶向治疗，到曲妥珠单抗+帕妥珠单抗的双靶向治疗，再到小分子酪氨酸激酶抑制剂（TKI）（如吡咯替尼、图卡替尼、奈拉替尼等）、新型抗体药物偶联物（ADC）[如恩美曲妥珠单抗（T-DM1）、DS-8201]等的出现，使得HER2阳性晚期乳腺癌的治疗取得了突破性进展。

乳腺癌是全球女性发病率最高的恶性肿瘤，也是实体肿瘤中第二高发脑转移的肿瘤，10%~16%的乳腺癌患者会发生脑转移。HER2阳性晚期乳腺癌中约有一半的患者可进展为脑转移。一旦出现脑转移，患者的生存时间、生活质量都将受到很大影响。小分子TKI、mAb等不同类型的抗HER2治疗对脑转移有一定的控制作用，但控制作用仍不够理想。

以曲妥珠单抗-德鲁替康（T-DXd）为代表的新一代ADC给了我们非常大的信心和希望。T-DXd已经取代T-DM1成为新的二线治疗药物，其突出的药物优势是具有非常高的药物-抗体比（DAR≈8）和强大的抗肿瘤旁观者杀伤效应，在颅内、颅外的肿瘤控制效果都表现非常出色。在此，我们报告1例在湖南省肿瘤医院乳腺内科接受治疗的合并脑膜转移的HER2阳性晚期乳腺癌患者，在多线抗HER2靶向治疗持续获益后，接受DS-8201治疗并再次获益。

二、病例资料

（一）一般资料

患者，女，43岁，未绝经，无肿瘤家族史。2012年8月外院确诊为"左乳癌"，行"左乳癌改良根治术"，术后病理检查示：左乳浸润性癌，肿块大小为17 mm×15 mm×5 mm；左腋下淋巴结8/16可见癌转移；皮肤及基底切缘未见癌侵犯。免疫组化检查示：ER（−），PR（−），HER2（++），未进一步FISH检测。术后诊断为左乳癌pT1N2M0 Ⅲa期。术后2021年8—12月行6个周期TEC方案辅助治疗（多西他赛+表柔比星+环磷酰胺）；2013年1—2月行辅助放射治疗；2013年3月外院FISH检测结果示HER2阳性；2013年5月—2014年5月，曲妥珠单抗辅助抗HER2治疗1年。2014年5月就诊于上海市第九人民医院行"左乳腹直肌皮瓣乳房重建术"。

　　2015年4月发现左肺孤立性结节，行"胸腔镜下肿块切除术"，术后病理检查示：肺切面2.5 cm×2 cm×1.5 cm肿块，转移性乳腺浸润性导管癌。免疫组化检查示：ER（－），PR（－），HER2（2+），Ki-67（90%＋）。FISH检测结果提示：HER2阳性。术后于2015年5月—2018年5月，服用拉帕替尼+卡培他滨维持治疗（拉帕替尼，1 250 mg，口服，每天1次；卡培他滨，1 000 mg/m²，口服，每天两次，第1~14天，21天为1个周期），最佳疗效评价为完全缓解（CR）。

　　2018年9月，CT发现双肺转移瘤，接受T-DM1（境外治疗）4个周期，疗效评价为PD，更换为吡咯替尼+白蛋白结合型紫杉醇序贯吡咯替尼+卡培他滨维持治疗（吡咯替尼，400 mg口服，每天1次）。治疗过程中最佳疗效评价为CR。

　　2020年7月发现脑转移，未更改全身治疗方案，多次接受脑转移瘤的立体定向放疗及手术切除治疗，期间曾因出现脑出血停药3个月（2021年6—9月），治疗过程中最佳疗效评价为疾病稳定（SD）。

　　2022年4月3日起患者无诱因出现恶心、呕吐、间断性头痛。外院脑部MRI（图17-1）示：脑内散在多发强化小结节（部分结节位于脑沟内），考虑脑膜转移瘤可能性大。患者2022年5—11月接受T-DXd（ADC类药物）7个周期（用法：5.4 mg/kg，静脉滴注，每21天1次），第1个周期治疗后患者自述恶心、呕吐、间断性头痛等症状明显好转（表17-1），2个周期治疗后影像学评估提示

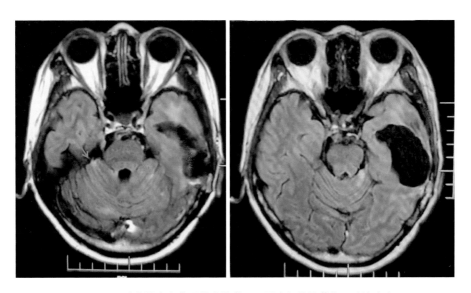

图17-1　脑内散在多发强化小结节MRI图（部分结节位于脑沟内）

表17-1 患者治疗情况

治疗阶段、线数	治疗方案	最佳疗效评价	治疗时间（月）
左乳癌改良根治术			
辅助治疗	TEC-H	–	–
左乳腹直肌皮瓣乳房重建术			
左下肺单发肺转移病灶切除术			
复发转移			
一线	Lap+X	CR	TTP=39
二线	T-DM1	PD	TTF=3
三线	吡咯替尼+白蛋白结合型紫杉醇 维持：吡咯替尼+X	CR	TTP=16
新发脑转移			
四线	吡咯替尼+X 脑转移病灶SBRT	SD	TTP=2
新发脑转移			
五线	吡咯替尼+X 脑转移病灶SBRT	SD	TTP=6
新发脑转移			
六线	吡咯替尼+X 脑转移病灶切除术	SD	TTP=12
脑膜转移			
七线	T-DXd	症状明显缓解 （第1个周期治疗后患者 自述恶心、呕吐、间断性 头痛等症状明显好转）	持续治疗中 （>7个月）

注：T，多西他赛；E，表柔比星；C，环磷酰胺；H，曲妥珠单抗；Lap，拉帕替尼；X，卡培他滨；TTP，至疾病进展时间；TTF，至治疗失败时间；SBRT，立体定向放射治疗；CR，完全缓解；PD，疾病进展；SD，稳定。

脑沟内强化小结节明显缩小、减少（图17-2）。目前，患者在进行T-DXd单药治疗，治疗持续时间超过6个月（由于患者本人及其家属抗拒影像学检查，2022年6—11月的影像学检查资料暂缺），其间未再出现头痛、恶心、呕吐等相关症状，耐受性良好。

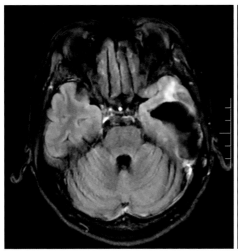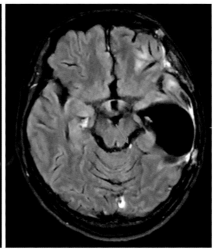

图17-2　T-DXd治疗前后软脑膜序列MRI图

（二）治疗相关不良反应

此例患者在10年的持续抗HER2治疗过程中，口服用药治疗时间长，整体生活质量未受明显影响，真正实现了慢性病管理的理念：延长生存时间，改善生活质量。在长时间TKI服用过程中仅出现1级和2级腹泻，经积极止泻管理，患者并未出现因不良反应停药等情况。

患者经多线治疗后，因"无明显诱因出现恶心、呕吐、头痛"诊断为脑膜转移，接受了ADC药物T-DXd的治疗，在该阶段治疗过程中，第1个周期治疗后患者出现3级恶心、呕吐，给予止吐、镇静等对症处理，症状于治疗2天后缓解为1级，消化道症状持续时间约1周。后续治疗期间患者曾出现过2级中性粒细胞降低，给予重组人粒细胞刺激因子（granulocyte colony-stimulating factor，G-CSF）对症处理后恢复，未发生粒细胞减少性发热。T-DXd治疗过程中，患者无干咳、活动后胸闷等临床表现，监测肺部CT未见明显异常（图17-3）。

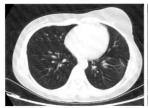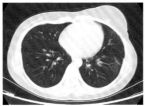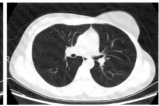

图17-3　2022年10月患者胸部CT图

三、讨论

　　该例患者为年轻女性，乳腺癌病程10余年，自复发转移至今已经7年余，整个治疗过程很好地体现了"乳腺癌慢病化全程管理"的治疗理念。患者生活质量改善、生存期延长，得益于规范化的持续抗HER2治疗；通过多线、多作用机制药物联合、局部与全身治疗结合等方式，达到生存获益的目标。

　　患者在曲妥珠单抗停药11个月后被诊断为乳腺癌肺转移，考虑曲妥珠单抗原发耐药，在接受孤立结节切除术后，基于EGF100151临床研究[2]结论，首次复发转移全身治疗选择了拉帕替尼+卡培他滨，维持临床完全缓解达3年之久。后因肺部转移病灶进展患者接受T-DM1治疗，但疗效欠佳。鉴于PHENIX[3]、PHOEBE[4]等研究的数据支持，证实了吡咯替尼联合卡培他滨方案在晚期HER2阳性乳腺癌中的治疗疗效。患者治疗方案更换为吡咯替尼联合白蛋白结合型紫杉醇后，再次达到临床完全缓解，维持治疗时，颅外病灶呈持续被控制状态，多次出现颅内转移病灶进展，结合《中国临床肿瘤学会（CSCO）乳腺癌诊疗指南2021》[5]《中国晚期乳腺癌规范诊疗指南》（2020版）[6]等建议，在全身治疗方案未更改的前提下，联合局部放疗及手术治疗，达到疾病控制状态。

　　2022年3月底，患者出现恶心、呕吐、头痛等颅高压症状，对症处理效果欠佳，诊断为乳腺癌脑膜转移。经新型ADC类药物T-DXd治疗1个周期后，症状得到明显缓解，截至投稿日，患者疾病缓解时间达8个月余。事实上，高达50%的转移性HER2阳性乳腺癌可能发生脑转移[7]，随着乳腺癌患者生存期的延长，脑转移是更多HER2阳性晚期乳腺癌患者的结局。乳腺癌患者一旦发生脑转移，整体预后较差，生存时间明显缩短。T-DXd是新型的ADC类药物，由抗HER2抗体、基于可裂解四肽的连接子和细胞毒素拓扑异构酶Ⅰ抑制剂组成，其活性是基于更高的治疗指数、有效载荷分散引起的旁观者杀伤效应和抗肿瘤免疫活性。回顾到目前为止已发表的5项关于T-DXd在晚期HER2阳性乳腺癌脑转移中临床疗效的研究（表17-2）[8-12]，脑转移的颅内缓解率为33.4%~73.3%，其中，完全缓解（CR）为2.8%~27.8%，部分缓解（PR）为30.6%~73.3%，疾病稳定（SD）为13.3%~33.3%。颅内病灶中位PFS（mPFS）为5.7~18.1个月。关于局部治疗后稳定的脑转移，DESTINY-Breast03研究[9]报告颅内缓解为63.9%，颅内mPFS获益为15个月。这些结果都给予临床更大的信心，但由于研究样本量较小和随访时间较短，研究结果可能存在异质性，需要进一步的试验进行论证。DESTINY-Breast12[13]是一项Ⅲb/Ⅳ期研究，纳入500例HER2阳性晚期乳腺癌患者，按1∶1的比例分为基线不伴脑转移（队列1）和基线伴脑转移（队列2，不须立即局部治疗的未经治脑转移患者或既往治疗稳定或者进展的脑转移患者）两个队列，旨在评估T-DXd针对既往接受治疗的HER2阳性伴或不伴脑转移的晚期或转移性乳腺癌的疗效和安全性。随着研究不断深入，这些研究

表17-2　T-DXd在晚期HER2阳性乳腺癌脑转移中临床疗效的研究

研究	研究类型	脑转移人数	颅内应答	脑转移PFS
DESTINY-Breast 01[8]	单臂，2期	无症状脑转移24例	ORR 58.3%；CR 4.2%；PR 54.2%；SD 33.3%	mPFS：18.1个月
DESTINY-Breast 03[9]	随机，3期2组（T-DXd vs T-DM1）	稳定性脑转移：T-DXd组62例；T-DM1组52例	T-DXd组：ORR 63.9%；CR 27.8%；PR 36.1%；T-DM1组：ORR 33.4%；CR 2.8%；PR 30.6%	mPFS：T-DXd组为15.0个月；T-DM1为5.7个月
TUXEDO-1[10]	单臂，2期	15例，其中：稳定/未治疗的脑转移6例；局部治疗后进展的脑转移9例	ORR 73.3%；CR 13.3%；PR 60.0%；SD 33.3%	mPFS：14.0个月
DEBBRAH[11]	单臂，2期	①队列1：局部治疗后未进展的HER2阳性MBC脑转移患者8例。②队列2：无症状未治疗的HER2阳性MBC脑转移患者4例。③队列3：局部治疗后进展的HER2阳性脑转移患者9例	队列2：ORR 50.0%；队列3：ORR 44%；	6个月的无进展生存率：78.7%
Kabraji等[12]	回顾性研究	无症状或活动性/进展性脑转移15例	ORR 73.0%；PR 73.3%；SD 13.3%	mPFS：12个月（7.0~NR）无进展生存率：74.7%

注：ORR，客观缓解率；CR，完全缓解；PR，部分缓解；SD，疾病稳定；mPFS，中位无进展生存期。

结果为HER2阳性晚期乳腺癌脑转移的诊疗带来全新认知。ADC药物带来的革新，将为合并脑转移的HER2阳性晚期乳腺癌，在延缓脑转移的进展、优化用药顺序及探索最佳联合用药方式等方面带来新的治疗思路。

四、结论

本文报告了1例伴有脑膜转移的HER2阳性晚期乳腺癌患者的10年诊治经过，患者既往经多线抗HER2靶向治疗，并从持续抗HER2靶向治疗中获益。在外周病灶控制稳定的情况下，由于多次脑部疾病进展，在未更改全身治疗方案基础上，联合局部治疗的模式疾病被多次控制；在出现脑膜转移后，患者接受了新型ADC药物DS-8201的治疗，疾病再次得以控制。该例患者的长期生存得益于"持续抗HER2治疗""全程管理"理念的支持。虽然在DS-8201治疗后，由于患者强烈拒绝影像学检查，本文未能直观地展示患者的影像学改变，但就患者症状的持续缓解来看，患者从该阶段治疗中再次获益，病情得到控制。

参考文献

[1] 中国临床肿瘤学会乳腺癌专家委员会,中国抗癌协会乳腺癌专业委员会. 人表皮生长因子受体2阳性乳腺癌临床诊疗专家共识(2021版)[J]. 中华医学杂志,2021, 101(17)：1226-1231.

[2] Geyer C E, Forster J, Lindquist D, et al. Lapatinib plus capecitabine for HER2-positive advanced breast cancer[J]. N Engl J Med, 2006, 355(26)：2733-2743.

[3] Yan M, Bian L, Hu X, et al. Pyrotinib plus capecitabine for human epidermal growth factor receptor 2-positive metastatic breast cancer after trastuzumab and taxanes (PHENIX)：a randomized, double-blind, placebo-controlled phase 3 study[J]. Transl Breast Cancer Res, 2020, 1：13.

[4] Xu B, Yan M, Ma F, et al. Pyrotinib plus capecitabine versus lapatinib plus capecitabine for the treatment of HER2-positive metastatic breast cancer (PHOEBE)：a multicentre, open-label, randomised, controlled, phase 3 trial[J]. Lancet Oncol, 2021, 22(3)：351-360.

[5] 李健斌,江泽飞. 2021年中国临床肿瘤学会乳腺癌诊疗指南更新要点解读[J]. 中华医学杂志,2021, 101(24)：1835-1838.

[6] 国家肿瘤质控中心乳腺癌专家委员会,中国抗癌协会乳腺癌专业委员会,中国抗癌协会肿瘤药物临床研究专业委员会. 中国晚期乳腺癌规范诊疗指南(2020版)[J]. 中华肿瘤杂志,2020, 42(10)：781-797.

[7] Zimmer A S, Van Swearingen A E D, Anders C K. HER2-positive breast cancer brain metastasis：A new and exciting landscape[J]. Cancer Rep (Hoboken), 2022, 5(4)：e1274.

[8] Modi S, Gambhire D, Cameron D. Trastuzumab Deruxtecan in HER2-Low Breast Cancer. Reply[J]. N Engl J Med, 2022, 387(12)：1145-1146.

[9] Cortés J, Kim S B, Chung W P, et al. Trastuzumab Deruxtecan versus Trastuzumab Emtansine for Breast Cancer[J]. N Engl J Med, 2022, 386(12)：1143-1154.

[10] Bartsch R, Berghoff A S, Furtner J, et al. Trastuzumab deruxtecan in HER2-positive breast cancer with brain metastases：a single-arm, phase 2 trial[J]. Nat Med, 2022, 28(9)：1840-1847.

[11] Pérez-García J M, Vaz Batista M, Cortez P, et al. Trastuzumab deruxtecan in patients with central nervous system involvement from HER2-positive breast cancer：The DEBBRAH trial[J]. Neuro Oncol, 2023, 25(1)：157-166.

[12] Kabraji S, Ni J, Sammons S, et al. Preclinical and Clinical Efficacy of Trastuzumab Deruxtecan in Breast Cancer Brain Metastases[J]. Clin Cancer Res, 2023, 29(1)：174-182.

[13] AstraZeneca. A Study of T-DXd in Participants With or Without Brain Metastasis Who Have Previously Treated Advanced or Metastatic HER2 Positive Breast Cancer (DESTINY-B12) [DB/OL]. (2021-02-05)[2023-01-25]. https：//clinicaltrials.gov/ct2/show/NCT04739761.

第十八章　T-DXd应用于标准治疗失败的HER2低表达晚期乳腺癌1例

袁洋，张少华

中国人民解放军总医院第五医学中心肿瘤内科

摘要： 曲妥珠单抗-德鲁替康（T-DXd）是针对HER2靶点的新型抗体药物偶联物（ADC），其抗肿瘤作用具有高度选择的靶向性和更强的杀伤效应，且能通过旁观者杀伤效应杀伤人表皮生长因子受体2（HER2）异质性的肿瘤细胞。T-DXd的突破性疗效推动了HER2低表达概念的提出，为HER2低表达乳腺癌提供了新的治疗思路。DESTINY-Breast04研究结果显示，与医生选择的治疗方案（TPC）相比，T-DXd显著延长HER2低表达晚期乳腺癌患者的无进展生存期（PFS）。本文报告了一例CDK4/6抑制剂失败的激素受体阳性HER2低表达晚期乳腺癌患者，连续化疗失败后，基于DESTINY-Breast04研究结果，应用T-DXd治疗后取得客观缓解，达到临床获益。基于临床研究和实践，提示T-DXd为CDK4/6抑制剂治疗失败的激素受体阳性HER2低表达晚期乳腺癌患者提供新的治疗选择，并带来临床获益。

关键词： HER2低表达；晚期乳腺癌；激素受体阳性；病例报告

一、引言

曲妥珠单抗-德鲁替康（T-DXd）作为针对人表皮生长因子受体2（HER2）靶点的新型抗体药物偶联物（ADC），其疗效突破了传统HER2阴性和阳性的二元化区分[1-2]，推动了HER2低表达（low expression of HER2）概念的提出，为HER2低表达乳腺癌提供了新的治疗思路[1-2]。HER2低表达状态定义为IHC 1+或IHC 2+且原位杂交阴性，HER2零表达状态定义为IHC 0[3-5]。HER2低表达肿瘤是一个异质性的群体，其预后和对全身治疗的敏感性存在差异[3-6]。

2022年6月美国临床肿瘤学会（ASCO）公布了DESTINY-Breast04研究结果，与医生选择方案相比，T-DXd显著延长HER2低表达晚期乳腺癌患者的无进展生存期（PFS）[5]。现将笔者科室应用T-DXd既往标准治疗失败的HER2低表达晚期乳腺癌的病例情况汇报如下。

二、病例资料

患者，女，发病年龄为49岁，2015年4月因发现右乳有肿物就诊，在当地医院经影像检查和病理检查诊断为右乳癌，腋窝淋巴结转移。免疫组化检查示：ER（3+，>75%）、PR（-）、HER2（0）、Ki-67（30%）。临床分期为T2N1M0。行6个周期新辅助化疗，化疗方案为AT方案（吡柔比星+多西他赛），其间病灶缩小，疗效评价为疾病稳定（SD）。2015年10月16日行右乳癌改良根治术，经病理检查诊断为浸润性导管癌，肿块2.5 cm×2.0 cm，腋窝淋巴结转移4/17。免疫组化检查示：ER（强阳，90%）、PR（强阳，5%）、HER2（2+）、Ki-67（2%）。FISH检查示：HER2阴性。术后行辅助放疗，以及辅助内分泌治疗，具体用药为亮丙瑞林联合阿那曲唑。患者用药2年后因骨关节疼痛和骨质疏松停用上述药物，改为行托瑞米芬单药内分泌治疗。

2020年10月患者检查发现胸壁软组织和多发淋巴结转移，就诊于中国人民解放军总医院第五医学中心，进行全面影像评估，明确复发转移范围累及内乳、锁骨区和纵隔淋巴结，胸壁软组织，乳腺癌诊断至复发转移时间为66个月。剑突下胸壁软组织穿刺活检，病理检查发现转移癌细胞，符合乳腺来源，免疫组化检查示：ER（中—强阳，90%）、PR（-）、HER2（+）、Ki-67（20%）。患者2020年10月起接受来曲唑联合哌柏西利治疗，其间最佳疗效评价为SD（好转），用药6个月后淋巴结转移增大、增多，新发少量胸腔积液，评估疾病进展。2021年4月患者开始接受TX方案（白蛋白紫杉醇+卡培他滨）治疗，其间影像学检查示淋巴结较前缩小，最佳疗效评价为SD（好转）。化疗6个周期后手足综合征、白细胞数量下降、乏力等不良反应逐渐加重，改为卡培他滨单药维持治疗。卡培他滨单药治疗4个周期后，至2021年12月患者新发肺转移，双侧胸腔积液，引流胸腔积液后症状缓解，改为氟维司群联合西达本胺方案治疗，首次疗效评价为SD，用药3个月再次评估时疾病进展，新发肝转移。2022年3月患者开始接受优替德隆联合贝伐珠单抗治疗，4个周期后疾病再次进展，肝转移增多增大，新发左乳结节疑似恶性。

2022年6月行左乳结节穿刺活检，病理检查示：浸润性癌Ⅱ级。免疫组化检查示：ER（中+，70%）、PR（-）、HER2（+）、Ki-67（20%）。基于2022年6月ASCO公布的DESTINY-Breast04研究结果，结合该患者原发病灶和复发转移后两次病灶活检免疫组化结果（表18-1），考虑患者的癌为HER2低表达乳腺癌，与研究入组条件相符，结合患者意愿给予T-DXd方案治疗。患者于2022年6月20日开始接受T-DXd治疗[300 mg（4.5 mg/kg），21天为1个周期]，治疗后出现乏力、食欲下降、白细胞和中性粒细胞数量下降1级，总体耐受性良好。治疗2个周期后影像学检查示左乳、淋巴结和肝转移均较前缩小，肿瘤标志物较前下降，至2022年11月，患者累计接受7个周期T-DXd治疗，疗效评价为部分缓解（PR）（表18-2），患者总体耐受性良好。患者治疗期间病灶逐渐减小（图18-1）。

表18-1　患者原发病灶和复发转移后病灶免疫组化结果一览表

病灶位置	采样时间	ER	PR	HER2	Ki-67
右乳	2015年10月手术	强阳，90%	-	0	30%
右乳	2020年11月初次转移	中—强阳，90%	强阳，5%	2+，FISH阴性	2%
剑突下软组织	2022年6月对侧乳腺病灶	中+，70%	-	+	20%
左乳	2015年10月手术	强阳，90%	-	+	20%

表18-2　患者治疗过程

治疗阶段	治疗方案	疗效评价
新辅助治疗	AT×6	SD（好转）
手术	右乳癌改良根治术	-
辅助治疗	辅助放疗	-
	辅助内分泌：OFS+AI 23个月，改为托瑞米芬25个月	-
复发转移一线	来曲唑+哌柏西利	SD（好转），PFS=6个月
复发转移二线	TX×6-X×4	SD（好转），PFS=8个月
复发转移三线	氟维司群+西达本胺	PD，PFS=3个月
复发转移四线	优替德隆+贝伐珠单抗×4	PD，PFS=3个月
复发转移四线	T-DXd×6	SD（好转），继续用药中

注：A，吡柔比星；T，多西他赛；OFS，卵巢功能抑制；AI，芳香化酶抑制剂；X，卡培他滨；SD，疾病稳定；PD，疾病进展；PFS，无进展生存期。

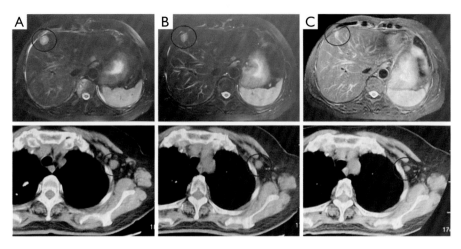

（A）用药前（2022年6月）；（B）治疗2个周期后（2022年7月）；（C）治疗6个周期后（2022年11月）。

图18-1　T-DXd用药前及治疗期间肝转移和左腋窝淋巴结病灶变化情况

三、讨论

HER2低表达乳腺癌约占HER2阴性乳腺癌的60%[3-5]，包括激素受体阳性和阴性，其中激素受体阳性占比约为64%[6]。在治疗方面，HER2低表达按照HER2阴性乳腺癌的治疗原则进行，并根据激素受体状态进行分层治疗。对于激素受体阳性HER2阴性乳腺癌而言，复发转移一线标准治疗内分泌治疗联合CDK4/6抑制剂治疗的失败后，指南尚无标准治疗推荐[7-9]。而对于激素受体阴性、HER2阴性的复发转移性乳腺癌，如无PD-L1表达或无BRCA1/2突变，化疗失败后治疗选择余地亦较小。继HER2低表达概念提出之后，T-DXd针对HER2低表达乳腺癌的疗效在随机对照Ⅲ期研究中得到了进一步验证，为包含激素受体阳性和阴性在内的HER2低表达晚期乳腺癌患者提供了新的治疗选择。

T-DXd是针对HER2受体的新型ADC药物，因抗体、细胞毒性药物和连接子各部分结构的优化，使得T-DXd的抗肿瘤作用具有高度选择的靶向性和更强的杀伤效应，且能通过旁观者杀伤效应对HER2异质性的肿瘤细胞有杀伤作用，最终转化为HER2低表达乳腺癌患者的临床获益[10-11]。2022年在ASCO年会公布的DESTINY-Breast04研究结果旨在评估T-DXd相较于医生选择的治疗方案（TPC）应用于既往接受化疗的HER2低表达晚期乳腺癌的疗效。入组人群中激素受体阳性患者比例为88.7%，其中既往接受CDK4/6抑制剂治疗的患者占大多数；与TPC相比，T-DXd显著延长患者的PFS；总体人群和激素受体阳性人群T-DXd的中位PFS分别达9.9个月和10.1个月[5]。而在真实世界研究中，

CDK4/6抑制剂治疗失败后的后线治疗的中位PFS为4.0~7.0个月，其中29%的患者在4个月内出现疾病进展（包括死亡的）[12-13]。在该研究中接受T-DXd治疗的激素受体阳性人群和总体人群的PFS均得到可观延长，T-DXd可能成为CDK4/6抑制剂失败后的重要治疗选择。

该病例属于激素受体阳性HER2阴性乳腺癌，复发转移阶段后其被给予标准的内分泌治疗联合CDK4/6抑制剂一线治疗，PFS仅为6个月。CDK4/6抑制剂治疗失败后行TX联合化疗患者有临床获益但后期疾病进展，之后行化疗和内分泌治疗联合西达本胺治疗，PFS均仅为3个月，下一步治疗可选择余地较小，预期疗效差。此时基于国际最新研究结果，尝试T-DXd治疗后表现出临床获益。

HER2低表达概念的提出，引发了对HER2基因和HER2表达的再认识，以及对HER2低表达生物学机制的探索。T-DXd在针对HER2低表达乳腺癌的DESTINY-Breast04研究中疗效优异，为行标准治疗后失败的HER2低表达晚期乳腺癌患者带来了新的治疗机会，应用前景广阔。

四、结论

本文报告了1例CDK4/6抑制剂治疗失败的激素受体阳性HER2低表达晚期乳腺癌病例，连续化疗失败后，应用T-DXd治疗后得到客观缓解，表现出临床获益。该患者复发转移治疗过程依据指南，结合最新临床研究证据及患者的意愿，实现了规范、先进和个体化相结合的治疗目标。随着DESTINY-Breast04研究结果的公布，在临床实践中T-DXd越来越多地被应用于HER2低表达乳腺癌，这必将改变HER2低表达晚期乳腺癌的治疗模式。

参考文献

[1] Ogitani Y，Aida T，Hagihara K，et al. DS-8201a，A Novel HER2-Targeting ADC with a Novel DNA Topoisomerase I Inhibitor，Demonstrates a Promising Antitumor Efficacy with Differentiation from T-DM1[J]. Clin Cancer Res，2016，22(20)：5097-5108.

[2] Tamura K，Tsurutani J，Takahashi S，et al. Trastuzumab deruxtecan (DS-8201a) in patients with advanced HER2-positive breast cancer previously treated with trastuzumab emtansine：a dose-expansion，phase 1 study[J]. Lancet Oncol，2019，20(6)：816-826.

[3] Schettini F，Chic N，Brasó-Maristany F，et al. Clinical，pathological，and PAM50 gene expression features of HER2-low breast cancer[J]. NPJ Breast Cancer，2021，7(1)：1.

[4] Tarantino P，Hamilton E，Tolaney S M，et al. HER2-Low Breast Cancer：Pathological and Clinical Landscape[J]. J Clin Oncol，2020，38(17)：1951-1962.

[5] Modi S，Jacot W，Yamashita T，et al. Trastuzumab Deruxtecan in Previously Treated HER2-Low Advanced Breast Cancer[J]. N Engl J Med，2022，387(1)：9-20.

[6] Denkert C，Seither F，Schneeweiss A，et al. Clinical and molecular characteristics of HER2-

low-positive breast cancer: pooled analysis of individual patient data from four prospective, neoadjuvant clinical trials[J]. Lancet Oncol, 2021, 22(8): 1151-1161.

[7] Cardoso F, Paluch-Shimon S, Senkus E, et al. 5th ESO-ESMO international consensus guidelines for advanced breast cancer (ABC 5)[J]. Ann Oncol, 2020, 31(12): 1623-1649.

[8] National Comprehensive Cancer Network. NCCN Clinical Practice Guidelines in Oncology—Breast Cancer(Version 1.2022)[R/OL]. https://www.nccn.org/professionals/physician_gls/pdf/breast.pdf.

[9] Jiang Z, Li J, Chen J, et al. Chinese Society of Clinical Oncology (CSCO) Breast Cancer Guidelines 2022[J].Transl Breast Cancer Res, 2022, 3: 13.

[10] Yver A, Agatsuma T, Soria J C. The art of innovation: clinical development of trastuzumab deruxtecan and redefining how antibody-drug conjugates target HER2-positive cancers[J]. Ann Oncol, 2020, 31(3): 430-434.

[11] Ogitani Y, Hagihara K, Oitate M, et al. Bystander killing effect of DS-8201a, a novel anti-human epidermal growth factor receptor 2 antibody-drug conjugate, in tumors with human epidermal growth factor receptor 2 heterogeneity[J]. Cancer Sci, 2016, 107(7): 1039-1046.

[12] West M T, Goodyear S, Kaempf A, et al. Molecular alterations associated with rapid progression following CDK4/6 inhibitors (CDKi) in metastatic hormone receptor–positive breast cancer (mHRBC)[J]. J Clin Oncol, 2022, 40(suppl 16): 1054.

[13] Li Y, Li W, Gong C, et al. A multicenter analysis of treatment patterns and clinical outcomes of subsequent therapies after progression on palbociclib in HR+/HER2- metastatic breast cancer[J]. Ther Adv Med Oncol, 2021, 13: 17588359211022890.

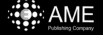

抗 HER2 ADC 新进展

于风起云涌间，书写抗HER2 ADC时代的注解。

主编：江泽飞

副主编：殷咏梅、王晓稼、王树森

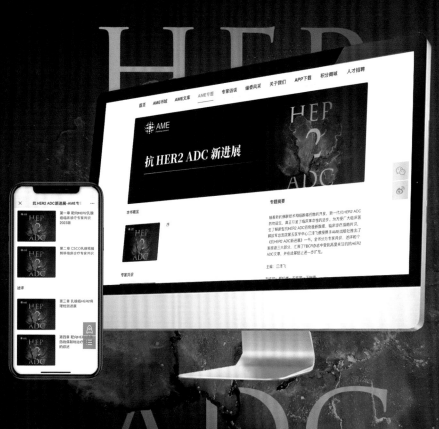

AME Medical Journals

Founded in 2009, AME has been rapidly entering into the international market by embracing the highest editorial standards and cutting-edge publishing technologies. Till now, AME has published more than 60 peer-reviewed journals (11 indexed in Web of Science/SCIE, 7 indexed in Web of Science/ESCI and 20 indexed in PubMed), predominantly in English (some are translated into Chinese), covering various fields of medicine including oncology, pulmonology, cardiothoracic disease, andrology, urology and so forth (updated on May 2023).

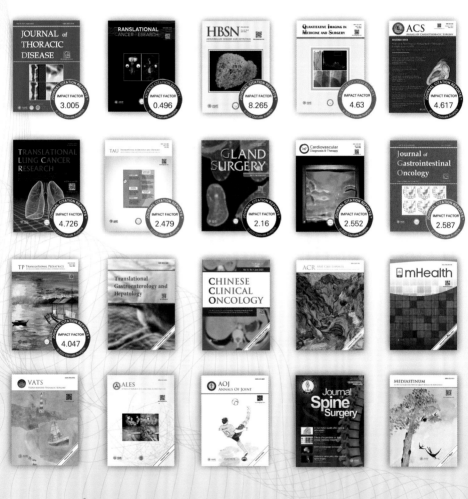

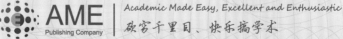

AME Publishing Company

Academic Made Easy, Excellent and Enthusiastic

欲穷千里目，快乐搞学术

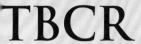

TBCR TRANSLATIONAL BREAST CANCER RESEARCH

A JOURNAL FOCUSING ON TRANSLATIONAL RESEARCH IN BREAST CANCER

Online ISSN 2218-6778

EDITOR-IN-CHIEF

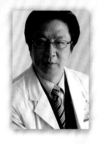

Prof. Dr. Zefei Jiang, MD

Department of Breast Oncology,

The Fifth Medical Center of Chinese PLA General Hospital, Beijing, China

ABOUT THE JOURNAL

· Open access, peer-reviewed journal
· Focusing on translational research in breast cancer
· A member of Committee on Publication Ethics (COPE)

TBCR seeks to create a platform for researchers and clinicians by presenting pertinent investigations, for discussing critical questions relevant to the entire fields of breast cancer, and aiming to develop new perspectives for all those issues concerned with breast cancer.

Email: tbcr@amegroups.com

tbcr.amegroups.com